IL EST TEMPS DE RENAÎTRE À LA VIE

Andreas Moritz

IL EST TEMPS DE RENAÎTRE À LA VIE

Utilisez MAINTENANT les pouvoirs extraordinaires que vous offrent votre corps, vos capacités mentales et votre esprit !

Andreas Moritz

It's Time to Come Alive (titre original)
a été traduit de l'anglais par
Andris Barblan à Genève

Votre santé est entre vos mains !

Ener-Chi Wellness Press

Du même auteur

. . .

En français

L'étonnant nettoyage du foie et de la vésicule biliaire

En anglais

Timeless Secrets of Health and Rejuvenation

Lifting the Veil of Duality

Cancer is Not a Disease

Simple Steps to Total Health

Heart Disease No More !

Diabetes - No More !

Ending the AIDS Myth

Heal Yourself with Sunlight !

Hear the Whispers, Live Your Dream

Feel Great, Lose Weight

Sacred Santémony

Ener-Chi Art

....

Tous ces ouvrages sont disponibles aux adresses Internet suivantes: www.ener-chi.com et www.amazon.com comme dans d'autres librairies - réelles ou virtuelles

Note juridique
L'auteur de cet ouvrage, Andreas Moritz, ne prône aucune forme de soin particulière mais estime que les faits, chiffres et savoirs présentés ci-après méritent d'être connus de toute personne désirant améliorer son état de santé. Même si l'auteur s'est efforcé non seulement d'offrir une profonde compréhension des sujets abordés mais encore de vérifier l'exactitude et l'intégrité des informations venant de sources extérieures aux siennes propres, ni lui ni son éditeur n'assument de responsabilité pour les erreurs, inexactitudes, omissions ou incohérences existant dans ces pages. Tout propos estimé ci-après diffamatoire par une personne ou un organisme ne peut être qu'involontaire. En outre, cet ouvrage ne prétend pas remplacer l'avis ou une thérapie proposés par un spécialiste du traitement des maladies. L'utilisation des informations données plus bas relèvent de l'entière responsabilité du lecteur. L'auteur et l'éditeur ne sont pas responsables des conséquences et effets négatifs que pourrait entraîner l'utilisation des préparations et procédures exposées dans ce livre. Les propositions ici publiées, présentées dans un but éducatif et théorique, ne s'appuient que sur l'opinion et les théories propres à Andreas Moritz. Vous devriez toujours consulter un praticien soit avant de prendre un quelconque supplément diététique, nutritionnel, homéopathique ou fait de plantes, soit avant d'entreprendre ou d'interrompre une thérapie. L'auteur ne cherche ni à offrir une opinion médicale ou ce qui pourrait en tenir lieu, ni à donner une garantie, expresse ou implicite, quant à un produit, instrument ou thérapie quel qu'il soit. A moins d'une mention explicite, aucune assertion faite en cet ouvrage n'a été révisée ni approuvée par l'Administration des médicaments et nourritures des Etats-Unis (*United States Food and Drug Administration*) ou la Commission fédérale du commerce (*Federal Trade Commission*). C'est donc au lecteur de juger ou de consulter un expert de médecine holistique ou son médecin habituel avant de décider d'une application à ses problèmes personnels.

ISBN: 978-0-9845954-0-2
Copyright © 1998-2010 d'Andreas Moritz
Tous droits réservés. Tout ou partie de cette publication ne peut être reproduit, repris dans un système d'archivage, ou transmis sous une quelconque forme ou à travers quelque moyen que ce soit - électronique, mécanique, par photocopie, par enregistrement ou autre - sans autorisation préalable écrite de l'ayant droit à la protection intellectuelle.

Première édition: *It's Time to Wake Up*, 1998
Deuxième édition: *It's Time to Come Alive*, 2005/2006
Troisième édition: *It's Time to Come Alive*, 2010
Page de couverture: le lac de Sils en Engadine, cliché du traducteur

Alors que nous quittons l'âge des conflits et de l'ignorance, tout doit être réappris à nouveau.

A semence nouvelle moisson nouvelle. Il est donc temps d'entreprendre dès aujourd'hui un mode de vie nouveau.

C'est le moment de la pleine santé, de la paix de l'âme et de la sagesse spirituelle.

- Andreas Moritz -

Table des matières :

Introduction   xv

Chapitre 1
Le chemin de la découverte   1
Maya - le monde de l'illusion   1
Les leçons du passé   3
L'exercice de la Loi   4
Changement de fortune   6
Message d'autrefois   8
La foi - instrument de guérison ?   9
Notre nature est-elle spirituelle ?   10
Qu'est-ce qu'un corps sans âme ?   11
Des troubles de la personnalité peuvent créer des «miracles»   12

Chapitre 2
En accord avec la nature   15
La régénération d'un membre   15
Communication instantanée   16
Utiliser le pouvoir de l'intention   17
L'incroyable capacité de mémoire des molécules d'eau   18
Des êtres de lumière   19
Les messagers invisibles de la nature   20
Il n'y a pas de secrets sous le soleil   21
Respecter le soleil   22
Seule la peur est dangereuse   24
Le monde, c'est nous   25
Le mystérieux «réseau des odeurs»   28
La sagesse des plantes   30
Que ressentent les plantes ?   31
Le contact perdu avec la nature   32
Des plantes prêtes à aider   33
Il y a dessein dans toute forme de vie   35

Chapitre 3
Bien commencé, mal fini   37
Notre cerveau - un ordinateur universel   37
A âge nouveau, cerveau nouveau   38
Les merveilles du cerveau   39

Ce qui façonne un destin	40
Le monde secret de l'enfant à naître	41
Les rythmes du bonheur	43
Messages confus	44
Le manuel de la vie	45
Lâcher son passé	47
Formé à l'ignorance	48
La conscience - le chaînon manquant	49

Chapitre 4
Tout est en vous

	51
Echapper à la prison du conditionnement social	51
On est ce que l'on croit	53
Vieillir, c'est un choix	55
Qui vieillit, qui ne vieillit pas ?	56
Vos limites n'existent que dans votre tête	58
L'ouverture du coeur	59
La pensée négative, un crime	61
Vous pouvez faire la différence	63
Aucune pensée n'est secrète	65
Arrêter la bataille mentale	66
Le doute, cause d'échec	67
Aisance matérielle et richesse spirituelle	68
Abondance intérieure et extérieure, vivre à 200%	70
Des résultats immédiats	71
La fatigue, amorce d'un cercle vicieux	72
La fatigue, cause de stress	73

Chapitre 5
Soigner la cause

	75
Les émotions, «prévisions météo» du jour	75
Refouler ses émotions	76
L'aspect physique des émotions	77
Emotions et type corporels	80
Le langage du corps	84
Technique de transformation émotionnelle	86
Guerre émotionnelle	89
L'impatience peut conduire à la patience	89
Inutile de chercher à changer quiconque	90

Le conflit, occasion de développement	91
La dépression, une colère rentrée	92
Ce qui met en colère	94
«Je pourrais» plutôt que «je devrais»	95
Il est juste de dire «non»	96
Un animal de compagnie peut faire votre bonheur et vous sauver la vie	98
A bonne nourriture, bonne humeur	99
Les causes des changements d'humeur	99
La régulation chimique des humeurs	101
Les humeurs spécifiques aux divers types de constitution	102

De deux choses importantes qui contrôlent la vie
- 1. Un régime sain — 103
  - Sattva, Rajas et Tamas - les trois forces essentielles de la vie — 104
    - Le régime «sattva» — 105
    - Le régime «rajas» — 106
    - Le régime «tamas» — 107
- 2. Le pouvoir de la pensée — 107
  - Changer de pensée — 107
  - Le bonheur, clé de la pharmacie de la Nature — 109
  - L'énergie suit la pensée — 110

Chapitre 6
Principes et techniques de soins primordiaux — **113**
- 1. Le miracle de la respiration consciente — 113
  - Le souffle, c'est tout et bien plus encore — 113
  - Comment s'y prendre ? — 115
  - La clé du succès, le «lâcher prise» — 116
  - Le pouvoir de l'attention — 117
- 2. Les sons primordiaux de la guérison — 119
  - Nous sommes ce que nous percevons — 119
  - Le monde des sons — 120
  - Le corps, un orchestre symphonique — 122
  - Nommer et former des liens — 123

Résumé des techniques de soins primordiaux — 124
Les sons de guérison primordiaux et les sept chakras — 125
Les sons primordiaux «siddhis» — 126

Chapitre 7
Les cinq sens - des fontaines de jouvence — **128**

Des sens sains pour une vie saine		128
1.	Vision intérieure et extérieure	129
	L'importance du nettoyage du foie et d'un régime équilibré	129
	Exercices oculaires	131
	A 1-7	131
	B 1-8	132
	Le traitement des yeux par le soleil	133
	C 1-4	134
2.	Le monde de l'ouïe	136
	Entendre à tous les niveaux	136
	Le pouvoir des voyelles	138
	Le son bouche fermée	138
	Les sons maxillaires	138
	Les sons de gorge	139
	Les sons stomacaux	139
	La thérapie par le son	139
	La thérapie par la musique	141
	Guérir en se mettant au diapason	143
3.	La santé par le toucher	145
	La thérapie Marma	146
	Les techniques corporelles	147
4.	Le goût, source intime de plaisir	149
	Les règles simples du bien-manger	151
	Un goût meilleur	153
5.	Le sens de l'odorat	154
	De quelques techniques pour améliorer l'odorat	154

Chapitre 8
La sagesse spirituelle - l'ultime leçon de la Nature envers l'homme — **156**

Découvrir la vibration d'amour	156
La conscience, c'est la clé	158
Les animaux savent des choses que nous ignorons	160
Un message venant des baleines et des dauphins	161
Les vaches *sont* peut-être bien sacrées	163
Apprendre à la dure	165
Le respect de toute vie	165
La Terre a connaissance de toute chose	167
Le pouvoir de guérison de la Terre Mère	168

La planète est vivante	170
Toute transformation de la Terre se fait en faveur de la vie	171
La migration des pôles	172
Pénétrer dans le monde nouveau	175
Il est temps de choisir	178
Acquérir la sagesse de la Nature	180
Converser avec la Nature	181
L'imagination construit la réalité personnelle	183

Chapitre 9

Les douze portes du paradis sur terre — **186**

1.	La porte de l'Unité	186
	Ouvrir la première porte	188
2.	La porte de résolution de tous les problèmes	189
	Ouvrir la deuxième porte	192
3.	La porte de la maîtrise du temps	192
	Ouvrir la troisième porte	195
4.	La porte de l'abondance	195
	Ouvrir la quatrième porte	197
5.	La porte de la réussite	198
	Ouvrir la cinquième porte	200
6.	La porte du non-jugement	201
	Ouvrir la sixième porte	203
7.	La porte de la «priorité la plus haute»	204
	Ouvrir la septième porte	207
8.	La porte du silence	208
	Ouvrir la huitième porte	210
9.	La porte de la conscience corporelle	211
	Ouvrir la neuvième porte	213
10.	La porte du guide intérieur	214
	Ouvrir la dixième porte	216
11.	La porte de la sagesse spirituelle	217
	Ouvrir la onzième porte	220
12.	La porte des désirs accomplis	220
	Ouvrir la douzième porte	225

Conclusion	227
Une simple prière	228

Notes sur l'auteur	229
Autres ouvrages de l'auteur	231

INTRODUCTION

Le monde, ses habitants sont sans faute! Pourtant, même si cela n'est plus nécessaire, l'espèce humaine reste engluée dans les trois dimensions d'une illusion qui se traduit par un monde malsain, problématique et souffrant. Ce fantasme n'aide pas à notre éveil à une toute autre réalité car il est inutile de jouer aux victimes sans défense d'un sort jaloux que manipuleraient des forces supérieures aux nôtres. Ce dont nous avons vraiment besoin, à cette étape du développement de l'humanité, c'est d'ouvrir les yeux sur les dimensions supérieures des réalités qui font notre existence, bref nous reconnaître capables d'utiliser l'immense potentiel qui est le nôtre.

Mystérieusement, la vie est chose parfaite; pourtant nombre d'entre nous manquons encore de la conscience permettant d'en vivre et d'en comprendre les vrais développements. La plupart des habitants de ce monde croient encore que la chance agence événements, situations, accidents, liens personnels et maladies sans que l'on puisse donner sens à leurs coïncidences, ni définir leur relation aux plus grands desseins de la vie. Pourtant tous les moments et événements d'une existence individuelle sont comme les morceaux d'un vaste puzzle - nombreux et sans rapport à première vue - dont il faut attendre la mise à leur juste place pour que naisse une image significative. Pris isolément, les accidents, maladies ou conflits semblent relever du pur hasard, sans cohérence visible; cependant, à un autre niveau d'évidence, ils font parfaitement sens si on les contemple dans une perspective plus large. Chacune des pièces du puzzle trouve alors sa raison d'être - une fois définie sa place. Chaque morceau contribue à l'importance de l'image d'ensemble. Sans référence à un cadre plus large, des incidents isolés semblent privés d'un sens propre, simples évènements que le hasard disperse au vent pour notre plus grande confusion, instabilité et souffrance. Sous cet angle étriqué, la vie peut sembler dépourvue d'un véritable sens.

En quête de plénitude, nous essayons tous de façonner notre intégrité en usant de tous les moyens jugés adéquats; assoiffés de paix intérieure, nous tendons cependant à la chercher à l'extérieur de nous-même. Sans savoir pourquoi, j'ai moi-même cherché dès l'enfance la sagesse spirituelle en pensant que les réponses à mes malaises existentiels ne pouvaient se trouver qu'en dehors de moi. Après une vingtaine d'années d'essais et de déboires répétés, les circonstances m'ont amené à rechercher en moi seul les réponses aux questions que posent la vie, l'univers ou toute autre circonstance.

Ma route vers la découverte de moi-même a été souvent chaotique. Pourtant, quand je reviens sur ma vie avec cette conscience plus haute que j'ai acquise aujourd'hui, je me rends clairement compte que les moments lourds et difficiles que j'ai endurés sont maintenant devenus aussi bien ma plus grande ressource qu'une inappréciable bénédiction. Ils m'ont forcé à définir des modalités de vie qui ont débouché sur un véritable état de grâce. Un changement de conscience s'est réellement produit pour induire la transformation de mon mode de penser, ce qui a permis de redessiner ma destinée de manière gratifiante. Par l'expérience, j'ai découvert que - comme corps, âme, esprit, comportement ou liens à notre environnement - moi et les autres nous sommes tous le produit de notre conscience et de ses projections.

Cette conscience s'exprime sous forme de pensées, de sentiments, d'émotions, de désirs, de sympathies, d'antipathies ou d'intentions qui sont les instruments qu'utilise le mental pour façonner notre réalité personnelle. Tout mouvement de conscience provoque des changements dans le corps, le mental et l'esprit quand ce n'est pas dans l'environnement même. Par le biais d'une force invisible mais omniprésente, nous créons ou co-créons ce qui nous arrive. Notre conscience ressemble à un auteur de théâtre: ce qu'elle écrit va prendre forme sur la scène de la vie. Puisque la conscience joue un rôle si fondamental dans notre perception du monde et nos comportements, son développement mérite assurément la plus grande attention. Nous sommes en effet appelés à écrire un nouveau scénario soulignant la spiritualité de notre nature et valorisant la vie pour ce qu'elle est vraiment. D'ailleurs, il flotte dans l'air d'aujourd'hui un sentiment d'urgence quant à la transformation individuelle et collective que nous sommes appelés à réaliser - maintenant.

J'ai donc conçu cet ouvrage pour susciter l'éveil de votre conscience en traçant les larges perspectives qui peuvent aider à son évolution - selon vos besoins: elle pourra alors devenir un puissant instrument pour la réalisation de vos désirs et l'amélioration de vos vies. Ce livre présente aussi des procédures permettant de restaurer en profondeur l'intégrité de vos corps, âme et esprit. De plus, on y trouve des pistes pour reconnaître et dépasser l'influence réductrice et parfois débilitante du système de croyances auquel vous tenez actuellement, que ces croyances portent sur votre vieillissement, vos émotions, vos relations, l'évolution écologique ou sur la mort.

J'offre ces pages en remerciement à la conscience accrue de ce qu'est vraiment la vie; elles sont aussi une invitation au lecteur à ouvrir les écluses de son propre monde d'abondance, d'amour et de sagesse spirituelle. Je ne vous demande qu'une chose: rester ouvert et réceptif pour accepter le possible abandon des vieux schémas de vie et de conditionnement qui ont pu causer peines et malheurs en votre existence. Ce voyage de découverte de vous-même mènera là où seule règne la nature, là où les chaînes de vos convictions anciennes - qui ont imposé de fortes limites à votre corps et à votre esprit - tomberont en morceaux. Vous en retirerez la liberté de faire vos propres choix de vie, sans conditions.

En explorant cette conscience nouvelle de vous-même vous perfectionnerez peu à peu votre capacité à discerner les assertions fausses ou les systèmes de croyances pénalisants de ceux qui contribuent à votre bonheur et bien-être. Le vieux paradigme prétendant que «la vie est une vallée de larmes», que «l'on ne peut tout avoir» ou que «vieillir est inéluctable» va s'effondrer dès que vous entrerez dans votre *vrai vous* - le champ de tous vos possibles.

Rester empêtré dans les luttes et conflits n'arrive que si l'on s'ancre aux niveaux de réalité des deuxième et troisième dimensions, ceux qui donnent consistance aux illusions du temps, du corps physique et de la matérialité du monde. La plupart des gens se limitant à ne faire l'expérience que de cette petite fraction de la réalité, ils se sentent enfermés dans un imposant ensemble de croyances et de règles de comportement restrictives. Ces principes de vie - surannés et fissurés - ont dominé notre vision du monde durant des milliers années pour contribuer au chaos, aux destructions et à la confusion qui règnent partout aujourd'hui. Des lois façonnées de main d'homme ont, si l'on peut dire, remplacé les lois de la nature pour devenir ces prophéties grosses de leur propre réalisation qui caractérisent notre monde moderne.

Pour nos contemporains, il est essentiel de vérifier scientifiquement toute innovation ou découverte avant de la tenir pour utile ou pratique. Cela se justifie peut-être à des niveaux d'existence superficiels mais ne saurait influencer ou améliorer la qualité de notre vie intérieure. Cette approche partielle de la vie conduit à la perte des sens de la curiosité, de l'aventure, du mystère ou du plaisir et transforme l'existence en une simple et ennuyeuse affaire de société comme si il n'y avait rien d'autre à faire que de se conformer à des normes et règlements. Récemment pourtant, l'âge de la science dominatrice a heurté l'écueil d'une crise où, jusque dans la communauté savante, s'opposent croyances et partis pris, au risque de menacer les fondements mêmes du système. Pour cerner l'origine de la vie physique, les physiciens de pointe osent aujourd'hui s'en référer aux concepts de conscience, de force supérieure, ou même de Dieu. Avec le nouveau millénaire, sous le signe du *Verseau*, les vieux paradigmes et lois encadrant notre quotidien ne suffisent plus à donner un sens à l'existence. Or nous pouvons tous faire maintenant le choix d'un nouvel ordre universel caractérisé par une santé parfaite, l'abondance, l'amour et la sagesse spirituelle. *«Il est temps de renaître à la vie»* a été pensé pour susciter cette réalité nouvelle.

Pendant des milliers d'années, l'humanité est restée dans l'obscurité quant à sa vraie nature et son potentiel illimité. Dans la plupart des cas, les hommes étaient si préoccupés par leur corps physique qu'ils ignoraient avoir une âme. A part quelques rares personnes éclairées, les êtres humains ne cherchaient pas, ou partiellement seulement, la puissante influence que l'esprit peut exercer sur le corps, sur le destin ou sur le monde. Aujourd'hui l'humanité dans son ensemble passe par une phase de transition obligatoire entre une conscience orientée vers la matière et une autre soulignant notre nature spirituelle. L'homme va bientôt se reconnaître comme être spirituel dans un corps humain, l'outil le plus performant à sa disposition étant son esprit. Il apprendra à utiliser ses pouvoirs purement mentaux pour gérer ses affaires, y compris sa santé physique et ses ressources matérielles. Les perspectives et procédures que présente cet ouvrage peuvent aider à faire de cette transition la meilleure des expériences de vos vies. Elles sont pensées en fonction de votre éveil à la réalité nouvelle qui se profile à l'horizon de notre humanité: à vous de découvrir ce à quoi elle ressemble!

Le potentiel humain est sans bornes, contrairement à ce que l'on nous a inculqué. Tel un prisonnier confiné à l'espace de sa cellule des décennies durant, puis relâché, il nous faudra peut-être un certain temps pour nous faire à l'idée que nous sommes vraiment libres et, sans restrictions aucunes, capables de décider de notre sort et de remplir nos désirs les plus profonds. Nous pénétrons dans le champ de tous les possibles mais, pour en tirer avantage il faut nous éveiller à la réalité nouvelle en apprenant tout d'abord à se faire confiance. C'est en fait tout ce que requiert la jouissance de la vie que nous méritons.

CHAPITRE 1

Le chemin de la découverte

Maya - le monde de l'illusion

Nous pensons généralement notre corps comme distinct et différent de tout ce qui nous entoure. Notre planète et les milliards de galaxies et d'étoiles qui flottent dans un univers en constante expansion semblent n'avoir aucun lien avec notre corps; d'ailleurs, la plupart d'entre nous tenons ces astres pour de la matière sans vie qui ne saurait influer - ou si peu - sur nos vies personnelles. Est-ce vrai cependant ? Ou serait-il possible que nos yeux et nos autres sens projettent une image de la réalité qui laisse dans l'ombre le lien plus profond que nous entretenons avec l'univers ?

Einstein, le pionnier de la physique quantique, estimait que cette dernière question soulignait l'ultime vérité. Il pensait que matière et énergie n'étaient que les deux faces du même substrat universel dont provient toute chose - nous y compris. Les physiciens quantiques d'aujourd'hui confirment ce qu'Einstein avait toujours su: le monde concret *apparaît* comme réel mais ne l'est pas. La Maya de l'illusion nous cache la vraie réalité en jetant un sort à nos sens. Les nuages du ciel semblent faire «disparaître» le soleil; même s'il ne s'évanouit pas, nous continuons à dire que «le soleil a disparu» ou que «le soleil n'a pas apparu aujourd'hui».

Par commodité, de telles affirmations offrent des raccourcis pratiques mais, en réalité, elles voilent un aspect important de la vérité, soit l'intégrité de notre lien à la création tout entière. Ne compter que sur ses cinq sens pour appréhender le monde et justifier de ses actions équivaut à construire une maison sur le sable; le bâtiment est condamné à s'effondrer. Un enfant voit bien le soleil se lever à l'est et se coucher à l'ouest. Plus tard, apprenant les bases du système planétaire, il s'étonnera peut-être de ses leçons d'astronomie - car n'en saisissant pas nécessairement la logique: il lui faudra cependant accepter que les choses ne sont pas toujours ce qu'elles paraissent. Pour concilier les réalités apparemment contradictoires qui décrivent un même phénomène se déroulant sous ses yeux, il devra appréhender la situation, intellectuellement et précisément, tout en doutant de son sens de la vue, en partie du moins. Sa perplexité ne disparaîtra que lorsqu'il aura accepté et compris que non seulement le soleil ne se lève ni ne se couche mais que c'est la terre qui tourne autour du soleil et non le contraire.

Un autre défi se posera peut-être à l'enfant quand il apprendra que la terre, pas aussi plate qu'elle paraît, est ronde et que l'on n'arrive jamais au bout du monde aussi loin et aussi longtemps que l'on se déplace. Il y a quelques siècles encore, l'humanité était convaincue qu'en allant jusqu'aux confins de l'horizon on tomberait de la terre comme on le ferait du bord d'une falaise. Aujourd'hui cela peut sembler risible pourtant quiconque encore là dans trente ou cinquante ans risque de sourire aussi de notre actuelle perception de la réalité tant elle aura perdu de sa pertinence.

Presque tous les conflits et batailles impliquant l'humanité dans le passé ont trouvé leur justification dans des croyances venant d'une perception des sens erronée. Aujourd'hui encore les guerres sont menées sous prétexte de «droits territoriaux» ou de «frontières nationales» - qui n'existent que dans la tête de gens. Ces droits et frontières ne sont que des illusions car la terre est un tout que l'on ne peut démembrer en segments. Pour la plupart des gens, le droit à la propriété d'un terrain pour en tirer nourriture semble parfaitement naturel. Pouvoir y construire aussi une maison pour s'assurer gîte et protection peut paraître un dû remontant à la naissance de chacun. A vrai dire, pourtant, ce ne sont là que des «baux» qu'accorde la Nature pour le séjour relativement bref que l'homme fait sur cette terre. C'est à la planète que les terres appartiennent, depuis des millions d'années, et aucun document juridique ne saura jamais les lui enlever. Les conflits ne naissent pas de notre usage de la terre mais bien de la fausse idée qu'elle est nôtre.

En outre, nous croyons pouvoir cultiver la nourriture dont nous avons besoin mais oublions que nous ne saurions faire pousser le moindre brin d'herbe sans l'apport naturel de chaleur, d'énergie, d'air, d'eau et de nutriments que fournissent le soleil et la terre. Aucune forme de vie ne peut exister par elle-même car toutes les choses - y compris la vie humaine - sont intimement liées avec chacune des parties de la Terre ou de l'Univers qui l'accueille.

L'illusion de nos sens - nous faisant croire que la Terre et nous sommes des entités séparées - nous conduit à acquérir davantage d'objets, d'argent, et de biens que ce dont nous avons réellement besoin. Cette accumulation de richesses nous donne un sentiment de sécurité. Cette sécurité, pourtant, reste fort branlante lorsque fondée sur l'aisance matérielle. N'induit-elle pas une crainte constante de perdre ce que l'on possède, en fait une possibilité de tous les instants ? On est alors prêt à risquer jusqu'à sa vie pour gagner ou défendre ses possessions. Ce n'est que lorsqu'un incendie, un tsunami ou un tremblement de terre dévastateur détruit ce qu'on pense nous appartenir que l'on se rend compte que rien, vraiment, ne nous est réellement acquis. La possession vraie de quoi que ce soit n'existe qu'au plan conscient de l'«unité», unité avec la Terre vivante, ce qui implique un état perpétuel d'abondance et de liberté par rapport à nos peurs. Dans les temps anciens, certaines civilisations ont manifesté pareille conscience de l'unité de toutes choses. Leur secret le plus précieux était «d'être en plein accord avec la nature» plutôt que de s'y opposer. Les sages d'autrefois, hommes et femmes, ont laissé souvent des traces de leur grandeur: elles peuvent nous aider à redécouvrir l'essence de notre être.

Les leçons du passé

Des siècles durant, l'homme blanc a traité les indigènes d'Amérique du Nord, les aborigènes d'Australie ou d'autres populations tribales de la planète comme des races inférieures dont la vision «sauvage» du monde conduisait à un mode de vie «barbare». Plusieurs textes utilisent de tels termes pour décrire ces peuples. Nombre de personnes à potentiel spirituel - pour ne pas mentionner des scientifiques - commencent pourtant à se rendre compte qu'il y a beaucoup à apprendre des modalités naturelles de l'existence. Les anciennes cultures des Incas, des Mayas ou la civilisation védique font preuve d'une compréhension de la nature et de la création bien supérieure à celle compilée dans les milliers de documents faisant état aujourd'hui de science et de haute technologie.

Nos connaissances en physique quantique semblent suffisamment approfondies pour fournir des explications raisonnables tant sur les chevauchements conceptuels existant entre matière et énergie que sur leur source commune dans le «champ unifié» de la loi de nature - comme proposé à l'origine par Albert Einstein. Les meilleurs savants actuels ont développé des formules mathématiques fort complexes pour prouver ces hypothèses et ils méritent assurément nos félicitations car ils ont contribué à une découverte fondamentale: nous sommes tous faits de la même «étoffe» que l'univers dans son ensemble. En d'autres termes, nous relevons d'un seul et même organisme, vivant et gigantesque, quoique doté d'aspects et manifestations spécifiques très diverses. Ce savoir théorique quant à la vie et à l'univers n'a pourtant pas pénétré le concret de l'existence quotidienne pour nous amener au sentiment de l'unité du monde - un vécu qui serait à la fois concret et tangible pour chacun d'entre nous. Savoir que la physique quantique propose une explication de l'origine commune de toutes choses n'a pas grand sens pour le citoyen ordinaire. Il serait plus adéquat qu'il puisse vivre dans sa réalité propre la sagesse de ces affirmations.

La connaissance théorique marginalise la sagesse. Par contre, les indigènes d'Amérique du Nord parlaient eux d'un Grand Esprit guidant leurs actions et les aidant à comprendre ce que leurs yeux ne pouvaient voir ni leur intellect révéler. Ils pensaient que, au moment de leur mort physique, ils retournaient au Grand Esprit, ce père qui avait engendré leur âme. En outre, la Terre était pour eux leur véritable mère puisque d'elle procédait toute nourriture. Respecter les lois de leurs Père et Mère était alors une conduite naturelle - sans qu'il soit nécessaire d'y ajouter des normes d'origine humaine. Il n'était besoin de livres pour leur enseigner les règles de la physique, de la biologie, de la chimie ou de la santé. Leurs Père et Mère offraient directement à ces anciennes civilisations des apprentisages de haute valeur.

L'exercice de la Loi

Les indigènes d'Amérique, par exemple, se sentaient inséparablement uns avec les fleuves et rivières qui nourrissaient la terre et ils en parlaient comme de ruisseaux faisant leur sang. Ils estimaient que ce sang manifestait celui de la Terre Mère: l'eau, en effet, représente 96% de notre sang et trouve son origine dans les sources, lacs et torrents; en tant que sang, l'eau charrie des milliers de constituants chimiques nourriciers, soit la matière première permettant de construire les milliards de cellules constituant notre corps. Le sang de la Terre Mère ici «tombait» des nuages, là «surgissait» de son sein, ici restait eau «dormante» de ses lacs, là se faisait «rage» fouettant ses océans. Pour ces peuples, polluer les eaux était folie pure car, ce faisant, c'était leur propre sang qu'ils salissaient au risque de provoquer des maladies.

Tout ce qui se passait hors de leur corps, ils le percevaient comme se répercutant en eux directement. Ils pouvaient ainsi sentir arriver un orage bien avant qu'il ne se manifeste. Ils savaient ces averses bénéfiques pour leurs cultures (l'éclair n'engendre-t-il pas du nitrogène qui, combiné à l'oxygène, retombe à la surface de la terre pour fertiliser les végétaux ?) Pour eux, le sol n'était pas un substrat éteint mais bien un lieu de vie donnant force tant à l'existence des animaux qu'à celle des hommes. C'est pourquoi le sol leur était sacré. Il ne leur venait pas à l'idée d'exploiter et détruire une terre dont un seul centimètre cube contient des millions de micro-organismes capables de transformer les éléments chimiques du sol en nutriments de vie assimilables par le corps. Quand les Blancs, ces territoires une fois «découverts», proposèrent de les leur acheter, les Indiens furent bien embarrassés car ils ne pouvaient saisir comment vendre une partie intégrante d'eux-mêmes.

La nourriture que leur offrait la Terre Mère était leur propre chair. D'où, pour eux, l'évidence qu'ils devenaient ce qu'ils consommaient. Quand je demande à mes patients atteints d'arthrite rhumatoïde, de sclérose en plaques, d'affections cardiovasculaires ou de cancers s'ils ont jamais consulté pour leur régime alimentaire, le plus grand nombre admet qu'ils n'ont même pas imaginé que leur maladie puisse avoir un lien avec leur nourriture. A l'opposé, les peuples indigènes d'Amérique avaient compris que c'était la chair des fruits de la terre, moissons ou cueillette, qui assurait force et souplesse à leur propre chair. Leur endurance et leur vitalité physiques étaient extraordinaires, le résultat direct d'un régime équilibré et modéré fait essentiellement d'aliments naturels et frais.

Le souffle de la Terre Mère était *leur* souffle même: il maintenait leur corps sain et fort - avec pour seule condition de le garder propre. L'air est constitué à 21% de l'oxygène essentiel à la vie, de nitrogène et d'autres gaz dont 1% de dioxyde de carbone - qui permet au plantes de «respirer». Un déséquilibre apporté à ces proportions - dû à des pollutions - détruit la vie des cellules. Les peuples indigènes pensaient que les arbres et les plantes étaient leurs poumons: seuls les arbres et les plantes offrent l'oxygène dont se nourrit notre vie. Une vie passée surtout à l'extérieur était pour eux non seulement naturelle mais encore indispensable; quel contraste avec le citoyen ordinaire qui passe aujourd'hui l'essentiel de sa journée à l'intérieur !

Le soleil, la lune et toutes les étoiles du firmament pour eux faisaient sens. En pratique, ils entretenaient une relation personnelle avec le monde céleste. Ils connaissaient les cycles du soleil ou de la lune qui affectaient leurs cultures, leur endurance et force physique, leurs pensées ou leurs sentiments. Les indigènes d'Amérique n'avaient aucun désir de mettre la terre sous leur joug car ils savaient la nature être leur amie et invincible protectrice. Ainsi, jamais ils ne considéraient la mort comme une fin d'existence, tout au plus un passage vers un autre commencement.

Autant dire que les Indiens n'avaient aucune raison d'avoir peur. Ils n'étaient par conséquent que peu attachés aux objets, à leurs possessions ou même à leur corps puisqu'ils savaient qui ils étaient, des êtres immortels incarnés dans un corps mortel. Ce qui, chez eux, nous frappe le plus dans l'expression des vérités éternelles de la vie est leur calme et leur simplicité: quand un problème demandait résolution, ils quittaient les bruits du camp pour se retirer sur une montagne où, du silence, ils laissaient émerger la solution à leurs difficultés. Leur patience profonde leur donnait la confiance de savoir qu'il y avait, toujours et pour tout, un temps et un lieu justes. Ils étaient des personnes tranquilles et n'usaient du langage que de manière sage et prudente. La communication se faisait de coeur à coeur, d'esprit à esprit sans que la parole ne soit vraiment utile. Chacun était un frère ou une soeur, «personnes de même sang» provenant d'une origine semblable.

Changement de fortune

Avec le passage des générations, cependant, la profonde relation intérieure avec la source unificatrice s'est lentement évanouie si bien que le vécu de l'unité au Père et à la Mère s'est peu à peu effacé. Les Indiens d'Amérique violèrent de plus en plus les lois éternelles de la nature qui, depuis de nombreux siècles, leur avaient pourtant assuré le soutien des éléments premiers - la terre, l'eau, le feu, l'air et l'éther. C'est ainsi qu'avec le temps leur esprit libre et leur nature pacifique succombèrent à la peur, à la colère, à la luxure et à la gloutonnerie.

L'envie conduisit à des conflits qui suscitèrent malheur et souffrance parmi eux. La Terre n'était plus le seul pourvoyeur de tout ce dont ils avaient besoin; il leur fallut chercher ailleurs de quoi soutenir leur existence. Le climat n'étant plus sous leur contrôle conscient, tuer des animaux pour se sustenter devint une nécessité là où la météo n'était pas favorable à la croissance de nourritures devenues rares. Tout ce que la Terre Mère leur avait donné en abondance jusque là n'était plus disponible en suffisance.

La maladie devint aussi - et de plus en plus - une expérience usuelle, portée par leur coupure croissante des lois de la nature. La description qu'ils donnaient de leurs maux, simple et directe, était fort précise, rejoignant nos actuels diagnostics d'affections chroniques: «Le souffle de l'homme se raccourcit et s'étouffe, douloureux et aussi puant que l'haleine de bêtes impures (pour évoquer l'asthme et la bronchite); son sang s'épaissit et sent aussi mauvais que l'eau pourrie des marécages - il coagule et noircit comme la nuit de la mort (pour parler des maladies cardio-vasculaires); ses os deviennent rigides et noueux, ils fondent ou se brisent un peu comme le caillou tombant sur le rocher (pour parler d'arthrite rhumatoïde et d'ostéoporose); sa chair mute en graisse et en eau; elle pourrit, se putréfie, se couvre d'escarres et de furoncles que c'en est une abomination (pour décrire l'obésité, les oedèmes, le cancer, l'acné et d'autres désordres de la peau); ses tripes se remplissent d'abominables saletés et suintent la décrépitude, offrant abri à des grouillements de vers (pour désigner la constipation, l'accumulation de toxines, de vers et de parasites infectieux); ses yeux s'assombrissent jusqu'à ce que les enveloppe la nuit la plus profonde (pour définir les glaucomes et cataractes conduisant à la cécité); quant à ses oreilles, elles se bouchent pour se retrouver dans le silence des tombeaux (pour dire la surdité)». Souffle, sang, chair, entrailles, yeux et oreilles - bref, tous les dons de la Terre Mère - leur étaient peu à peu retirés.

L'un des grand sages des Peaux Rouges, le chef Seattle, a laissé un message formulé comme hors du temps, un message qui semble encore plus pertinent aujourd'hui qu'en son temps:

> *Enseignez à vos enfants*
> *ce que nous avons appris à nos enfants :*
> *la terre est notre mère.*
> *Tout ce qui affecte la terre*
> *retombe sur ses fils et filles.*
> *Quand les hommes crachent sur le sol,*
> *c'est sur eux-mêmes qu'ils crachent.*
>
> *Cela on le sait :*
> *La terre ne nous appartient pas;*
> *c'est nous qui appartenons à la terre.*
> *Cela on le sait:*
> *Tout est lié*
> *comme le sang qui unit la famille.*
> *Tout est lié.*
>
> *Tout ce qui affecte la terre*
> *retombe sur ses fils et filles.*

Nous n'avons pas tissé l'étoffe de la vie;
nous n'en sommes qu'un des fils.
Tout ce que nous faisons à cette toile,
c'est à nous que nous le faisons.

Les ennemis tant de l'homme blanc que de l'homme rouge augmentant, cette civilisation connut son coup de grâce, minée qu'elle était déjà de l'intérieur par la perte de son sentiment de l'unité avec les lois de nature que lui avaient confiées le Grand Esprit et la Terre Mère.

Message d'autrefois

Les grandes civilisations qui ont occupé notre terre ont depuis longtemps disparu, le plus souvent pour tomber dans l'oubli. Elles n'ont laissé que quelques traces, des objets dispersés prouvant leur présence physique à un moment donné. Des monuments, des sculptures, d'anciens écrits - comme les livres védiques remontant à quelque 6000 ans - témoignent encore des plus hauts savoirs et des avancées spirituelles qui furent les leurs. L'on ne craint pourtant pas de ridiculiser certains de leurs «étranges» cultes et pratiques religieuses, faute d'en saisir le vrai sens.

Certes les temps ont changé et nous vivons aujourd'hui plutôt qu'au temps de nos ancêtres - même s'il se peut fort que nous ayons été ces ancêtres-là dans des vies précédentes. Nous sommes confrontés à présent à d'autres défis qu'il nous faut relever par d'autres moyens. Mais un message d'autrefois reste encore pertinent: «Suivez les lois du développement naturel car, si vous tentez d'y échapper, vous trébucherez vous aussi !»

Les peuples indigènes d'Amérique et d'autres civilisations «déchues» ont payé le prix fort pour s'être écartés du chemin de la loi de nature. Il en va de même pour nous: le stress, la maladie, une abondance foncièrement lacunaire de vraie vie, tout indique que nous avons oublié à notre tour le *comment* de la vie - si nous l'avons jamais appris. Alors que des événements de plus en plus sombres prennent le dessus en nos vies, la *béatitude* pour ne pas dire le *simple bonheur* ne sont plus que des expériences rarement vécues, ici ou là. Quelles sont les erreurs dans la conduite du monde ou celle de nos vies; dit plus précisément, que faisons-nous de faux? Au plus profond de nous-mêmes, nous connaissons la réponse car nous avons tous été programmés pour vivre sains, riches et sages. Ce dont chacun a besoin, c'est d'une confirmation de la justesse de cette connaissance infuse, bref de quelqu'un nous assurant que cette aspiration est propre à notre destin.

La foi - un instrument de guérison ?

Il y a quelques années encore, la médecine conventionnelle n'aurait jamais tenté - ce qu'elle fait aujourd'hui - de montrer que la foi, la prière et la spiritualité peuvent améliorer la santé physique. Depuis plus d'un siècle, docteurs et hommes de science se sont en effet efforcés de débarrasser la médecine de tout résidu mystique. Quelques savants cependant cherchent maintenant à comprendre ce qui aide les patients lorsqu'ils font recours à l'expérience spirituelle: plus de 200 études trouvent ainsi une corrélation entre une amélioration de la santé physique et la foi, la religion ou la spiritualité. Ces réflexions ont certainement suscité l'intérêt de la population en général et de la profession médicale en particulier.

Une recherche conduite en 1995 au Centre médical Dartmouth-Hitchcock aux Etats-Unis a montré qu'entre 232 opérés du coeur, le taux de survie le plus élevé se trouvait chez ceux disant tirer force et réconfort de leurs convictions religieuses. Le taux de décès était trois fois plus élevé parmi les autres. Quand les patients croyants recevait en outre un soutien social de la part de leur communauté de foi, leur avantage devenait 14 fois plus grand par rapport aux opérés qui se sentaient seuls et hors croyance.

D'autres études à long terme ont trouvé que les pratiquants d'une foi religieuse ont un taux de pression sanguine généralement moindre, qu'ils sont moins déprimés ou angoissés, que leur taux de suicide est quatre fois inférieur, qu'ils récupèrent plus rapidement après une opération de la hanche et, qu'habituellement, leur état de santé est meilleur que celui des non-pratiquants. Ces recherches tenaient aussi compte de la fumée et d'autres facteurs socio-économiques pouvant influencer la santé. Une communication soulignait que les fumeurs considérant la religion comme chose importante n'étaient qu'à 14% susceptibles de pression sanguine anormale par rapport aux fumeurs qui ne prêtent aucune valeur à la religion dans leur existence.

Notre nature est-elle spirituelle ?

Ce nouvel intérêt du corps médical se manifeste à un moment où, selon des sondages d'opinion récents, 82% des Américains croient au pouvoir guérisseur de la prière individuelle. Sous peu, cependant, les scientifiques risquent de conclure que cette capacité ne relève que d'un effet placebo - c'est-à-dire de l'effet curatif induit par une croyance en la puissance d'un médicament ou d'un traitement spécifique. Croire que quelqu'un peut tout réussir, y compris guérir le cancer, relève de l'intuition que ladite personne, elle ou lui, devait se trouver là - au moment où l'on en avait besoin. C'est ce qu'on appelle une foi infaillible. Prier, c'est fixer son attention sur le pouvoir infini de l'amour et faire bouger cette énergie divine dans la direction désirée. Or le *système limbique*, commun à tous les primates, joue un rôle majeur dans les émotions, le plaisir sexuel ou les mémoires profondément enfouies quand ce n'est dans des expériences d'ordre spirituel, ce que tend à montrer la recherche. La capacité à vivre ces expériences, de types très divers, a un fondement neurologique inscrit dans notre corps, selon Rhawn Joseph, un spécialiste en neuro-sciences auprès du Centre médical VA à Palo Alto en Californie. Somme-nous donc, par essence, des êtres spirituels ?

Lorsque l'on s'identifie à plus que son propre corps, expression de la réalité physique, on entre dans le monde sans bornes de la conscience intérieure. Quiconque sera encore sur cette planète dans dix à quinze ans en fera l'expérience car nombre de nos contemporains évoluent déjà dans cette direction. Comme on ne saurait diviser l'illimité ou le manifester sous forme d'un événement en notre espace temps, cette conscience est partout par principe, y compris en chacun de nous. En prenant conscience de soi et de l'esprit de la nature, on devient spirituel, sans autre forme de procès: notre corps ne peut en effet fonctionner sans être relié à l'intelligence suprême qui l'impulse à chaque instant. Certains nomment «Dieu» cette conscience omniprésente pour y trouver le contact personnel permettant l'expérience religieuse. D'autres se sentent simplement en communion avec une nature qui les dépasse, leur «premier foyer». Au coeur de nous-mêmes, nous sommes tous spirituels par essence, que nous le reconnaissions ou non. La vie est simplement chose impossible sans un contact avec nos origines non-physiques. L'Esprit, quel que soit le nom qu'on lui donne, est notre nature essentielle, le corps étant le lieu et notre moyen d'en prendre conscience.

Tant que nous vivons, nous tendons à croire en nous, en partie du moins. Sinon, autant se suicider. Les épreuves et les maladies ne sont d'ailleurs que des signes montrant notre manque de connexion et de confiance en cet esprit qui est la *super intelligence* qui nous habite. Quand nous nous coupons de ce Soi supérieur, c'est l'ADN de notre corps qui déraille en des programmes fautifs menant à des problèmes physiques autant qu'à une confusion accrue quant à notre véritable identité. Débute alors une crise de vie se manifestant sous forme d'accident ou de maladie.

Qu'est-ce qu'un corps sans âme ?

A cette étape de notre développement, il est peut-être temps d'accepter l'idée que le corps est incapable de produire une hormone quelconque pour rééquilibrer la santé du corps sans instructions venant de notre corps/esprit. Inutile de savoir si l'ordre vient d'une cellule du cerveau ou de toute autre partie du corps physique. Une information génétique complète est en effet contenue dans le noyau de chacune des cellules du corps, enracinant ces données au plus profond de notre conscience intérieure propre - elle-même un océan de pure intelligence. C'est elle qui maintient le corps en parfaite santé et peut réparer tout dommage qu'on lui inflige.

Lorsque nous faisons cependant l'expérience de la peur, du doute ou de la méfiance, les instructions généralement claires de notre corps/esprit se corrompent et rendent impossible pour l'intelligence de conduire son travail réparateur. L'effet de guérison ne peut alors se manifester. Quand donc nous ne pouvons nous relever d'une maladie et que le mal devient chronique, c'est que nous empêchons notre intelligence intérieure de trouver une expression constante, équilibrée et ordonnée à travers les nombreuses parties de notre corps. On peut comparer l'état de maladie en notre corps à une armée privée de chef: les soldats paniquent, fuient dans toutes les directions quand plus personne n'est là pour leur dire quoi faire.

Le dicton «à corps sain, esprit sain» sonne juste à nos oreilles lorsque nous considérons le lien entre corps et esprit. Avoir un corps sain est essentiel pour développer un esprit sain. Et qu'est-ce qu'un esprit sain sinon celui qui se relie à l'intelligence intérieure comme au Soi supérieur ? Or nous pouvons tous atteindre cet état d'esprit. Les seules limitations que rencontre le corps chez tout un chacun sont celles bornant son esprit.

Le corps, épiphénomène de l'esprit, ne peut que remplir - et sans fautes - les instructions reçues de l'esprit, quelles qu'elles soient. La qualité de ces instructions détermine la qualité de notre vie, plus particulièrement la santé du corps, mais aussi le niveau d'abondance et de sagesse spirituelle dont nous jouissons. Si vous sentez que quelque chose doit changer dans votre existence, c'est peut-être bien aux ordres que vous intimez à votre corps/esprit qu'il faut vous en prendre.

Des troubles de la personnalité peuvent créer des «miracles»

Tout être humain, au delà de ses problèmes de santé et difficultés émotionnelles, participe de la relation corps / esprit. Le lecteur aura peut-être entendu parler des «troubles de la personnalité», une condition qui fait d'un seul individu l'hôte physique de personnalités multiples - allant parfois jusqu'à douze. La recherche et le corps médical restent encore sans voix devant de pareils phénomènes. Des femmes manifestant trois personnalités diverses - chacune avec ses propres souvenirs, sentiments et formes langagières - connaissent des règles différentes au cours d'un même mois. Quelques personnes affectées par cette condition peuvent voir leurs yeux même changer de couleur en passant d'un personnalité à l'autre.

Il y a quelques années, une équipe médicale a étudié aux Etat-Unis les troubles de personnalité d'un jeune garçon chez qui l'on avait décelé douze personnalités diverses. Quand il vivait une de ces personnalités particulières, ce garçon faisait une forte allergie au jus d'orange, ce dernier étant perçu par le corps comme un «envahisseur». Lorsque les molécules d'orange entraient en contact avec les cellules immunitaires de sa cavité buccale et de ses intestins, ces dernières se mettaient à produire des anticorps en masse afin de repousser le jus d'orange - assimilé à une dangereuse bactérie. Cette réaction anormale causait des enflures dans la bouche, des éruptions cutanées, des yeux brûlants, de l'asthme, des migraines ou de la diarrhée. Lorsque le garçon vivait une autre personnalité, son système immunitaire considérait que ces mêmes molécules d'orange étaient «amies». Toute sensibilité au jus d'orange alors disparaissait ainsi que tous les maux et symptômes allergiques apparus dans la précédente condition.

Il serait intéressant de savoir quel aspect de la personnalité de ce garçon déclenchait l'allergie et lequel l'interrompait. Cependant, sans même connaître la cause de cette allergie, on peut affirmer qu'un changement dans les idées, sentiments, émotions, souvenirs, goûts et dégoûts de ce garçon provoquait une modification de son comportement physique faisant que l'ingestion de quelques molécules d'orange innocentes mettait son corps en danger, à tous les niveaux.

Nombre de gens affectés par des troubles de la personnalité souffrent de diabète les rendant dépendant de l'insuline. Comme les cellules de leur pancréas (les îlots de Langerhans) ne peuvent plus produire suffisamment de cette hormone essentielle à la vie, les patients ont besoin qu'on leur en injecte pour maintenir un taux de sucre suffisant. La médecine conventionnelle estime que, dans ce type de diabète (dit de Type I), les cellules concernées dans le pancréas ayant perdu leur fonctionnalité, elles sont quasiment mortes. Or, en passant à une autre personnalité, ces patients ne souffrent plus de diabète; leur taux d'insuline redevient normal et les cellules du pancréas semblent revenues à la vie.

On pourrait considérer ces «résurrections» périodiques de cellules comme des «miracles programmés» mais il s'agit d'un phénomène bien plus prosaïque, semble-t-il: à un moment donné, les cellules du pancréas entrent en profond sommeil pour ne plus donner signe de vie mais, le moment suivant, elles se réveillent comme sous le coup d'une alarme. L'éveil soudain à une autre personnalité, à une autre entité - dotée d'un esprit, d'affects, d'émotions, de souvenirs différents - redéfinit en fait le fonctionnement du corps tout entier. L'aspect particulier de l'intelligence qui met à l'oeuvre les cellules du pancréas s'éveille et s'active lorsque l'état d'esprit correspondant s'éveille et s'active.

Le phénomène des troubles de personnalité révèle une règle simple mais essentielle des lois réglant le lien entre le corps et l'esprit. Chaque fois que nous refusons de prendre acte d'un problème resté sans solution - telle la remise à plus tard d'une demande d'excuse à un bon ami, ou celle de la discussion avec son partenaire d'une difficulté nous taraudant -, nous créons un blocage en notre esprit qui, après un certain temps, se manifestera tant dans notre corps que dans nos relations et notre environnement même. Dès lors que l'on ne peut nier cette connexion entre corps et esprit, on peut aussi en faire l'instrument d'une vie idéale pour le monde comme pour soi. A vrai dire, si nous pouvions cesser de douter du potentiel de notre esprit à créer toute chose, notre vie serait comblée de miracles. Les personnes affligées de troubles de la personnalité, même si elles ne s'en rendent pas compte, nous rappelle que, de fait, l'esprit règle la matière.

NB: Comme l'ont montré mes propres expériences avec des gens souffrant de troubles de la personnalité, je tends à les croire affectés par des entités telles que des âmes n'ayant pas franchi le seuil de «l'au delà» après l'extinction de leur corps physique. Vagabondant dans les plans astraux de l'existence, ces entités cherchent à s'exprimer en manifestant leurs désirs, frustrations et colères par le biais d'un autre corps physique - exactement comme elles le faisaient quand elles vivaient encore sous forme humaine. En pratiquant le système de guérison que je nomme la «Santé-monie sacrée», on peut détacher ces entités du corps les recevant, ce qui permet à leur hôte de retrouver une personnalité une. La plupart sinon toutes les personnes schizophréniques ou bi-polaires souffrent de l'intrusion d'une ou plusieurs de ces entités; d'ailleurs, leurs symptômes d'aliénation s'évanouissent lorsque disparaissent les dites entités. Pour en savoir plus sur la «Santé-monie sacrée», on peut consulter mon site web.

CHAPITRE 2

En accord avec la nature

La régénération d'un membre

Les troubles de la personnalité et bien d'autres maladies (dites psychosomatiques) prouvent que notre esprit tient les rênes du corps, que cela se joue en termes négatifs ou de manière constructive. Peut-être allons-nous devoir abandonner l'idée que nous n'avons aucun pouvoir sur la maladie ou le handicap physique après avoir étudié l'exemple de Jim, bien plus frappant encore que ceux évoqués jusqu'ici: cet Américain a recréé le membre qu'un accident avait détruit, l'une de ses jambes.

Alors qu'il réparait un toit, Jim toucha par accident un câble à haute tension - ce qui entraîna une mort immédiate. Une de ses jambes «se consuma» ne laissant que les os et, ici et là, quelques fragments de nerfs. Son corps inanimé roulant du toit, sa poitrine frappa pourtant le sol comme si on lui administrait un «électro-choc» (semblable au traitement de réveil du coeur administré dans un hôpital). Sa conscience retrouvée, il décida, contre le «bon» sens ou l'avis de ses médecins, non de faire amputer sa jambe mais bien de la garder pour la régénérer à son état antérieur.

En une année seulement, Jim recréa une jambe à l'identique, quelque chose d'inouï dans l'histoire de l'humanité. Dépassant une apparente impossibilité physiologique, son esprit gardait confiance en son pouvoir de fournir les atomes de carbone, de nitrogène, d'hydrogène, d'oxygène ou d'autres éléments nécessaires à reconstituer et façonner de nouvelles cellules de chair et de peau - tout ceci se passant sous surveillance médicale. La destruction de sa jambe, corps physique, n'avait pas endommagé l'intelligence de son esprit ni sa foi en une puissance supérieure, pas plus que la disposition de son corps à régénérer ce membre. Parce que Jim refusait de croire avoir perdu cette jambe pour toujours, son ADN - soit l'intelligence génétique responsable de tous les processus de développement du corps - sut instruire ses systèmes immunitaire, digestif, nerveux, circulatoire pour amener à destination les cellules permettant la re-création de sa jambe à l'identique. Cette incroyable histoire est devenue possible parce que les cellules du corps peuvent «penser» et gérer l'information comme nous le faisons nous-mêmes.

Communication instantanée

Des centaines d'études faites dans le domaine de la recherche génétique ont démontré que toute cellule vivante (et saine) est en constante communication avec les cellules qui l'entourent. Pour ce faire, elle use de modalités semblables à celles des transmissions satellites mais l'énergie appropriée à ces messages intercellulaires est la lumière. La lumière peut garder et diffuser de l'information. Ce réseau de communication extrêmement rapide fonctionne indépendamment des autres réseaux existant dans le corps, biochimiques ou physiques, tels que les systèmes circulatoire, endocrinien, nerveux et immunitaire.

Cela fait du corps tout entier un corps de lumière, au sens propre du terme, un concept jusqu'ici évoqué seulement dans les écrits ésotériques qui disent le corps non seulement constitué de lumière mais aussi capable de la rayonner à son entour. L'idée que des êtres humains, des animaux et des plantes émane un champ d'énergie (un rayonnement) est explicite dans des tableaux et textes religieux vieux de plusieurs siècles; nombre d'anciens mystiques donnent à ce phénomène le nom d'*aura*. Ce n'est qu'après que les Kyrlian, un couple russe, eurent mis au point une technique de photographie permettant de prendre des clichés du champ de lumière cernant les êtres vivants - par exemple au niveau des feuilles ou des doigts - que le concept d'une aura signant tout ce qui vit passa du domaine «incertain» de la métaphysique à celui de la réalité «tangible», un monde dès lors digne d'exploration scientifique. Depuis, des appareils photographiques spéciaux sont disponibles à tous ceux qui, des uns ou des autres, veulent fixer l'image de l'aura dans le spectre varié de ses couleurs multiples.

Certains, d'ailleurs, doués d'un sens de la vue ou d'yeux de l'âme plus fins que ceux de la moyenne des gens, peuvent percevoir ces champs de lumière tels qu'ils émanent du monde vivant. En réalité, tout est vie, même ce que l'on considère comme simple matière inanimée. De semblables champs de lumière entourent aussi les molécules, les atomes et leur particules constitutives, bref tout ce qui construit aussi bien la pierre que le métal ou les corps humains. Les atomes, essentiellement faits de vide, ont un noyau infime de protons et de neutrons, des points que l'on peut dire d'énergie comprimée et qui se manifestent sous forme d'ondes ou de particules. Les protons et neutrons eux-mêmes consistent de particules ou d'ondes encore plus petites - connues sous le nom de gluons et de quarks. Ces dernières changent de schéma d'organisation à la vitesse de 10^{-23} par seconde!

Cette vitesse inimaginable de mutation permanente, au plan des particules infra-atomiques, donne aux cellules du corps leur dynamisme, leur fréquence vibratoire et leur vitalité. Les données génétiques (ADN) se trouvant en leur noyau permettent que les schémas en constante mutation de leur substance infra-atomique restent identiques, ce qui assure la santé et la vigueur du corps dans son entier.

Max Planck, le physicien, a montré qu'à l'échelle de 10^{-33} cm le temps et l'espace se confondent et que la matière cesse d'exister. On est là dans le royaume de la conscience, le champ unifié de l'énergie et de la matière. Cet au delà du temps et de l'espace, auto-lumineux, est au coeur de toutes les formes de la vie. Il s'agit du vrai foyer des atomes, des molécules, des organismes, tout autant que du corps, de notre terre, de la galaxie ou de l'univers. Si cette conscience se teint ou se voile de peur, de colère et de dépression, ou si ce corps est confronté à un air toxique, des aliments et boissons dénaturés, des micro-ondes, des virus et microbes divers, naissent alors de fortes interférences avec le schéma des mutations infra-atomiques - elles vont s'exprimer sous forme de maladies. C'est à la conscience, lieu d'origine de tout, d'initier donc le renversement de la tendance au déclin pour réparer les dommages qui se manifestent dans le corps physique. Une fois lancée l'intention juste, tous les facteurs nécessaires à une complète guérison se mettent en place - un peu à la manière d'un fil tissant l'entier d'une toile d'araignée.

Utiliser le pouvoir de l'intention

Jim avait eu accès à la source de la matière comme de l'énergie par une méditation quotidienne, un régime sain et non pollué ainsi qu'un mode de vie équilibré. C'est pourquoi il put ré-assembler tous les atomes nécessaires à la reconstruction d'un nouveau membre selon le programme génétique de son corps tel que dicté par son ADN. Même si les atomes qui avaient occupé l'espace de sa jambe avant l'accident avaient été dispersés et déplacés par la force du courant électrique, son corps/conscience, lui, n'avait pas été altéré. Comme sa conscience ne s'identifiait pas à la perte de sa jambe, comme elle n'en éprouvait ni colère ni amertume, Jim sut fixer l'intention qui l'accompagna jusqu'au rétablissement complet de son membre blessé. Son ADN n'eut donc d'autre choix que de suivre et d'entreprendre le travail réparateur.

Parce que, de plus en plus, Jim renforçait le lien à sa conscience d'un Soi supérieur, parce qu'il savait que sa décision était juste de garder sa jambe brûlée, le bon nombre et le type adéquat d'atomes requis pour créer des cellules neuves et saines reprirent peu à peu l'espace autrefois occupé par le membre endommagé. Des atomes stupides, inertes et sans vie ne pourraient accomplir pareil dessein. Mais, si petits soient-ils, les atomes sont des «êtres» d'intelligence qui peuvent garder de grandes masses d'information. Ces «mémoires» leur permettent de s'apparier avec d'autres atomes et d'ajouter ainsi à leur raison d'être. A la manière des cellules du corps, ils communiquent les uns avec les autres grâce au même médium, la lumière, se regroupant pour créer des molécules. Et ces molécules gardent en mémoire tous les desseins que nourrissent leurs atomes. Dans le cas de Jim, elles savaient son intention de régénérer sa jambe endommagée.

L'incroyable capacité de mémoire des molécules d'eau

Des chercheurs français ont prouvé l'incroyable capacité des molécules d'eau à se souvenir de leur contact avec un agent soluble même lorsque ce dernier se retrouve dissout à un point tel qu'il n'en reste plus aucune molécule dans le liquide. La médecine homéopathique est basée sur ce principe. Plus de 85 études ont aujourd'hui démontré que les remèdes homéopathiques agissent malgré l'absence d'un agent déclencheur.

Un ensemble d'études scientifiques de plus en plus important indique que nous ne faisons que commencer à comprendre les qualités de l'eau. Il semble que l'eau, élément banal s'il en fut, est bien plutôt une substance fort complexe. Il suffit pour s'en convaincre de regarder les étonnants clichés qu'a pris Masaru Emoto, un savant japonais, de cristaux d'eau provenant de sources diverses (voir son ouvrage «*Les messages cachés de l'eau*»). Puisque notre corps est fait d'eau essentiellement, en saisir la structure et les fonctions ne peut que nous aider à mieux nous comprendre nous-mêmes. Or, de millions de fois par seconde, les molécules d'eau savent s'assembler et se ré-assembler en divers types de structures, dont des pentamètres - formes à cinq côtés. Cette grande mutabilité implique que l'eau a d'amples capacités à engranger de l'information, supérieures à celles d'un ordinateur géant.

Une autre forme d'intelligence de l'eau est son pouvoir d'organiser en chaînes de protéines des acides aminés liés entre eux. Sans cette capacité, la vie serait simplement impossible. L'eau sait aussi stabiliser l'hélice d'ADN: si d'aventure l'eau en «oubliait» les modalités, notre corps se retrouverait dans la plus grande confusion et ne pourrait durer. Les atomes d'hydrogène ont des souvenirs divers des liens qu'ils peuvent entretenir avec des atomes d'oxygène mais les uns comme les autres savent qu'en s'alliant ils peuvent créer des molécules d'eau. Ils connaissent aussi leur pouvoir à se lier à d'autres molécules. C'est cette intelligence de réseau organisant des milliards d'atomes qui, finalement, ébauche ces ensembles de molécules qui conduisent à la création des protéines qui sont les briques dont se construisent nos cellules, nos tissus, nos organes, en un mot, qui font notre corps.

Des êtres de lumière

La cellule «pensante» peut prendre des décisions et réparer les dommages qu'elle a subis, ceci en coordonnant des milliards de réactions chimiques par seconde. Il lui faut alors faire savoir ses constants besoins en nutriments, en eau, en oxygène aux cellules qui l'entourent comme aux organes et systèmes responsables de répondre à de telles demandes. En fonction de ces attentes, le corps informe son «hôte», c'est-à-dire sa conscience, qu'il est temps, par exemple, de manger car certains nutriments deviennent rares. On en fait l'expérience quand on ressent la faim. De manière semblable, la soif signale que notre corps manque de liquide. Le corps nous incite encore à chercher de l'air frais quand sa provision d'oxygène diminue ou nous pousse à trouver le moyen de nous rafraichir quand il entre en surchauffe. Si notre corps a froid, il nous pousse à trouver un abri chaud. Il nous dit aussi d'aller dormir quand il se sait fatigué ou de bouger quand il s'engourdit.

Ce système «Internet» fonctionne si bien parce qu'il y a des «êtres de lumière» au coeur des unités les plus infimes de la vie (les quarks, les atomes, les molécules, le cellules, etc.) comme il y en a dans les plus grandes (les organes, le corps, la Terre, les paquets d'étoiles ou l'univers). Tout ce qui existe dans l'univers «est». Et la lumière constitue tout ce qui «est», une lumière qui peut engranger et diffuser partout et en tout temps une quantité quasi infinie d'informations. En prenant conscience de cet aspect essentiel de nous-mêmes - comme de toute chose -, nous buvons à la source d'une réalité de vie nouvelle qui peut nous rendre libres de toute limitation.

Les messagers invisibles de la nature

Lorsque l'on regarde un arbre, on ne perçoit pas seulement un ensemble de particules de matière mais aussi l'Être de lumière responsable de l'organisation systématique de sa croissance. Cet Être vit en totale harmonie avec les lois existantes de la nature conditionnant son environnement. L'arbre, comme entité, se retrouve ainsi capable de communiquer tous ses besoins au sol, à l'air et à l'eau; il sait aussi comment faire appel et attirer à lui d'autres formes de vie, tels les insectes, les oiseaux ou les bactéries pouvant contribuer à son développement; il sait enfin en communiquer l'information à d'autres arbres.

Regarder un arbre est un processus itératif: notre être tout entier, avec ses pensées, ses sentiments, ses émotions et les composants chimiques correspondants - tels que fabriqués par notre cerveau - sont littéralement «lus» par l'arbre que l'on contemple. Des milliards de particules de lumière vont et viennent entre nos yeux et l'arbre, cela à une fréquence de plusieurs millions de mouvements par seconde. Ces particules de lumière se chargent des informations intrinsèques à l'arbre, sa fréquence vibratoire propre ou la qualité spécifique de sa lumière, par exemple, ces données étant transmises à notre corps à travers nos yeux, notre aura et nos autres organes. Ainsi, lorsque les diverses fréquences des couleurs émanant de l'arbre touchent nos yeux, elles passent à travers l'hypothalamus (le cerveau de notre cerveau) et la glande pinéale. Là, elles reçoivent les codes chimiques spécifiques qui permettront au corps de diffuser à toutes ses cellules les caractéristiques essentielles de l'arbre. Les cellules vont répondre à cette information et envoyer en retour à l'arbre les impressions que notre corps en a. On peut ressentir le dit arbre comme fort et sain et même en dire: «Quel arbre merveilleux et si sage d'apparence!». Tout le processus se produit en une fraction de seconde seulement.

Les arbres, les animaux, les insectes ou les humains sont tous parties intégrantes d'un organisme gigantesque où toute donnée est partagée ou échangée, si besoin est. Cette mise en réseau se déroule sur un plan d'existence où l'énergie de la lumière est le facteur commun à toute chose. Si, parce qu'il obstrue notre vue, on prétend couper un arbre, il connaîtra notre intention de l'abattre à peu près au moment où nous le pensons. De semblable façon, nous rayonnons l'essence même de qui nous sommes, de ce que nous pensons et de ce que nous faisons, tant dans notre environnement proche que lointain. Nous sommes littéralement entourés de messagers invisibles innombrables faisant savoir à notre entour qui nous sommes et ce que nous cherchons à faire.

Nous tous sommes aussi «lus» par la Terre et, plus encore, par le soleil. Aussi incroyable que cela puisse paraître, nous savons au plus profond de nous mêmes que cela est vrai. Pour découvrir notre essence et l'essence de toute chose il nous faut alors faire confiance plutôt à ce qu'en nous nous ressentons qu'à ce que savants et experts nous disent devoir croire ou ne pas croire. C'est cette étincelle d'un savoir intime qui a besoin de se renforcer jusqu'à devenir un puissant faisceau de sagesse spirituelle prêt à dissoudre toutes les limitations de pensée qui nous empêchent de reconnaître qui nous sommes.

Il y a en nous de l'humain comme il y a en nous de l'universel. Il faut relier ces deux aspects d'un même soi pour trouver le vrai but de notre existence. Mais cela ne peut découler d'une analyse intellectuelle du monde et de nous-mêmes; il faut plutôt avoir foi dans le ressenti venant d'une profonde sagesse intérieure. La confiance en ce sentiment une fois acquise, c'est de manière automatique que viendra la satisfaction intellectuelle d'une compréhension de notre raison d'être ici bas. Pour le moment, je suggérerais d'accepter comme possible le concept d'un univers sensible qui sait tout de nous. Plus cette assertion paraîtra juste, mieux on se rendra compte d'être nous-mêmes d'importants lieux du pouvoir permettant l'élévation vibratoire de la planète comme le passage de l'humanité (et de toutes les autres formes de la vie) à une nouvelle ère de paix, d'amour et de lumière.

Il n'y a pas de secrets sous le soleil

Nous allons peut-être devoir nous faire à l'idée qu'il n'y a pas de secrets sous le soleil. Nous savons que toutes les choses visibles reflètent de la lumière. Cela nous permet de voir ces objets sous leurs formes diverses, dans leurs textures et couleurs propres. Ce que la plupart d'entre nous ignorons, cependant, c'est ce qui se passe dans les coulisses de cette apparence de réel: quand les rayons du soleil frappent un objet - notre corps par exemple -, les particules de lumière absorbent toute l'information contenue dans ce corps et la retransmettent au soleil dont elles émanent.

Ce processus à double entrée étant incessant, le soleil reste en contact avec tout ce qui se passe sur Terre. Cela se produit aussi durant la nuit lorsque ce sont la lune et les étoiles qui renvoient les données au soleil. Or, suivant ce qui advient sur terre, le soleil modifie son activité et répond en retour aux habitants de la planète - cela de manière spécifique. Il reçoit l'avis de l'effet collectif non seulement de toutes nos pensées, comportements et conditions physiques à nous autres humains mais aussi de la maturation du développement des animaux, des plantes, des insectes, bref de tout ce qui vit. Le soleil, et avec effet immédiat, accomplit la loi de nature selon laquelle «on récolte ce que l'on a semé». Quand il nous effleure la peau, l'astre lit dans nos vibrations ce que nous sommes et, par là, peut «donner carburant» à nos existences. Le soleil règle notre capacité énergétique et crée l'environnement adéquat où chacun de nous peut évoluer. Il s'assure que la planète entière est vivable.

Tout ce que nous faisons à notre encontre, en parole ou en action, directement ou indirectement, résonne dans le soleil, ce dernier prenant alors les «mesures de correction» appropriées. Le soleil s'intéresse à toute vie un peu comme un président cherche à servir l'ensemble des habitants de son pays. Parfois un chef d'Etat est obligé de faire emprisonner certains membres de la société afin de protéger les autres. De même le soleil ne nous renvoie que ce que nous lui avons adressé. Il fait ainsi office de «juge incorruptible» motivé seulement par la force de son amour envers la vie de notre planète dans son ensemble.

Toute croissance s'oriente vers le soleil alors que la dégénérescence et la mort s'en éloignent. C'est pourquoi, les personnes cherchant à cacher quelque chose vont dans des lieux obscurs où le soleil ne pénètre pas, ce que dit le terme «mouvement souterrain». Souvent ces gens se cachent derrière des lunettes noires pour éviter que le soleil n'accède à leurs yeux et n'y déchiffre leur âme. Quand on porte en soi la peur de la vie et de la planète, les rayons du soleil prennent compte de cet état de conscience et renforcent ou amplifient les dites craintes jusqu'à ce nous en prenions une conscience active pour les mieux traverser et retrouver notre capacité d'amour. Lorsque nous entreprenons d'aimer et respecter la vie et la Terre, le soleil peut changer les messages qu'il nous adresse et nous récompenser en nous offrant une énergie, des informations aussi bien que des occasions de développement nouvelles. Il s'agit là d'un processus automatique.

Respecter le soleil

Le soleil est en constante mutation, un phénomène qui étonne les hommes de science depuis fort longtemps. L'astre change parce que change aussi le monde qui reçoit sa lumière. Le soleil sait corriger les déséquilibres affectant notre planète et notre système solaire. Peut-être faut-il se souvenir que sans le soleil la Terre ne serait qu'un caillou gelé. Nous n'aurions aucun carburant car les fossiles dont on tire le pétrole n'existeraient pas. Il n'y aurait ni nourriture, ni oxygène, ni eau. La terre ne pourrait tourner sur son axe ni connaître de saisons. C'est la force de gravité du soleil qui maintient la terre en place. L'activité du soleil peut même causer un déplacement des pôles - ce qui est en train de se passer. Le soleil est notre seule source de vie et il est de son intérêt comme de celui du reste de l'univers que cela continue. Imaginer un soleil malfaisant pour la vie sur notre Terre ne fait que trahir notre ignorance de l'immense intelligence qu'abrite la lumière solaire. Le soleil peut lancer et soutenir un nombre infini de processus permettant que se poursuive la vie sur la planète Terre.

Certaines personnes, dont des savants de renom que concerne profondément la santé des hommes, cherchent à convaincre une large part de la population d'éviter les rayons du soleil. On nous dit de nous protéger de la lumière du soleil sous prétexte qu'elle peut causer un cancer de la peau ou détruire la vie. Si quelqu'un de respectable nous assure que le soleil est mauvais, on aura tendance à le croire. Si on lit la même chose dans un journal ou un magazine, on pense que cette information provient d'une source sûre. Si quelqu'un nous passait une simple note écrite pour en dire tout autant, on pourrait l'ignorer plus aisément. Nous sommes d'ailleurs tellement à la merci de sources d'information extérieures que nous ne faisons plus confiance à notre ressenti de ce qui est vrai ou faux. En réalité, 95% de ce que nous savons aujourd'hui vient de sources autres que la confiance en notre intuition, celle qui peut vraiment nous dire ce qui nous convient assurément. Nous vivons des temps troublés parce, en tant que groupe, nous ne faisons plus confiance ni honneur à la nature, au soleil, à la Terre et pas davantage à nous-mêmes.

Seule la peur est dangereuse

Le soleil répond à chacun de nous de manière spécifique. Si la peur du soleil nous habite, nous allons absorber ses rayons en masse au risque de susciter un cancer de la peau même si l'on n'a été exposé à sa lumière qu'entre le garage et la maison! Il ne s'agit pas là d'un châtiment mais bien d'une occasion qui nous est donnée de découvrir sur nous l'effet de nos propres pensées et actions, en fait le résultat de nos projections de crainte.

Des recherches ont montré que le nombre des cancers de la peau a augmenté après la mise sur le marché de multiples crèmes solaires. Si le soleil était vraiment mauvais pour nos yeux et notre peau, la nature nous aurait équipé des protections idoines et ceci dès l'apparition de l'homme sur la terre. Les aborigènes d'Australie - où le soleil est supposé plus dangereux qu'en Europe - ignorent les onguents «écran total» et ne souffrent pas de cancer de la peau. En fait, les peuples vivant en haute altitude ou proches de l'équateur ont les taux les plus bas au monde de cancers de la peau. Par ailleurs, on en trouve la plus forte incidence parmi les populations qui travaillent le plus souvent sous toit, utilisent des lunettes bloquant les ultra-violets ou s'enduisent de crème solaire. Les animaux ne portent pas de lunettes à soleil et ne souffrent pas davantage de cancers de l'épiderme ! Les plantes non plus ne semblent pas se plier à ces théories de nocivité de la lumière.

Notre lien au soleil est très intime et ses rayons comme son activité nous affectent différemment en fonction de la conscience que nous en avons. La lumière est en effet manifestation d'intelligence, une intelligence qui sait fort bien ce qu'elle fait. Le soleil est une énorme source de lumière et, à ce titre, une forme d'intelligence considérable. On ne peut attendre d'un homme de science qu'il vérifie une telle hypothèse quand toute sa formation le limite à ne considérer que des phénomènes dits objectifs. Mais le monde n'est en rien «objectif»; au contraire, il est avant tout «subjectif», dans tous les sens du terme. Les savants eux-mêmes perçoivent le monde chacun avec d'autres yeux - ce qui explique le grand nombre de théories existant pour tout objet d'investigation. Quant aux mots, prononcés par des êtres conscients, ils disent aussi un savoir porteur de leur subjectivité. La connaissance variant selon nos états de conscience, chacun de nous perçoit donc le monde différemment; bref, nous vivons tous dans la subjectivité. Par conséquent, nous pouvons modifier le monde en nous changeant nous-mêmes. Pour ce faire, il faut abandonner les peurs dévalorisantes selon lesquelles nous ne sommes rien ni personne face au monde et à l'univers divin.

Le monde, c'est *nous*

Au plus intime de nous-même, nous sommes vraiment un avec le monde, l'univers, Dieu ou l'omniprésence de l'Être - quel que soit le nom qu'on lui donne. La séparation relève d'un système de croyance que l'humanité s'est forgé au fil des millénaires. Assurément, nous sommes tout ce qui existe. L'esprit véritable n'a pas de lieu: je ne suis jamais plus proche de mon corps que je ne le suis de l'univers.

Les particules ou rayons de lumière (les photons) que le soleil m'envoie à plusieurs millions de kilomètres pénètrent mon corps en une fraction d'instant. Cela est rendu possible par le fait que mon corps et le soleil ressortissent tous les deux du même et énorme champ d'existence. Comme le disait Albert Einstein en 1920 «il n'y a pas d'atomes, qu'un champ». Rien n'existe hors de ce champ, tout *est* ce champ. Nous sommes faits de la même étoffe et ce que nous appelons matière et essentiellement de la «non-matière» même si nos sens veulent nous persuader du contraire. Le soleil est mon corps; les étoiles le sont aussi. Je ne peux vivre sans ces astres, ils sont aussi nécessaires à la bonne marche de mon corps que le sont mon coeur et mes poumons. Si quelqu'un, par mésaventure, réussissait à supprimer du système planétaire la lune, Mars, Saturne ou Vénus, nos corps se désintégreraient rapidement et mourraient. Nous considérons nos corps comme distincts de leur environnement mais cela n'est dû qu'au voile d'illusion que tissent nos sens pour cacher la conscience profonde qui sous-tend tout phénomène physique.

Stephen Hawking, l'un des physiciens les plus célèbres de notre temps, a dit une fois que «l'univers *est*, sans commencement ni fin dans le temps, sans bords ni bornes dans l'espace». Si nous nous trouvions dans une bulle géante, nous ne saurions en déterminer le début ni le terme pour la bonne et simple raison qu'une bulle n'a aucun point où fixer son commencement ou sa fin. Le temps linéaire, à l'origine du monde à deux dimensions, ne saurait y avoir existence. Cette notion de non-temps s'effacerait cependant au moment où l'on chercherait à tracer une ligne entre deux points que nous aurions déterminés dans la bulle. L'expérience du temps et de l'espace, de la vie et de la mort, de la matière etc. n'est qu'une illusion par nous créée pour agir notre *karma* et, de cette façon, pour ajouter à la fréquence vibratoire de l'Être universel - dit aussi l'Esprit. Nous voyons des limites là où il n'y en a pas. L'Esprit est l'aspect non-physique de l'univers et se retrouve en tout ce qui fait pour nous espace et temps, par exemple le passé, le présent ou le futur. Et nous aussi nous y sommes. Bref, nous sommes un avec l'Être éternel, avec l'Esprit. *Nous sommes l'Esprit.* Il s'agit peut-être là de la science ultime de la vie mais ce savoir est purement subjectif.

L'homme de science, lui aussi subjectivité pure, peut avoir décidé d'étudier quelque chose comme le comportement des particules de l'atome mais, en réalité, il ne fait qu'explorer un point de vue parmi d'autres en ce champ d'investigation En s'efforçant à l'objectivité, il se coupe des objets qu'il désire analyser car, pour lui, l'observateur et ce qu'il observe sont deux choses incompatibles. Une telle approche définit une connaissance partielle - porteuse d'une plus grande ignorance mais aussi de conséquences potentiellement dangereuses. Par exemple, les avertissements quant à la nocivité du soleil ou la dénonciation des trous dans la couche d'ozone contribuent en fait à la destruction de la planète. Non seulement la science objective diffuse l'ignorance plus vite encore que la connaissance, mais elle enlève aussi tout plaisir à la vie comme telle.

Les gens sont donc tissés de subjectivité, ils éprouvent des sentiments et ont une âme qui n'agit ni ne travaille à la manière d'un robot ou d'un ordinateur. 80% des personnes qui tombent malades le font suite à un stress and 70% en meurent. Il peut y avoir des problèmes objectifs, certes, mais les réactions de stress sont elles toujours d'ordre subjectif. Telle personne réagira à une situation de stress par une attaque - comme pour dire «je ne suis pas à la hauteur» -, telle autre y verra un défi à relever et une raison de prospérer. De même façon, de dix personnes du même âge, souffrant d'un même type de cancer et des mêmes risques de complications, cinq vont mourir, trois verront leur condition s'améliorer et deux connaîtront une rémission spontanée. Aucune réponse objective n'existe à la question de savoir pourquoi un même cancer mortel ne les a pas tuées toutes.

La science objective reste incomplète parce qu'elle ne tient pas compte du vécu subjectif des gens quand ils interagissent les uns avec les autres, avec la nature ou le soleil. Si les scientifiques savent que les cycles de taches sur le soleil influent sur le climat, ils ne prennent guère compte qu'il s'agit là d'une très faible partie de la réalité. Pour savoir à quoi le soleil sert vraiment, c'est bien soi-même qu'il faut connaître et aimer; ce sont la vie, le soleil et l'univers qu'il faut apprécier et respecter.

Toute connaissance ne peut s'avérer pertinente et utile que si nous nous connaissons nous-mêmes. En fusionnant la science objective à sa source subjective, développant ainsi un savoir de l'esprit, nous accédons à une science vraiment universelle plutôt que simplement humaine. Cela nous ouvre des possibilités jugées jusqu'ici inaccessibles, y compris des voyages spatiaux de longue durée, la neutralisation des déchets atomiques ou la maîtrise de la gravité. Le mariage entre la matière physique - dont celle de l'homme biologique - et l'Esprit impulsant cette matière, soit la coordination entre ces deux formes de réalité, fera de ce monde un paradis. La compréhension et le pouvoir vrais se trouvent dans le spirituel et non dans le physique ou le mental. Les indigènes d'Amérique du Nord s'identifiaient au *Grand Esprit* qui les habitait et leur donnait un accès direct à la puissance et à la sagesse de la lune, du soleil, des étoiles, de la Terre et de la nature tout entière. Ils adoraient le soleil comme un dieu - un culte que l'on retrouve d'ailleurs dans plusieurs anciennes cultures - et ils tenaient à coeur le lien personnel qu'ils entretenaient avec le soleil, une pratique qui semble terriblement insignifiante pour notre monde dit «objectif».

Le soleil est pourtant le système qui nous soutient, celui sur lequel on peut compter en toutes circonstances. Il semble néanmoins que c'est à nous de prouver au soleil notre sincérité et l'appréciation profonde que nous avons de la vie. Il faut faire notre part en purifiant et libérant notre conscience, ce qui contribuera à nettoyer nos corps et à réduire le désordre que nous avons suscité dans notre environnement. Or, les énergies du soleil augmentant actuellement de manière considérable, les pensées négatives sont aussi fortement amplifiées, jusqu'à devenir un poison nuisible à nos corps. C'est pourquoi les maladies psycho-somatiques qui disent nos états de stress sont aujourd'hui tellement plus nombreuses qu'il y a 50 ou 60 ans. A l'opposé, tout ce qui soutient la vie et promeut le bonheur prend aussi un considérable relief pour notre développement actuel. En d'autre termes, en un temps où la maladie peut frapper si facilement, nous pouvons aussi donner forme à la vision et aux énergies justes permettant un mode de vie nouveau qui nous assurera des pensées positives et un corps sain.

Ce dont maintenant nous avons besoin, et plus que jamais, c'est non seulement d'ouverture et d'honnêteté mais aussi d'une relation confiante avec le soleil, la lune, les étoiles, la Terre et nos frères humains. Il s'agit d'une chose plus facile à accomplir que cela ne paraît. Car en décidant, pour soi-même, que c'est là ce que l'on désire, on lance la balle dans la bonne direction. Les liens nous unissant à nos prochains et à notre environnement existent déjà; ce qui reste à faire, c'est de leur donner couleur nouvelle en nous identifiant à l'essence même de notre nature subjective - l'amour sans limites: alors le monde entier ressentira et connaîtra sa mutation.

Le mystérieux «réseau des odeurs»

Il existe bien des manières de se relier au monde «extérieur» et chacune s'appuie sur des éléments différents de la nature. Par exemple, un arbre peut faire passer à d'autres des messages par le biais de «phéromones», des composés de type hormonal, qu'il relâche dans l'air. Si un feu se déclare dans le coin d'un bois, c'est toute la forêt qui, en quelques secondes, est avertie du danger imminent. Les chercheurs ont montré que les arbres ont un système d'alarme bio-chimique inné qui les aide à relever par des réponses chimiques spécifiques les menaces dues à leur environnement.

Les animaux et les hommes usent aussi de phéromones pour communiquer entre eux de façon bio-chimique. Nous tous marquons d'«empreintes digitales» d'ordre biochimique tout ce que nous touchons, personnes ou objets. Cela conduit à un réseau incroyablement complexe de fils invisibles faits d'odeurs chimiques. Une étude récente a prouvé que les gens laissent partout leur marque génétique propre, sur leurs stylos, leurs clés ou leurs tasses à café par exemple. Et l'on sait attribuer ces «empreintes» à un individu spécifique. La recherche a trouvé qu'on peut relever l'ADN de quelqu'un en touchant simplement la poignée d'une porte ou la broche à cheveux qu'il a utilisées. Quant aux phéromones, ils ont aussi leur marqueurs génétiques spécifiques.

Grâce aux eux, les poissons retrouvent la route vers des eaux de fraie depuis longtemps quittées pour parcourir les mers. Des chats déplacés à des centaines de kilomètres de leur territoire le retrouveront sans faute. Le veau séparé de sa mère saura la retrouver même au sein d'un gros troupeau. Une mère dont le bébé lui a été retiré peu après la naissance peut reconnaître son enfant trente ans plus tard dans l'adulte qui lui fera face. Ce mode de reconnaissance n'est pas fondé sur quelques vagues souvenirs que la mère pourrait avoir des traits du bébé: ce sont les phéromones de l'enfant, enregistrés dans le centre olfactif du cerveau de la mère, qui vont se confondre avec leurs semblables, ces phéromones que son enfant continue à produire et diffuser même trente ans plus tard. Par l'odorat elle peut instantanément identifier son fils ou sa fille parmi une dizaine d'autres personnes. On appelle généralement cela de «l'instinct maternel».

Dans le langage courant, on utilise des formules telles que «je sens le danger» sans plus se rendre compte de leur exactitude. Nous avons tous respiré les phéromones du danger, de la colère, de la tristesse ou du plaisir. Plus nous en produisons, plus nous en diffusons et plus nous en respirons. Les phéromones s'attachent à tout ce qui nous entoure, personne ou chose. Si l'on est en colère, on inhale davantage de ces hormones et augmente alors l'émotion de colère. Si l'on est heureux, ce sont des phéromones de bonheur que l'on diffuse, ce qui rend heureux ses proches. En ingérant leurs molécules de bonheur, on ajoute encore à son propre sentiment de bonheur. A l'opposé, les gens malheureux dépriment leur entourage par la simple diffusion de phéromones de tristesse. C'est chose possible car ces molécules peuvent enregistrer des informations, positives ou négatives.

Nous laissons l'empreinte de nos sentiments et émotions aussi sur les objets, une chaise, une voiture, une maison par exemple. On peut entrer dans un appartement très ordinaire et s'y sentir parfaitement à l'aise: ses habitants sont des gens heureux et, dans les coins et recoins, ils ont laissé de nombreuses «marques» chimiques de leurs bons sentiments. On peut pénétrer dans une maison splendide, au décor de bon goût, dont les propriétaires sont par contre stressés, querelleurs et malheureux, et n'avoir qu'une envie: tourner les talons. C'est que l'on respire dans l'air du lieu la tension virtuelle que diffusent les polluants mentaux affectant ses habitants. Dans l'un et l'autre cas, le visiteur a vu son fonctionnement biochimique changer et, par conséquent, son humeur se modifier.

On peut avoir brièvement rencontré quelqu'un qui «vous a touché» et «mû au plus profond du coeur». Ses paroles, attentives et vraies, ou son regard compatissant, se sont fixées sous forme de phéromones à votre peau sinon à votre sang, par le biais de vos poumons. Cette agréable stimulation du sens du toucher provoque dans le système circulatoire le lâcher d'«hormones du plaisir» qui vont réjouir le coeur d'amour et de joie chaleureuse. Le coeur - excité - peut même se mettre à battre plus fort.

L'argent subit aussi l'influence des phéromones. En passant d'une poche à l'autre, d'une main à une autre, pièces et billets se chargent ici des marqueurs de la bonne volonté, là des molécules chimiques associées à de mauvaises intentions. On a parfois l'impression de se salir les mains en tenant tel pécule - au point de vouloir le dépenser au plus vite pour s'en débarrasser. D'autres sous et billets vous réconfortent plutôt et l'on tendra à vouloir les garder quelque temps. Bref, ils peuvent être porteurs de différents sentiments et émotions, positifs ou négatifs. Lorsque nous touchons de l'argent, nous ingérons aussi certains des phéromones distillés par ses précédents propriétaires, entrant ainsi en lien avec l'empreinte de leurs pensées et sentiments.

Une affirmation ancienne veut que seul l'argent bien acquis puisse vous rendre heureux. Il ne s'agit pas là d'un mythe ou d'un chantage psychologique pour inciter à l'honnêteté mais bien plutôt d'un savoir réel des conditions de la vie et de son fonctionnement, savoir qui souligne que la qualité de nos pensées et de nos émotions est bien ce qui détermine la valeur de notre existence. C'est d'ailleurs ce que l'humanité dans son ensemble devrait bientôt réaliser, quelque chose que les plantes ont toujours su.

La sagesse des plantes

le premier scientifique à avoir trébuché par accident sur la «conscience des plantes» est le polygraphe et expert Cleve Backster. Les polygraphes mesurent les correspondances des changements de charge électrique au niveau de la peau avec les états émotionnels et pensées des personnes observées. L'instrument utilisé à cet effet est le galvanomètre, que l'on appelle plus communément le «détecteur de mensonge». Quand il est relié à la peau de quelqu'un - qui conduit l'électricité - cet outil donne des informations sur l'état de ses émotions. La résistivité de la peau diminue lorsque l'individu angoisse ou se sent tendu et stressé. Par contre, lorsqu'il est calme et détendu, en méditation, à l'écoute d'une musique douce ou du clapotis des vagues, le même individu verra sa résistivité cutanée augmenter jusqu'à trois fois. Cette forte augmentation indique une réduction significative du stress, de l'angoisse et des déséquilibres émotionnels. A l'évidence, si quelqu'un ment pendant une enquête criminelle, son niveau de peur va croître avec la crainte d'être découvert; cela sera enregistré et utilisé comme piste d'approfondissement de l'interrogatoire.

Cependant, dans l'expérience fortuite menée par Backster, le sujet «questionné» était le philodendron de son bureau! Par jeu, il avait relié cette plante d'intérieur à son galvanomètre avant de tremper une ou deux de ses feuilles dans une tasse de café tiède. Comme l'appareil ne réagissait point, il prit une allumette pour brûler ces feuilles. C'est alors que l'instrument s'affola.

Cette expérience ouvrit le chemin à des milliers d'autres pour vérifier la capacité des plantes à enregistrer et réagir à des pensées et émotions humaines. Lors d'une telle expérience, un chercheur détruisit l'une de deux plantes. La survivante - reliée à une galvanomètre - fut chargée d'identifier le «meurtrier» dans un groupe de six personnes, ce qu'elle fit sans faute. Il semble que les plantes non seulement savent quand d'autres formes de vie sont menacées ou éliminées par l'homme mais aussi qu'elles se souviennent de la personne impliquée. Dans une autre expérience, on mit de la confiture dans un gobelet de yogourt. Or, les agents conservateurs contenus dans la confiture ayant tué quelques uns des bacilles du yogourt, la plante à proximité - chose stupéfiante - enregistra avec précision cette disparition. Les plantes semblent bénéficier d'un sens du vrai et du faux supérieur au nôtre; elles pourraient même se révéler d'utiles témoins en cas d'assassinat!

On sait aussi que les plantes répondent de manière variée à différents types de musique. Lors d'une expérience qui exposa des plantes à du «hard rock», elles réagirent par la panique et le frisson, certaines d'entre elles allant jusqu'à périr. Par contre, à «l'écoute» d'une musique classique, elles répondaient par de légers mouvements de balancement harmonieux. L'effet le plus dramatique fut constaté avec une plante grimpante à laquelle on joua au sitar de la musique indienne: après quelque temps, elle s'enroula autour de l'instrument de musique, visiblement enchantée de la situation.

Que ressentent les plantes?

Je me souviens d'un incident survenu il y a quelque trente ans quand je plaçais un vase de tulipes devant l'image d'un saint se trouvant dans ma chambre. A l'instar des tournesols, les tulipes ont tendance à diriger leurs corolles en direction de la lumière du soleil qui les nourrit. Dans mon cas, cependant, plutôt que de se tourner vers la fenêtre, les tulipes s'inclinèrent vers le portrait du saint homme comme si elles éprouvaient un plaisir certain à se trouver à ses pieds. Certaines même s'allongèrent jusqu'à toucher l'image et gardèrent cette position jusqu'à ce qu'elles se fanent. Peut-on alors dire que les plantes ignorent l'émotion ? J'ai aussi remarqué que les fleurs mises à cet endroit, les roses en particulier, duraient deux à trois fois plus longtemps que la normale. Avaient-elles une raison de vouloir vivre davantage ?

Depuis quelques années, des micro-nutritionnistes se sont intéressés à savoir si la puissance de nutrition d'une plante variait en fonction de «l'attention positive» que pouvaient lui donner les humains. Plusieurs études ont montré que les plantes comestibles et les légumes bénéficiant de soins personnalisés ont un taux élevé de protéines, d'hydrates de carbone, de vitamines, de minéraux et d'oligoéléments. Des analyses conduites en double aveugle ont aussi révélé que les plantes jouissant d'une meilleure attention de l'horticulteur sont aussi les plus solides. Quand les personnes en prenant soin demandent aux plantes de pousser avec force et s'en préoccupent sur de longues périodes, la capacité de pousse de ces végétaux s'accroît considérablement et ils s'épanouissent plus vite et mieux. Quand, à titre expérimental, des êtres humains consomment de ces plantes et de ces légumes, on constate une amélioration substantielle de leur efficience physique que n'explique pas la simple prise de plus de nutriments.

La médecine chinoise attribue cette vitalité accrue au *Chi* ou *Force de vie*. Le champ vital d'une carotte «bien traitée» et cultivée de façon organique peut rayonner jusqu'à 25 centimètres alors que l'aura d'une carotte poussée avec des engrais chimiques ne dépasse guère le centimètre. Une nourriture riche en énergie de vie ne peut que revitaliser notre système corporel mais une nourriture privée de l'essentiel de sa vitalité ne peut que mettre à rude épreuve notre système digestif. Il n'est pas essentiel de comprendre précisément ce qui revitalise et accroît le potentiel d'une plante mais il est utile par contre de savoir que des plantes «bien traitées» peuvent faire office de médicaments. Peut-être est-ce la raison pour laquelle les médecins de l'Antiquité disaient que la meilleure des drogues était la nourriture. La recherche contemporaine, prenant particulièrement appui sur des analyses sanguines de grande précision, montre qu'il y a un lien très fort entre le fonctionnement des organes et la qualité des aliments ingérés.

Le contact perdu avec la nature

Notre relation au royaume végétal est aujourd'hui devenue stérile; très souvent, elle a même disparu. La plupart d'entre nous n'avons plus l'occasion de voir un fruit pousser ou un légume grandir. Nous n'avons plus guère d'influence sur le degré de leur vitalité. Plutôt que d'être soignés par la main des hommes, fruits et légumes sont manipulés par des machines dures et froides qui ne sauraient transmettre des émotions. La plupart des plantes sont «nourries» avec des produits chimiques et «protégées» par des insecticides qui leur donnent belle apparence mais mauvaise substance, ce qui réduit énormément leur arôme, leur vitalité et leur valeur nutritive. Elles se sentent maltraitées et vilipendées. En exploitant abusivement les sols, nous sabotons en fait le but même de leur existence - qui est de transmettre leur vitalité et qualité aux autres règnes du vivant, les animaux, les insectes et les hommes.

Pour des raisons économiques et politiques, nos sociétés produisent beaucoup trop et nous transformons en déchets près de la moitié de cette subsistance. Cette surexploitation de la nature coupe nos liens à ses ressources. Le formatage industriel de la nourriture, la pasteurisation et les autres formes de dégradation de sa vitalité par l'usage d'agents conservateurs, d'arômes artificiels ou de produits stabilisateurs, tout cela réduit le nombre et la qualité des enzymes porteurs de vie, des saines bactéries venant de la nature; bref, cela diminue la valeur nutritive d'une pitance transformée en «non-aliments», ou plutôt en «cochonneries» - pour parler cru. Les entreprises alimentaires - dont l'intérêt principal est d'accroître leur capitalisation autour de quelques produits phare - ont réussi à annuler de fait le «contrat» d'origine passé entre la nature et notre corps. Pire encore, nous les avons laissé rompre nos liens avec la Nature.

Des plantes prêtes à aider

L'intérêt ultime de la Nature est de parfaire la santé de ceux qui tirent parti d'elle, qu'il s'agisse d'une bactérie, d'un animal ou d'un être humain. Pour que ce lien soit effectif, cependant, il doit être mutuel. Les plantes ont besoin d'un environnement harmonieux et préservé générant une haute fréquence de vibrations qui leur permet d'atteindre le degré de perfection nécessaire au maintien et au renouveau de la santé et de la vitalité de tous ceux se servant d'elles.

Les civilisations d'autrefois ont toutes été conscientes des secrets de la vie végétale. Presque chacun savait alors entrer en contact avec les fleurs et les plantes - mieux que la plupart des gens ne communiquent aujourd'hui avec leurs animaux de compagnie. Un exemple vivant de ce talent de nouer des liens avec le végétal est le Dr Balraj Maharshi, un herboriste indien et célèbre médecin ayurvédique, qui connaît la valeur médicinale de plus de 6000 plantes, simples et fruits. Leur valeur thérapeutique a été testée et vérifiée dans des centaines d'expériences. Ce qui est étonnant dans ce cas, c'est que le Dr Balraj Maharshi n'a a pas étudié l'effet de ces végétaux dans la littérature spécialisée. Non, il a tout appris des plantes à travers ce que les plantes elles-mêmes lui ont enseigné.

Lorsqu'il patrouillait les forêts de l'Himalaya en quête de plantes médicinales, il les entendait lui «chuchoter» à l'oreille leurs propriétés, les maladies qu'elles pouvaient apaiser, la manière de les utiliser et les dosages à respecter dans leur application. Quelques plantes, semblant même connaître les maux de l'humanité, offraient leur aide pour guérir certaines maladies et apaiser la souffrance humaine. Certaines lui firent savoir le moment propice à leur cueillette alors que d'autres lui indiquaient ne pas être encore suffisamment mûres et fortes pour une utilisation efficace en tant que remède. Il est aussi très probable que les plantes médicinales développent au mieux leur capacité thérapeutique quand elles sont positivement influencées par le magnétisme des hommes. Une attitude négative de ces derniers peut réduire à néant l'énergie de guérison venant des plantes, une approche constructive l'amplifier au contraire. Un corps blessé et inconscient peut aussi bénéficier de la force des plantes si la programmation au niveau de son subconscient est positive, ce qui facilite l'effet placebo.

La nature est ainsi faite qu'elle peut aider à résoudre nos problèmes mais c'est bien la gent humaine qui a fait le nécessaire pour se couper de son système originel de survie. L'énergie de vie que nous offre Mère Nature sous forme d'aliments, d'air, d'eau, de lumière ne semble plus vibrer assez haut pour nous maintenir sains et forts. Il est alors temps d'accueillir le souci qu'ont les plantes d'aider l'humanité à atteindre une conscience unifiée.

La recherche montre que les plantes peuvent enregistrer des désastres écologiques se produisant à des centaines de kilomètres de distance. Un arbre ressent «la peine» de l'arbre que l'on abat à son côté. Comme indiqué plus haut, les plantes peuvent percevoir les vibrations négatives dues à la destruction inutile de bactéries et d'autres formes de vie microscopique. Les végétaux sont terriblement sensibles, à la limite du parapsychique puisqu'ils peuvent faire la différence entre une mort utile et une mort inutile - une chose que les humains n'ont pas encore réussi à saisir. S'il est alors important de reconnaître dans une plante, un fruit ou un légume des réactions «heureuses» au moment de leur récolte pour nourrir un être humain ou un animal, il est tout aussi nécessaire de percevoir leur «détresse» à être mises au rebut ou manipulées en vue de modifications génétiques.

Les plantes sont bien conscientes du dessein de leur existence. Comme elles n'ont pas le choix de violer les lois naturelles, elle sont peut-être plus conscientes que nous de leurs origines. Où il y but, il y a forme d'intelligence. Les plantes ayant un objectif élevé, elle sont donc des êtres très intelligents, une qualité qui n'est pas réservée aux seuls humains. En effet, sans les végétaux, nous ne pourrions survivre sur cette planète. Non seulement ils fabriquent l'oxygène qui nous est vital mais ils sont aussi à la base de la chaîne alimentaire - en d'autres termes, les animaux et les êtres humains dépendent d'eux pour survivre et prospérer.

On ne peut attendre d'une plante de pouvoir discerner le «bien» du «mal» mais les polygraphes, on l'a dit, peuvent mesurer en elle une forme de ressenti. La sensibilité des arbres, des plantes, des animaux devrait nous indiquer comment la Terre peut vivre l'explosion d'une bombe nucléaire en son sein; ou l'incendie de forêts vieilles de plusieurs milliers d'années pour permettre la production d'aliments carnés de seconde catégorie; ou l'enfermement, loin du moindre rayon de soleil leur vie durant, des poulets et animaux de boucherie destinés à satisfaire les désirs carnivores de l'homme; ou la pollution du sol, de l'air et de l'eau par des produits chimiques porteurs de mort.

Il y a un dessein dans toute forme de vie

La physique quantique nous assure que rien dans l'univers tout entier ne vit en isolation; tout est en tout. Chaque particule est ainsi doublée d'une anti-particule. Si une particule constitutive de l'atome tourne dans un sens, son anti-particule tourne dans l'autre, même si elle se situe à l'autre bout de l'univers. Et, en un instant, elles peuvent échanger leur sens de rotation. Tout ce qui existe dans l'univers physique est porteur de vie parce que les atomes et leurs particules sont vivants.

A l'échelle de 10^{-33} cm la matière cesse simplement d'exister. C'est à ce niveau que les dites particules peuvent se reconnaître comme un champ unifié partout présent, un océan infini d'énergie, d'intelligence et de force de vie. Ce lien intime avec la source universelle fait du moindre grain de sable une entité vivante dont le dessein est aussi important que celui d'une rivière ou d'une forêt. En nombre, des grains de sable forment une plage. Cette rive est nécessaire à contenir la mer. Et la mer est essentielle à l'équilibre écologique de la planète, etc... C'est dire que tout grain de sable est d'importance vitale pour la poursuite de l'existence de la planète entière.

Tout fragment du globe fait sens à la manière d'un maillon dans une chaîne. Si nous restons incapables de comprendre l'objectif d'un moustique, d'une chauve-souris ou d'un caillou sur le sol, nous ratons l'expérience de la totalité. Notre planète est un organisme conscient et intelligent exactement comme l'est notre corps avec ses milliards de cellules. Quant aux atomes, nous tous les partageons: hier ils ont peut-être contribué à la constitution de la planète Mars, aujourd'hui ils font la nourriture que nous ingérons, demain ils seront le sang coulant dans nos veines.

Chacune des étoiles dans le ciel est, fondamentalement, un Être de dimension supérieure que, cependant, nos yeux physiques ne peuvent percevoir car nos sens ne saisissent que des images à deux et trois dimensions. Les dimensions plus hautes de chaque planète, galaxie ou groupe de galaxies signent leur dessein propre ou collectif. Ils ne fonctionnent pas sur le modèle de machines mais se comportent plutôt comme les serviteurs obéissants de la vie sous toutes ses formes dans l'univers. Ils se savent les expressions de l'Être Suprême qui est tout amour et intelligence. Il est temps pour nous les hommes de prendre aussi conscience de nos propres buts afin de les réaliser. De la même manière que les plantes font usage de tout leur potentiel pour connaître leur dessein ici-bas, nous aussi pouvons utiliser notre potentiel tout entier pour savoir l'objectif de notre existence. Tout ce dont nous aurons jamais besoin pour vivre se trouve au coeur de nous-mêmes; notre seul devoir est de commencer à vivre en conscience. Pour découvrir notre vrai potentiel et l'utiliser pleinement, il nous faut donc premièrement comprendre ce dont nous sommes capables.

CHAPITRE 3

Bien commencé, mal fini

Notre cerveau - un ordinateur universel

Apprendre est l'un des plus formidables outils à notre disposition pour façonner notre réalité. Nous ne sommes capables d'intégrer des choses nouvelles que parce que notre cerveau, à la différence de celui des animaux, use d'un système préprogrammé de neurones qui autorise la création de pensées et d'images à partir de ce que nous voyons; le façonnement d'un langage à partir de ce nous entendons; la formulation d'idées à partir de ce que nous expérimentons. En d'autres termes, si nous avons des capacités d'apprentissage innées, c'est à nous de déterminer ce que nous voulons apprendre et comment.

Grâce aux apports du milieu, nous pouvons programmer notre cerveau; sans eux, rien de ce qui ressemble à un cerveau humain ne saurait se développer. En l'absence de cette immense réserve d'expériences nouvelles, nous n'aurions qu'à peine une trace d'intellect. Par contraste, si les animaux ont une sagesse instinctive bien trempée, leur capacité à apprendre du neuf reste limitée.

Presque tous les cerveaux humains bénéficient des mêmes structures d'apprentissage pour intégrer un nombre incroyable d'objets; pourtant ces capacités sont mises à profit très différemment suivant les individus. Ceci explique la variété des compétences, connaissances et objectifs de chacun. Par exemple, si deux langues sont parlées dans un même foyer, un enfant saura les apprendre facilement l'une et l'autre. S'il est exposé à un troisième idiome, il pourra même devenir trilingue. Une fillette a même été confrontée à sept langues pendant son enfance: à huit ans elle les parlait toutes couramment. L'expérience montre que plus nous apprenons de façon spontanée, sans effort apparent, au cours des premières étapes de l'existence en particulier, plus notre cerveau se montre capable de multiplier le nombre de fibres nerveuses de taille microscopique qui, à leur tour, vont renforcer notre capacité d'apprentissage.

Chez le bébé, le nombre de nouveaux objets, couleurs, formes, sons, odeurs ou impressions croît très rapidement, au jour le jour. Cela stimule la construction d'un réseau nerveux devenant de plus en plus complexe, réseau qui finira par compter plus d'un quadrillion de connexions reliant les milliards de cellules nerveuses du cerveau. Toute personne peut ainsi percevoir et classer une quantité considérable de données, tant internes qu'externes.

Le cerveau d'un adulte est habituellement exposé à près d'un milliard de données brutes à chaque seconde. Elles lui parviennent par le canal des cinq sens assurant la perception. Notre cerveau peut ainsi «mesurer» la température de l'air qui entre en contact avec notre peau et en connaître la composition atomique. Le cerveau sait aussi les fréquences et les qualités propres des diverses couleurs reflétées et projetées à nos yeux par des objets. En outre, il trie, interprète et répond aux ondes sonores qui frappent nos tympans; non seulement il catégorise les odeurs de terre, de mer, de nourriture lui parvenant mais encore il saura les reconnaître dans le futur. Notre cerveau enregistre encore les réactions chimiques qui se déroulent en grand nombre et à tout instant dans notre corps; de plus, il prend note de tous les phénomènes dont nous ne savons consciemment tenir compte. Autant dire que notre cerveau est un ordinateur universel, sans pareil par rapport au plus sophistiqué des ordinateurs créés par les hommes.

A âge nouveau, cerveau nouveau

A la racine du cerveau, un faisceau nerveux joue le rôle d'une gare de triage qui ne permet qu'à quelques centaines de messages - sur des millions - d'accéder à notre conscient. Les autres passent à la trappe comme «non utiles» ou «non pertinents». Pratiquement, cela implique que n'avons accès qu'à une très faible partie du monde «réel». Nous ne pouvons même pas commencer à comprendre ce qu'est le monde *réel*, à quoi il ressemble, quelle est sa musique ou son ressenti. A dire vrai, si nous savions davantage tirer parti des capacités intrinsèques du cerveau - alors que nous n'en utilisons guère plus d'un à cinq pour cents -, nous verrions le monde différemment. Outre le percevoir sous son aspect matériel, tri-dimensionnel, nous pourrions le saisir dans la réalité de sa quatrième dimension (celle de la conscience supérieure où se matérialisent instantanément les pensées). Le monde alors se présenterait pour nous sous un jour tout à fait nouveau.

Au delà du savoir scientifique, il semble que l'ADN humain qui retient au coeur de chacune de nos cellules le programme génétique de notre corps a été, à l'origine, une structure à douze brins qui s'est trouvée modifiée à deux brins il y a quelque 500'000 ans. C'est à ce moment que l'on situe l'apparition de l'espèce humaine comme forme de civilisation. En vérité, on devrait dire qu'il s'agissait là du début de la phase la plus récente de civilisation, que caractérise l'ADN à deux brins. D'autres variations sur le thème de l'humain, disparues, ont pu avoir précédemment un ADN à douze brins. Cet appauvrissement de notre ADN explique pourquoi nous nous retrouvons, en tant qu'êtres humains, enfermés dans les limites d'une perspective matérialiste et dualiste du monde.

A l'avenir, dans les décennies futures, l'ADN humain retrouvera cependant sa structuration à douze brins ou plus. Il y a quelques années déjà, une ample vague de rayons de lumière encodée (des photons) a atteint la terre et signifié aux masses le potentiel d'une troisième forme d'ADN qui se manifestera d'abord comme un brin de forme magnétique. Les généticiens sont d'ailleurs perplexes quant aux changements déjà apparus dans notre ADN. Des virus tels ceux d'Epstein Barr et de l'herpès *6 contribuent à des mutations d'ordre cellulaire. Cette invasion de lumière provoque l'éveil de nombreuses cellules du cerveau restées assoupies jusqu'ici. Ce processus durera jusqu'à ce que nous commencions à utiliser le plein potentiel de notre corps et de notre cerveau plutôt que de nous contenter - à notre habitude - de ne tirer profit que d'une faible partie de leur possible. Finalement l'espèce humaine aura rétabli la base physiologique d'une vie consciente au plan des dimensions supérieures de sa propre existence. Cela marquera le moment où s'évanouiront de la surface du globe les problèmes actuels de l'humanité, faim, pauvreté, pollutions, maladies, terrorisme ou conflits.

Les merveilles du cerveau

Même sous-utilisé, notre cerveau peut déjà fournir un nombre incroyable de prestations fort complexes. Par rapport à la vie d'un adulte, le monde intérieur d'un bébé peut sembler fort simple. Pourtant, avec le temps, lorsqu'exposé à toujours plus de stimulations extérieures, le cerveau du bébé va ajuster ses performances afin de prendre en compte le plus de données externes possibles. Et, en une année, il retient plus d'informations que n'en pourraient contenir des volumes par millions.

Quelques enfants font preuve de talents extraordinaires comme de jouer au piano des partitions difficiles à un âge tendre. Difficile d'imaginer ce qui se passe dans le cerveau en formation de l'enfant lorsque les doigts de ce dernier semblent voler d'eux-mêmes d'un bout à l'autre du clavier. N'est-il pas étonnant que le cerveau humain puisse sentir et coordonner le mouvement rapide de dix doigts pour qu'ils frappent les touches justes au juste moment et avec le juste appui afin de rendre la musique produite par le cerveau du compositeur ? Et si le pianiste fait une erreur, le cerveau est là pour intervenir et inciter à retrouver la note adéquate.

Simultanément, le cerveau doit aussi contrôler un nombre extraordinaire d'autres fonctions et réponses du corps pour contribuer, directement ou indirectement, à la performance de l'artiste, telles qu'assurer une quantité adéquate d'oxygène et éliminer le dioxyde de carbone gênant; et poursuivre la digestion et la métabolisation des aliments; et générer de l'énergie musculaire; et être attentif à la musique; et percevoir l'atmosphère dans le public; et rester assis bien droit tout appuyant sur les pédales à bon escient; et déchiffrer la partition; et produire un nombre astronomique de réactions chimiques en son sein pour soutenir le jeu pianistique et donner plaisir et satisfaction à l'exécutant. Quelle chose extraordinaire que le cerveau de ce musicien capable de coordonner entre eux l'ensemble de ces processus complexes afin qu'ils se complètent *tous dans le même moment* ! Et pourtant ce n'est là qu'une infime partie de ce qu'un cerveau est capable d'accomplir.

Ce qui façonne un destin

L'enfance s'avère une étape cruciale non seulement pour décider des traits de la personnalité mais encore pour déterminer les difficultés qu'il faudra affronter au cours de l'existence. Une fois fixée la structuration du cerveau à un âge tendre, les traits de la personnalité peuvent se révéler permanents et rester actifs jusqu'à l'extinction du cerveau lui-même. Un caractère positif s'appuie sur l'acceptation et l'estime de soi, sur la spontanéité et la capacité pour des relations interpersonnelles chaleureuses, sur la tolérance, le savoir aimer et pardonner, sur la maturité, l'esprit créateur, la vivacité et la stabilité émotionnelle. Il est peu probable qu'au cours de son existence quelqu'un ayant développé de telles qualités dans ses premières années connaisse de sérieux problèmes psychologiques ou émotionnels. Soutenu par un environnement porteur fait de parents aimants, d'enseignants attentifs et d'amis ouverts aidant au «câblage positif» du cerveau de l'enfant pendant sa période de croissance, l'être humain saura faire face aux défis de la vie adulte.

A l'opposé, si ses proches et le système social imposent à un enfant la contrainte de règles restrictives, il risque fort de développer comme adulte des schémas de comportement rigides. Des parents méfiants, des attitudes égoïstes à son entour, des insultes fréquentes, des punitions, de mauvais traitements, tout cela risque de conduire l'enfant à des résultats scolaires insuffisants trahissant le «câblage négatif» de son cerveau. La personnalité ainsi façonnée peut facilement se retrouver déstabilisée dès qu'au cours de la vie se répètent des circonstances semblables. Un adolescent de quinze ans s'est ainsi récemment suicidé parce qu'il se sentait incapable de répondre aux attentes de ses parents. Dans un dernier message, il s'excusait de n'avoir su obtenir de bons points à l'école et souhaitait à ses parents l'adoption d'un autre enfant «qui, lui, serait capable de rapporter de bonnes notes à la maison». Un tel sentiment de dévalorisation ne peut être que le résultat d'attentes déçues, de désillusions et de rejets récurrents. Pour en venir à s'ôter la vie, un enfant doit en effet se sentir complètement perdu, totalement «vide» à l'intérieur de lui-même.

Christos était un jeune marié dans la trentaine précoce qui vint me voir pour d'importants problèmes de digestion. Quand je lui demandais quel était son régime alimentaire, il me répondit: «Je n'aime pas manger et je ne m'intéresse que rarement à ma nourriture; je l'avale donc au plus vite et le plus souvent en restant debout». Je m'informais alors d'éventuelles expériences négatives durant son enfance quant à la nourriture et son ingestion. A regret, il me confia que sa mère avait l'habitude de lui jeter à la tête sa nourriture s'il ne l'appréciait pas ou ne terminait pas son assiette. Il en développa une aversion envers les aliments qui le poursuivit jusqu'à peu lorsqu'il décida de s'asseoir pour consciemment prendre ses repas. Ainsi Christos réussit peu à peu à faire la différence entre le comportement abusif de sa mère et la qualité de la nourriture. Grâce à cet apprentissage il put corriger le câblage erroné de son cerveau par rapport à la nourriture et bientôt son système digestif accepta de reprendre une assimilation correcte des aliments.

Le monde secret de l'enfant à naître

Le vécu de l'enfance n'est pas l'unique facteur influençant notre destin. Une vie ne commence pas à la naissance. Ce n'est pas parce que l'on ne voit pas l'enfant à naître (sinon aujourd'hui par des ultrasons) que ce dernier n'a aucun de contact avec le monde extérieur. Même s'il vit dans un monde à part, il reste imprégné par tout ce qui se passe autour de lui, en particulier les pensées, les sentiments et les actions de ses parents. La recherche indique qu'un foetus peut avoir une vie émotionnelle active dès le sixième mois de gestation, si ce n'est avant. Il peut sentir et même voir, entendre, goûter, expérimenter ou apprendre dans le sein maternel. Les sentiments qu'il peut alors éprouver dépendent largement de sa manière de gérer les messages reçus premièrement de sa mère mais aussi de son père et de son milieu.

Une mère angoissée, constamment préoccupée des fautes qu'elle pourrait commettre, ou souffrant de tout autre déséquilibre émotionnel, peut lourdement affecter l'intégrité de l'enfant en gestation. Au contraire, une mère s'acceptant et sûre d'elle peut instiller au foetus un sens profond de contentement et de sécurité. Ce type d'empreinte affective originelle peut donc façonner les attitudes et les attentes de la personne à naître et conduire à une personnalité cherchant à y répondre soit par la timidité, l'anxiété et l'agressivité, soit par la confiance en soi, l'optimisme et le bonheur. Contrairement à ce que l'on croit généralement - mais de récentes recherches le confirment -, les sentiments du père envers sa femme et le bébé à naître jouent un rôle important dans le succès de la grossesse. Il y a de fortes indications qu'un père s'attachant à son enfant encore dans le ventre maternel peut faire une claire différence dans le bien-être du bébé à venir. Un nourrisson peut d'ailleurs reconnaître la voix de son père dans les deux premières heures suivant sa naissance et y répondre au plan émotionnel si ce père a su régulièrement lui parler durant sa gestation. Le ton rassurant et familier de sa voix peut, par exemple, interrompre les pleurs de l'enfant - ce qui indique chez lui un sentiment de sécurité et de protection.

Tout le monde sait que les habitudes alimentaires de la mère peuvent affecter la croissance du foetus. On a ainsi montré que la fumée et l'alcool risquent de causer des dommages irréversibles. Une série d'expériences précises a prouvé que les pensées, sentiments et émotions des parents, ceux de la mère en particulier, peuvent exercer une plus grande influence encore sur le bébé à naître.

On spécule beaucoup aujourd'hui encore sur le moment exact où l'enfant durant les neuf mois de sa gestation commence à répondre et reconnaître les stimulus venant de l'extérieur - mais cela me semble secondaire. Il est plus important, en effet, de savoir que la vie humaine commence dans le sein maternel et que l'enfant à naître subit l'influence de toutes les expériences qu'il y peut vivre. Des études ont montré que son rythme cardiaque s'accélère dès que sa mère pense à allumer une cigarette et que, même si elle ne la prend pas, la simple pensée de la fumer provoque une montée d'adrénaline chez le foetus comme s'il anticipait une dangereuse chute du taux d'oxygène dans le sang maternel - et donc le sien. Son coeur bat plus vite en réponse à cette situation de stress. Le désir qu'a la mère de fumer peut aussi être lié en elle à un sentiment d'insécurité, de nervosité ou de crainte. Si le cerveau réagit à ces émotions en produisant les composés chimiques correspondants, ce sont ces mêmes émotions qui vont être activées dans le bébé en gestation. Il en peut résulter pour l'enfant encore à naître un fond de nervosité et d'anxiété qui l'accompagnera sa vie durant.

Les rythmes du bonheur

On a abondamment prouvé que les affects maternels peuvent aussi causer une activité anormale du foetus. Et la recherche montre que les foetus trop actifs risquent de donner des jeunes profondément angoissés, c'est-à-dire des enfants si timides qu'ils se coupent de leurs enseignants ou de leurs camarades pour éviter toute relation d'amitié ou tout autre contact avec les humains. Il y a de fortes chances que ces jeunes restent timides et repliés sur eux-mêmes jusque dans leur trentaine - ou plus tard encore - s'ils ne réussissent pas à corriger le déséquilibre émotionnel remontant à leur gestation.

Les rythmes et le ton de la voix maternelle ont aussi une influence sur l'enfant à naître. Le foetus adapte les rythmes de son corps pour entrer en harmonie avec ceux de la parole chez sa mère, uniques par définition. Il peut encore répondre aux sons et mélodies venant d'ailleurs: des bébés agités dans le sein maternel peuvent trouver le calme dans la musique apaisante d'un Vivaldi. Beethoven, par contre, les fera lancer des coups de pied et bouger davantage à la manière des apostrophes que peuvent se jeter des parents en colère. Des musiciennes enceintes ont même «appris» au rejeton dans leur sein des pièces de musique complexes. Après un certain âge, leur enfant pouvait jouer par coeur cette musique même sans l'avoir entendue à nouveau. On a montré que d'autres gosses savaient répéter les mots et phrases utilisés par leur mère pendant sa grossesse. Un enfant. par exemple, grandit en parlant l'idiome étranger que sa mère avait utilisé durant sa gestation alors qu'elle travaillait à l'étranger, une langue qu'elle ne pratiqua plus après sa naissance.

Le battement du coeur maternel est un des moyens les plus puissants permettant au foetus de se sentir heureux et en syntonie avec le monde extérieur: son rythme régulier l'assure que tout va bien. Durant la gestation, assurément, le réconfort des battements du coeur de la mère représente pour lui la principale source de vie, de sécurité et d'amour. Cette valeur émotionnelle du rythme cardiaque a été mise en évidence dans une étude utilisant l'enregistrement d'un coeur battant que l'on a joué dans une nursery pleine d'enfant à peine nés. Au grand étonnement des chercheurs, les enfants mis au bénéfice de ce son au rythme régulier mangeaient mieux, pesaient davantage, dormaient et respiraient plus facilement, pleuraient moins, étaient moins malades que ceux du groupe témoin qui n'avaient pas été exposés à un tel enregistrement. Bien sûr, en situation naturelle, les bébés ne sont pas séparés de leurs mères après la naissance et continuent, sans autre, à entendre battre le coeur maternel.

Le phénomène de «mort subite» apparaît presque exclusivement parmi des bébés séparés très tôt de leur mère (quoique un autre facteur de risque majeur soit la fumée de cigarette dans l'environnement de l'enfant). Ces bébés se sentent abandonnés et ne peuvent soutenir leur fonctions vitales parce qu'ils ne ressentent ni n'entendent battre le coeur de leur mère. La plupart des bébés survivent pourtant à cette coupure dramatique mais ils risquent d'en garder une profonde blessure émotionnelle dont l'influence se manifestera plus tard sous forme de manque d'estime de soi, de faiblesse et d'anxiété. A l'opposé, des bébés restés auprès de leur mère le plus clair de leur temps se sentent désirés et aimés dès les premiers moment de leur existence. Il est alors peu probable qu'ils ressentent de l'insécurité en grandissant: leur personnalité risque d'être amicale, confiante, optimiste et extravertie.

Messages confus

Les événements pénibles de la vie d'une mère peuvent aussi influencer fortement le foetus qu'elle porte. Les hormones de stress suscitées en réaction à ses difficultés peuvent ainsi provoquer chez le foetus des réponses aux émotions semblables éprouvées par la mère. Cependant, si cette dernière manifeste un amour inconditionnel pour le bébé et que rien n'a d'importance pour elle sinon la croissance de son enfant, lui se sentira alors en sécurité et bien protégé. Une grande étude allemande portant sur 2000 femmes enceintes a conclu que les enfants nés de mères se réjouissant de leur venue au monde étaient en bien meilleure santé, mentale et physique, tant à la naissance que plus tard, que ceux nés de mères ne désirant pas vraiment un enfant. Une autre étude menée en Autriche par l'Université de Salzbourg a débouché sur des résultats plus frappants encore: des tests psychologiques révélaient que les mères qui, consciemment et inconsciemment, voulaient la venue de leur enfant, connaissaient non seulement les accouchements les plus faciles mais aussi mettaient au monde une descendance en meilleure santé physique et émotionnelle. Les mères dont l'approche était négative vis-à-vis de leurs enfants à naître étaient celles qui souffraient de davantage de complications pendant leur grossesse et celles qui avaient le taux le plus élevé de bébés prématurés, de poids insuffisant ou manifestant des troubles émotionnels.

Nombre de femmes enceintes donnent des messages ambigus à leur enfant: souvent, par exemple, elles désirent le bébé mais rechignent à abandonner une carrière professionnelle. Ces enfants à naître se révéleront généralement apathiques et léthargiques après leur mise au monde. La qualité du lien entre la femme et son mari est le second facteur d'influence qui va décider du sort de l'enfant. Une recherche récente menée auprès de 13000 enfants et leurs familles a montré que les femmes se sentant enfermées dans une vie de couple orageuse courent un risque *237 % plus élevé* de donner naissance à un enfant anormal, en termes physiques ou psychiques. C'est dire que les enfants se sachant aimés déjà dans le sein maternel ont toutes les raisons, une fois entrés dans le monde, de donner, aimer et faire confiance. Habituellement, ils vont construire un lien solide avec leurs parents et ne tomberont guère sous la coupe de personnalités problématiques au cours de leur existence.

Le manuel de la vie

Chaque instant de la vie d'un enfant, que ce soit avant ou après sa naissance, est d'importance pour façonner son caractère. Chaque événement peut contribuer à rendre heureuse ou malheureuse sa vie à venir puisque son cerveau peut être programmé dans l'un ou l'autre sens. Cependant l'enfant n'a pas la capacité directe de se protéger lui-même des abus commis par ses parents ni celle de se construire un foyer merveilleux, à la fois soutenant et aimant. En outre, les 16 à 20 premières années de l'existence humaine sont généralement soumises à des «exigences ou contrats d'origine karmique» connus seuls de l'âme avant qu'elle ne s'incarne sous forme humaine. Avec la naissance, la mémoire perd la trace des leçons que l'âme se doit d'apprendre et des circonstances pouvant le mieux convenir à sa réussite. C'est pourquoi tant de jeunes gens et jeunes filles se sentent gênés aux entournures jusqu'à l'âge de 18 ou 20 ans. Ils ne réalisent pas qu'ils se sont placés volontairement dans une situation restrictive marquée par des circonstances et un environnement souvent hostiles afin de pouvoir liquider leurs «dettes» ou obligations karmiques, accédant par là à un niveau plus élevé de vibrations tant pour eux-mêmes que pour leur milieu. Avant son incarnation l'âme est consciente de son statut et de ses pouvoirs hautement développés. Il est de notre devoir ici sur Terre de renouer un lien conscient avec cet aspect de la vie de notre âme, de tirer profit de son immense et puissante sagesse alors que nous sommes dans la densité de la matière. En fait, chaque fois que nous vivons le défi de divers problèmes, nous nous rapprochons de cet objectif.

Un certain âge atteint, après que la physiologie et la psychologie ont suffisamment mûri pour que la personne puisse raisonnablement se suffire à elle-même, son âme devient plus libre de décider consciemment du cours de sa vie présente. Le «livre du Karma» hérité d'existences précédentes et repris ici-bas peut alors faire sens et les véritables leçons de vie commencer. Toute la programmation du cerveau et du caractère - durant la gestation et les premières étapes de développement (de la naissance à 20 ans) - fait maintenant office, pour l'âme, de précepteur privé. Chaque résistance rencontrée, chaque problème ou opportunité de l'existence vécu, devient ainsi l'une des grandes leçons que propose le «Manuel de la vie». La conscience humaine peut alors s'élever au dessus des défis de l'existence et bénéficier de la capacité totale du cerveau. Si bien que l'homme saura atteindre l'état le plus élevé de son développement - celui de l'unité consciente.

Savoir que «je suis en tout» et que «tout est en moi» est l'humble expérience de cette unité consciente, métaphoriquement pareille à la nature de l'or - pareille dans l'anneau, la chaîne ou le pendentif que l'on en tire, quelle que soit la forme qu'on prête au métal. Le cerveau peut se câbler de telle manière qu'il perçoive à la fois la matière et la conscience, les deux formes extrêmes de la vie, comme l'expression d'une seule même chose - le Soi. Ce Soi, vous l'êtes, je le suis, tout le monde l'est. Telle une immense toile d'araignée, ce champ infini d'existence vibratoire nous enserre tous. Notre cerveau est l'outil permettant de connaître et faire l'expérience de cette vérité ultime de la vie.

Lâcher son passé

Le neurologue Richard M. Restak a dit une fois: «Comme le cerveau est incommensurablement plus compliqué et différent que toute autre chose dans l'univers connu, il faut peut-être écarter certains de nos plus solides préjugés pour en sonder la structure mystérieuse». Il en va de même pour tous les autres domaines de l'existence. Avec l'entrée de l'humanité dans le troisième millénaire, les vieilles idées et les anciens systèmes de croyance sont de plus en plus obsolètes. Des convictions bien ancrées et des idéologies apparemment valables jusqu'à peu sont maintenant perçues comme les dogmes dépassés d'un autre âge. Les systèmes politiques, sociaux et économiques qui avaient réglé la vie de l'humanité dans les années de «guerre froide» semblent par exemple sans objet. Les systèmes administratifs qui nous gouvernent donnent eux aussi des signes de rapide déclin.

Ce que nous croyons encore important et nécessaire aujourd'hui pourra être inadéquat demain. Les vieux paradigmes encadrant actuellement notre existence s'évanouissent vite alors que de nouveaux émergent dans tous les domaines. Les religions, les systèmes politiques, les principes économiques, les savoirs scientifiques, pour ne citer qu'eux, passent de plus en plus rapidement d'une «vérité» à une autre. Si, il y a 20 ans, un système de référence spécifique pouvait rester valable une décennie, il peut maintenant se démoder en moins d'une année !

Dans notre cerveau, pourtant, le câblage d'idées et de systèmes de croyance vieillis reste encore solidement arrimé si bien que nombre d'entre nous sommes toujours sous la coupe de règles rigides et de prophéties grosses de leur propre réalisation. Or une connaissance éclatée ne peut produire que des résultats fragmentaires. Ces idées fausses ont ainsi contribué aux multiples difficultés qui confrontent présentement l'humanité, tant au plan des individus qu'à celui des groupes. N'usons-nous encore pas de nombreux concepts de vie anciens mis au point par des générations depuis longtemps disparues - que nous tenons pour plus sages ou plus savantes que la nôtre ? La plupart des visions contemporaines du monde sont influencées par des réflexions venant de penseurs d'ailleurs - comme si nous ne pouvions faire confiance à notre propre créativité, à notre propre sens du bien et mal: c'est peut-être là la racine de la crise existentielle du monde telle que manifestée par la crise globale de l'énergie, le terrorisme ou les catastrophes naturelles. La plupart des kamikazes qui se font exploser pour tuer un maximum de victimes le font pour défendre ce qu'ils croient une sainte cause: ne leur a-t-on pas appris que leur sacrifice leur assurerait une place au paradis ? Leur aurait-on assuré que l'enfer était au bout de ce chemin, il n'y aurait pas de kamikaze. En outre, s'ils faisaient confiance aux élans de leur coeur plutôt qu'à des enseignements extérieurs, ils feraient tout leur possible pour aider et soutenir ceux que, pour le moment, ils ne cherchent qu'à détruire.

Formé à l'ignorance

Notre système moderne d'éducation, en mettant surtout à profit l'hémisphère gauche du cerveau, étouffe souvent chez l'élève la capacité d'aimer et de créer, la spontanéité et l'intuition. Cette approche de l'apprentissage, usuelle, a peut-être grandement contribué aux désordres, à la désorientation et à la confusion qui marquent tant de jeunes aujourd'hui. La connaissance, en effet, se fonde dans la conscience: si on ne la développe, le bénéfice découlant des connaissances acquises ne peut être que trivial. Or, plutôt que d'apprendre aux jeunes à user leur potentiel créateur infini, on leur bourre le crâne d'informations qui n'ont pas ou peu d'intérêt dans leur vie réelle. Ainsi quand ils atteignent l'âge adulte et se mettent à chercher un emploi, la plupart des données qu'ils ont engrangées se sont déjà évanouies de leur esprit pour n'être jamais pour eux d'une utilité quelconque.

Cette approche surtout académique de l'apprentissage jauge l'intelligence de l'élève en fonction de sa capacité de mémoire. Cela fait de l'étudiant une machine, parfois très efficace d'ailleurs. Cependant les gosses qui ont «joué» sur l'ordinateur une année durant ont souvent la maîtrise de programmes complexes: ils peuvent même en créer de nouveaux en faisant simplement appel à leur intuition, leur imaginaire et leur inventivité. Par contre, les jeunes que l'on a *forcés* à apprendre ces mêmes programmes risquent d'éprouver la plus grande difficulté à les maîtriser: ils ne feront que rarement de bons programmeurs.

Plus l'élève est poussé à se servir du cerveau gauche qui contrôle l'esprit rationnel, analytique et logique, moins il peut déployer les forces de son cerveau droit, c'est-à-dire le potentiel de son intuition, artistique et créatrice. Un système éducatif qui utiliserait les ressources des deux hémisphères du cerveau pourrait faire de chaque élève un être humain autonome, inventif et pleinement responsable, c'est-à-dire quelqu'un capable, à partir de lui-même, de différencier le bien du mal. Les normes éducatives actuelles incitent plutôt l'étudiant à se conformer aux besoins d'un système social contraignant que la «froideur» caractérise, celle des chiffres, des règlements et de l'argent, un système qui ne laisse guère de place à la vraie chaleur des valeurs humaines. Pourtant toute vie ne peut que décliner ces valeurs-là pour prendre sens.

La conscience - le chaînon manquant

L'éducation telle que la pratiquent aujourd'hui les écoles, les collèges et les universités polarise l'étudiant en séparant son coeur de son esprit. On met en avant ses compétences intellectuelles plutôt que ses capacités de coeur et de créativité. Un enseignement avant tout académique, par exemple, fait de l'économie un champ clos où des carriéristes se battent pour s'imposer à d'autres. Cette forme de compétitivité a mené à l'actuelle perte de la dimension humaine de nos sociétés. Autant dire que sont incommensurables les conséquences d'une telle éducation.

Tous les problèmes de l'existence, qu'ils soient d'ordre individuel, social, national ou international, relèvent directement d'une erreur fondamentale du système d'enseignement, la non prise en considération du développement de la conscience de l'élève. C'est là le chaînon manquant qui pourrait faire du système d'éducation contemporain la grande aventure de l'épanouissement personnel. Or, au lieu d'élargir son esprit par des techniques de méditation et de visualisation, par l'entraînement de l'intuition ou par d'autres formes de développement de la personne, on encombre l'intelligence de l'étudiant avec de multiples données sans grande pertinence pour sa vie réelle. Ainsi s'étouffe son esprit créateur, ce qui enferme le jeune dans un état de stress pouvant mener à la dépression et à l'angoisse, pour ne rien dire des troubles physiques et mentaux qui eux le conduiront à des «issues de secours» aussi illusoires que la drogue, l'alcool et la violence.

Jeunes gens et jeunes filles quittent l'école avec un diplôme, un document qui risque de déterminer le reste de leur existence. Quelle effrayante perspective que de penser que le destin de quelqu'un peut dépendre de sa capacité à passer des examens alors que ses talents de mémoire n'ont guère à voir avec son intelligence ! Personnellement, je n'ai jamais brillé à l'école. Obligé de répéter une année et ne passant les autres qu'à la limite, j'ai vécu comme un cauchemar, de nuit comme de jour, les quatorze années de ma scolarité en Allemagne. La peur de rater mes examens ne me quittait jamais, même pendant les huit semaines des vacances estivales. A part les compétences de base que sont la lecture, l'écriture et le calcul, je ne me souviens plus de rien d'autre aujourd'hui. Cependant je crois qu'en ce moment je suis au sommet de ma capacité de créer et peux explorer des domaines bien plus nombreux que ceux qui me furent présentés durant les quatorze années de mon éducation.

Les grands esprits et les personnalités les plus achevées de l'histoire - Platon, Einstein ou Michel-Ange, par exemple - ont tiré leurs découvertes, leurs compétences et leurs créations de l'intérieur d'eux-mêmes bien plus que d'une capacité acquise à répéter ce que d'autres avaient dit ou créé avant eux. Le système d'éducation actuel, je le répète, empêche l'étudiant de se servir de son potentiel infini pour l'enfermer dans le machinal d'une pensée et d'un apprentissage répétitifs. Cette approche dominante ignore les problèmes de la vraie vie. Ainsi, on peut avoir l'impression (fausse) que la concrétisation de nos désirs ne peut passer que par diverses formes de conflit. Il semble que la plupart des gens sont, dans ce monde, tombés d'accord pour dire que pour gagner une vie décente il faut travailler dur, un *a priori* que renforce la forte concurrence entre personnes ou entreprises que nos sociétés modernes croient inhérente au système.

Souffrir, pense-t-on, est chose nécessaire; dès lors rien d'anormal à ce que, dès un certain âge, tout individu soit jugé incapable de gagner sa vie plus avant. L'ignorance à notre propos ou quant à la nature du réel est si profondément intégrée dans la conscience collective que nous ne saurions mettre en doute des affirmations aussi vaines que: «la maladie est partie intégrante de la vie», «se tromper est chose humaine» ou «tout le monde, en prenant de l'âge, doit vieillir». Il semble même que nous avons accumulé suffisamment de preuves pour justifier de telles assertions. Les guerres, les famines quand ce ne sont les statistiques portant sur l'âge, les maladies cardio-vasculaires, le cancer et le SIDA ne nous laissent aucun doute: oui, la vie se déroule bien ainsi et nous ne pouvons guère y faire pour que cela change ! Toutes ces expériences confortent la validité de notre système de croyances originel, ancré qu'il est dans le vieux paradigme de dualité cherchant à donner sens à la vie des hommes. Cependant le temps est venu de lâcher ce passé devenu le nôtre, de quitter ses limitations car elles n'ont jamais existé sinon dans notre tête.

CHAPITRE 4

Tout est en vous

Echapper à la prison du conditionnement social

Le nouveau paradigme qui permet de voir la vie sous un angle encore inédit affirme: «On est ce que l'on croit !» Mais le cerveau ne laisse monter à l'esprit que l'information qui souligne et renforce les croyances auxquelles on tient déjà - présentement. C'est pourquoi il est irréaliste de dire *Je ne crois que ce que je vois de mes propres yeux*. En réalité, on ne voit que ce que l'on croit exister hors de soi. Par exemple, si, face à soi, l'on voit quelqu'un en lévitation et que cela n'entre pas comme possible dans le cadre de ses croyances, on trouvera toutes sortes de raisons pour prouver que ce vol hors de la pesanteur n'est que supercherie. Bref, la perception du monde n'est qu'une construction conceptuelle faite des croyances, des compréhensions ou des connaissances cherchant à le cerner, telles qu'assurées dans le moment. Et tout ce qui ne correspond pas à ce système de croyance est tenu pour fantasme ou simple fiction.

La loi physique corrélant «observateur et objet observé» peut cependant remettre le destin entre vos mains. Cette loi affirme que, lorsqu'on observe les mouvements d'une particule microscopique ou que l'on regarde une fleur, un enfant ou un aliment, on modifie l'objet observé d'une manière ou d'une autre. Cela fait dépendre du sujet qui l'observe toute expérience scientifique dite «objective» - jusqu'à pouvoir la mettre en doute. Comme l'état d'esprit de l'observateur peut énormément changer, sa configuration momentanée risque d'influencer de manière significative le processus d'observation et finalement d'affecter profondément le résultat de l'expérience. En fait, en affirmant la pertinence de ses présupposés, on manipule déjà le résultat de l'observation en s'assurant qu'elle remplisse et renforce les croyances et idées d'origine. Comme toute expérience relève de la conscience, tout ce qui se trouve «en dehors» de soi représente alors un état modifié de ladite conscience. On voit alors la conscience sous diverses perspectives, modalités, couleurs ou formes. Et chaque état de conscience crée et fait l'expérience de sa propre réalité du monde.

Une de mes connaissances m'a récemment parlé d'un ami atteint de sclérose en plaques, une maladie fort débilitante qui attaque le système nerveux. Elle disait voir sa condition empirer de jour en jour et me demandait si je pouvais lui donner quelques conseils. Elle mentionna aussi qu'aucune des thérapies tentées jusqu'ici n'avait permis une amélioration. Comme j'avais déjà travaillé avec nombre de patients touchés par cette maladie, je lui demandais si elle connaissait à son ami un système de croyances à charge négative. Elle me répliqua que, des années durant, il avait collectionné dans tous les coins du monde ce qui pouvait, par la théorie ou des évidences objectives, prouver scientifiquement la prochaine destruction de la planète. Pour décrire la situation du monde, il résumait sa pensée par «Il est trop tard», manière de dire que les dommages écologiques étaient devenus irréversibles.

Je lui expliquais que quand quelqu'un projette une attitude de vie négative sur le monde extérieur, cette personne va alors chercher toutes les bonne raisons confortant et renforçant cette sombre perspective, consolidant par là ses convictions d'origine. Il en résulte que le corps va répondre à ces «instructions» destructrices avec précision. Un peu à la façon d'un soldat obéissant à son supérieur, le corps va traduire chaque signal venant de l'esprit en réactions chimiques très concrètes, même si ces dernières conduisent à le mettre en danger ou tendent à le détruire.

La sclérose en plaques est ce que l'on nomme une maladie auto-immune. Selon les médecins, le corps attaque alors son propre système de défense biologique. Et la destruction de l'immunité rend le corps susceptible à l'invasion de tous les agents infectieux possibles, porteurs des maladies les plus diverses. Pourtant la maladie ne frappe jamais au hasard. Si nous avons une profonde rancoeur envers quelqu'un, par exemple, cette rancoeur peut littéralement nous ronger; cela s'appelle un cancer[1]. L'immobilisation à laquelle conduit la sclérose en plaques est la réponse du corps à un sentiment d'impuissance et de victimisation. Dans le cas évoqué plus haut, le malade cherchait inconsciemment à s'ôter la vie, terrifié qu'il était de devoir assister à l'annihilation de la planète. Sans s'en rendre compte, il réagissait à sa crainte en estimant qu'il valait mieux mourir avant que la planète ne disparaisse. A moins de réussir à transformer carrément son système de croyances, cet homme risque fort de ne trouver «remède» à la résolution de son programme négatif que dans l'expérience de la mort même. Finalement, lors de sa mort physique, il découvrira que, étant conscience lui-même, il peut transcender sa mort pour passer au delà de la destruction, autant la sienne

---

[1] Pour en savoir plus sur le cancer et ses origines, cf. mon ouvrage *Cancer is Not A Disease - It's a Survival Mechanism*

que celle de la planète. C'est là une des grandes leçons que nous devons apprendre et intégrer - idéalement pendant que nous sommes encore un corps humain !

On est ce que l'on croit

En 1988, lorsque le célèbre allergologue français Jacques Benveniste publia ses recherches sur l'eau et ses propriétés de mémoire, le monde scientifique réagit fortement pour s'opposer à ces thèses. Peu de temps après, deux «enquêteurs sur les fraudes» furent envoyés au laboratoire de Benveniste afin de prouver que le résultat de ses expériences était sans fondement. Pour être exact, ce «groupe de contradiction» aboutit à des résultats exactement inverses: les molécules d'eau n'ont pas de capacité de mémoire. La question à poser est alors: qui a raison ?

La réponse est qu'il n'y a pas de vérité autre que celle que l'on estime vraie. A chaque instant de la vie, et sans cesse, l'on crée sa propre réalité. C'est la société qui fait la synthèse des individus et de leurs idées, croyances, idéaux, préjugés, désirs, plaisirs ou aversions. Lorsqu'un pour cent de la population environ se reconnaît dans une idée ou une tendance nouvelle - question mode, politique, économique ou informatique - c'est comme si l'on avait passé un seuil et, d'un coup, tout le monde va chercher à adopter ladite nouveauté. C'est ainsi qu'un groupe restreint peut influencer toute une société. Résultat: une large portion de la population va se rallier aux présupposés concernant la réalité qu'un petit groupe a su mettre en place.

Si l'on jette un regard sur l'histoire de l'humanité, on s'aperçoit que toutes les grandes réformes culturelles, politiques ou sociales ont été inspirées par quelques meneurs capables d'articuler une réflexion sociale. Même les révolutions ou les guerres sont souvent le fait de quelques individus seulement (Hitler, Mao, Saddam Hussein, par exemple) avant qu'elles ne fassent tache d'huile dans d'autres parties du monde. *Votre* manière propre de considérer la réalité peut donc se révéler cruciale pour la société tout entière! Quand un groupe de singes vivant sur une île japonaise ont appris à plonger leurs pommes de terre dans l'eau de mer afin de les nettoyer et leur donner meilleur goût, tous les autres singes de l'île mais aussi ceux des îles voisines ont adopté rapidement cette technique qui rendait ces tubercules plus facilement comestibles. Il n'y avait pas de lien visible ente les divers groupes de singes et pourtant, au plan de la conscience, les singes, même séparés par des centaines de kilomètres, pouvaient parfaitement communiquer entre eux pour permettre la diffusion de cette nouvelle façon d'accommoder les pommes de terre.

L'essentiel de nos connaissances d'aujourd'hui, nous l'avons appris au passé. L'information (ou la désinformation) nous est donc surtout parvenue grâce à l'éducation, aux médias et aux traditions religieuses. Habituellement, nous nous conformons à un ou plusieurs des dogmes ainsi présentés et concluons par des «C'est la vie!» ou «Ce n'est pas à moi de changer le monde ...».

Les mouches du fruit se comportent de manière semblable quand on les fait naître et grandir dans le milieu fermé d'un bocal en verre. Si, un jour, vous en retirez le couvercle, les mouches ne manifesteront aucun désir de le quitter; à croire qu'elles ne trouvent aucune raison de le faire. C'est un peu comme si elles s'étaient engagées à vivre en prison jusqu'à leur mort. Elles sont convaincues que le monde se limite au bocal et que cette maison de verre est tout ce qu'elles peuvent connaître de l'univers. Pourtant, si suffisamment de «pionnières» risquent l'aventure de passer la porte fictive de leur prison, de plus en plus de mouches feront de même et finiront par découvrir qu'un monde sans limites se trouve au seuil du bocal, un monde invitant à l'exploration. Nous aussi, à notre manière, nous nous sommes engagés à vivre en «prison», une prison dont les murs sont construits de vieilles croyances acceptées comme valables et justes depuis des siècles, soit un ensemble de présupposés formant un système à première vue infrangible.

Une expérience plus classique va dans le même sens en impliquant des êtres plus évolués que la mouche du fruit. Une équipe de chercheurs a placé un groupe de chatons dans une pièce dont toutes les parois étaient striées de lignes verticales. Arrivés à maturité, ces jeunes chats furent libérés de leur milieu vertical: ils se montrèrent alors incapables de reconnaître des objets horizontaux sur lesquels ils ne pouvaient que trébucher: lits et tables ne faisaient pas partie de leur système de croyance.

On fit grandir un autre groupe de chatons dans une chambre striée horizontalement: ramenés au monde usuel, ils heurtaient, eux, les objets verticaux comme s'ils ne voyaient pas piliers ou pieds de chaise. On n'avait donc autorisé à ces deux groupes de chats en période de croissance qu'un apprentissage restreint - duquel des milliers de sensations possibles avaient été exclues. En conséquence, leur cerveau ne s'était câblé qu'autour des perceptions dépendant d'un seul type de stimulation visuelle, ce qui rendait inexistant le ressenti du reste du monde.

Dans le cadre de la même expérience, on banda les yeux d'un troisième groupe de chatons dès leur naissance, bandeau que l'on ne retira qu'après leur passage à l'âge adulte; physiquement intacts, leurs yeux ne voyaient rien et ces chats restèrent aveugles jusqu'à la fin de leurs jours. Pour eux, la réalité du monde allait rester sans formes ni couleurs. N'ayant jamais pu apprendre à connaître le monde grâce à leur sens de la vue, leur idée de ce monde ne pouvait être que totalement différente de celles des autres chats. Notre propre expérience de l'univers, pour nous aussi, n'est guère plus que la projection de ce que nous croyons qu'il doit être. En vérité, nous sommes ce que nous croyons. Comme ces chatons, nous ne faisons qu'entretenir une certaine vision de la réalité, celle que d'autres ont développée et adoptée avant nous.

Vieillir, c'est un choix

Un des meilleurs exemples de la façon dont nous créons notre réalité est le vieillissement. En termes biologiques - qui ne doivent être confondus avec le rythme chronologique - prendre de l'âge est chose naturelle et le phénomène touche chacun à quelque étape de la vie que ce soit; en tout cas, c'est ce que l'on nous a amené à croire. Comme tout le monde répète la même histoire, on finit par accepter la «réalité» du vieillissement pour en renforcer le récit de notre propre expérience - qui prouve bien la vérité du phénomène! Mais comment alors expliquer que nombre de personnes vieillissent bien plus vite que d'autres alors que certaines semblent ne pas être atteintes par l'âge ?

Il serait fascinant de savoir ce qui détermine vraiment la longueur de l'existence. Les uns peuvent vivre un siècle ou plus sans se sentir vieux alors que d'autres peuvent mourir de «vieillesse» quelque cinquante ans plus tôt. Shankara, ancien sage indien qui fit preuve de grande sagesse dès l'âge de huit ans, considérait le vieillissement comme un phénomène profondément ancré dans le système de croyances de chacun. Il disait: «La seule raison pour laquelle les gens vieillissent et meurent, c'est qu'ils en voient d'autres vieillir et mourir». Nous avons tous des avis assez variés quant au monde tel qu'il est. Cela peut conduire à différentes perceptions de la réalité: la «vérité» de l'un ne fera peut-être guère sens pour un autre. Cependant, en ce qui touche le vieillissement, il semble que nous sommes tous tombés d'accord sur sa réalité et rares sont ceux qui osent mettre ce paradigme en doute.

Plutôt que de chercher la véritable cause du déclin lié à l'âge, on préfère se persuader de l'existence d'une force invisible qui, peu à peu et à sa manière, programme notre déclin selon les chiffres d'un calendrier allant de un à cent, en termes d'années. Il nous semble trop extraordinaire de penser que nous pourrions nous mêmes être à l'origine de notre vieillissement. Peut-être nous autorisons-nous à prendre de l'âge pour éviter de prendre la responsabilité de notre propre existence ou celle de notre prochain ?

Qui vieillit, qui ne vieillit pas ?

Le lien entre corps et esprit fonctionne tout au long de la vie - aussi pour l'âge. Si l'on s'est persuadé que l'âge biologique est aujourd'hui de soixante ans, pour avoir simplement fêté ce nombre d'anniversaires ou pour voir s'approcher la retraite, il y a de forte chances que l'on va chercher à ajuster son âge biologique à son âge psychologique. En conséquence, l'organisme biologique peut très bientôt se retrouver aussi «vieux» que ce que l'on croit il devrait être. Lorsque que l'on prend conscience que le «service» du corps se fait de manière automatique et régulière (98% des atomes nous constituant étant renouvelés chaque année) et lorsque la peur de l'âge ne nous habite pas, il devient difficile de vieillir, au sens négatif du terme.

Les personnes affectées par des liens sociaux appauvris ou vivant dans l'isolement, celles se créant stress et soucis pour exister, celles dont le mode de vie est artificiel (excès de nourriture, alcool, tabac ou drogues) ou celles qui n'ont plus de but dans la vie, tendent toutes à décliner rapidement. Il est bien connu, par exemple, que les gens perdant soudain le sens de leur existence vieillissent et meurent vite.

Par contre, les individus qui se soucient de leur santé, qui s'intéressent au service de leur prochain ou de la planète, qui vivent une relation aimante et solide, peuvent apparemment casser le processus du déclin et maintenir l'allant de la jeunesse. Une recherche menée sur l'effet de la méditation transcendantale (MT) montre que les gens consacrant de 15 à 20 minutes quotidiennes à la méditation peuvent, en cinq ans de pratique, réduire leur âge biologique de douze à quinze ans. Des résultats parallèles ont été aussi démontrés pour d'autres techniques de relaxation telles que le yoga, le Tai Chi, le Chi Kong, par exemple.

Les sauterelles ont de même un corps physique et ce corps peut être éternel si personne ne le tue. Le secret de leur longévité: elles changent de corps chaque jour. Nous aussi, entre deux et dix jours, nous renouvelons nos protéines, soit les briques constitutives de nos cellules. Pourquoi devrions-nous vieillir si les composés de «remplacement» sont aussi adéquats que les anciens ? Certes, les sauterelles ne sont pas victimes de stress, elles ne fument ni ne regardent la télévision, elles ne mangent pas au delà de leurs besoins ni ne comptent les années leur donnant un âge. Et que penser des séquoias ? Ils ont une longévité allant de six à dix mille ans: assurément, comme arbres, ils n'ont aucune raison de croire que vieillir est un phénomène inhérent à leur existence.

Cependant nous croyons qu'il en va différemment de l'espèce humaine. Il est vrai que nous ne sommes ni des arbres ni des sauterelles. Et pourtant il n'y a aucune base scientifique raisonnable au soi-disant vieillissement *naturel* qui caractériserait l'évolution des êtres humains. Même la gériatrie n'est encore parvenue à proposer une théorie pertinente sachant expliquer *pourquoi* l'on vieillit. L'âge ne doit d'ailleurs pas être confondu avec la mort: personne ne meurt pour cause d'âge mais bien en raison de maladies diverses ou d'accidents. Généralement, on identifie l'âge à une perte de vitalité, de force physique ou de capacité mentale. Toute personne prenant de l'âge devrait alors souffrir de telles peines. Mais ces idées ne sont-elles pas une insulte pour les milliers de personnes qui, autour du globe, vivent en bonne santé tout au long de leur existence ?

La plupart de gens bénéficiant de vies très longues viennent des Himalayas, de Géorgie (dans le Caucase), des hautes vallées Hunza, du Japon, des Andes profondes ou d'autres régions du monde où n'a pas encore pénétré notre idée du vieillissement. Une de *nos* «règles» portant sur les conséquences de l'âge est qu'une détérioration de la vue est chose normale après quarante ou quarante cinq ans. Pourtant, les sociétés de régions isolées de la planète, par exemple les montagnes abkhazes sur la rive nord de la Mer noire, font l'expérience contraire. Les Abkhazes ne sont pas moins humains que nous le sommes mais leurs sens de la vue et de l'ouïe restent parfaits à tout âge ou presque. Des gens de cent ans ou plus nagent encore dans des rivières glacées, d'autres montent toujours à cheval. Au Mexique septentrional, les anciens de diverses tribus (des personnes de 70, 80 ou 90 ans) peuvent encore courir jusqu'à cent kilomètres en un jour sans montrer de signe de fatigue ou d'épuisement: leur rythme cardiaque tend même à baisser au cours de tels marathons !

Ces gens-là meurent rarement de maladie. Quand leur heure sonne, ils le savent et, sans grande histoire, ils bouclent leur vie avec une sérénité profonde doublée du sens d'avoir mené une existence pleine et accomplie. Comme le système social honore chez eux un âge avancé plus que d'autres «succès», la mort ne leur est pas un châtiment. Pour ces populations, un grand âge signifie maturité, sagesse et expérience - de bonnes raisons pour accueillir la vieillesse sans en faire un problème.

Pour nombre de femmes en Occident, la ménopause représente une crise de mi-vie importante. Pourtant, dans certaines sociétés d'Extrême Orient, la ménopause n'est pas courante et nombre de femmes gardent leur fertilité jusqu'à 70 ans. D'autre part, si sa perte advient plus tôt, on ne considère pas ce fait comme la marque d'un déséquilibre physique ou celle d'un processus de vieillissement. Elle peut, au contraire, signaler une nouvelle étape de vie où la maturité, la sagesse et l'amour savent se hisser à une hauteur jusqu'alors inconnue. A l'opposé, si une femme juge que la ménopause est chose gênante pour elle, si elle a peur des modifications que cela entraînera pour sa vie, il est fort possible que cette expérience se transforme en une des périodes les plus pénibles de son existence.

Vos limites n'existent que dans votre tête

Règle d'or: toute croyance limitative et tout présupposé négatif ne sont jamais que des dogmes et idées conçus par l'homme, sans vérité absolue donc. En les intégrant à nos vies, nous cachons notre nature essentielle qui, elle, est sans limite. Pour vivre une existence libre et indépendante, il n'est besoin d'aucun système de croyance. Le pouvoir invincible et parfait de la loi naturelle qui organise tout l'univers avec la plus grande précision fait partie déjà du «câblage» de notre cerveau. Même si la plupart d'entre nous, comme parties intégrantes de la société, nous avons dès l'origine de nos vies pris à notre compte quantité d'informations non seulement limitatives mais de forme destructrice, nous bénéficions toujours dans notre physiologie de l'équipement nerveux qui a été pré-programmé pour soutenir l'élan de la jeunesse et une parfaite santé. Nous n'avons donc pas à *étudier* les lois de la nature pour tirer parti de leur force: elles contrôlent déjà chaque partie de notre être. C'est dès les débuts de la vie que nous avons reçu la capacité de vivre spontanément en accord avec ces lois.

Pour laisser le champ libre à la loi naturelle, notre guide premier, il nous faut alors arrêter de conforter les «vérités» inventées que nous avons artificiellement mises en place. Elles ne font que nous couper des systèmes nourrissant notre existence. Un jardin assoiffé et nécessitant une eau précieuse ne peut prospérer que si son système d'irrigation n'est pas bouché. S'il y a obstruction, les fleurs, les fruits et les légumes ne pourront que se faner, vieillir et mourir. Si nous ouvrons nos canaux de perception et rendons la santé et la vitalité à notre corps, l'on peut rétablir en conscience un *système universel de croyance* capable de nous nourrir de toutes les manières utiles. Un système universel de croyance affirme qu'il ne saurait y avoir restriction, limite ou manque chez toute personne dont le coeur et l'esprit restent disponibles à l'accueil de l'abondance, intérieure et extérieure. Ce nouveau paradigme, selon lequel tout est possible, est partie du plan cosmique actuellement en cours de réalisation.

L'ouverture du coeur

La première Guerre mondiale représente un tournant dans l'histoire des hommes car elle ouvrit une période générale de conflits, de luttes et de famines. Conrad Adenauer, premier chancelier de la République allemande après le troisième Reich, a pu dire: «Avant 1914 ... régnait une paix réelle, assurant tranquillité et sécurité sur la terre - la peur était alors chose inconnue». Une année avant le déclenchement des hostilités, le Secrétaire d'Etat américain pouvait encore dire que les conditions pour la paix dans le monde n'avaient jamais été si favorables. A quelques années de là, pourtant, plus de 100 millions de vies avaient été sacrifiées à la guerre alors que la famine et les épidémies y ajoutaient d'autres centaines de millions de victimes.

Aujourd'hui encore quelque 12 millions d'enfants meurent chaque année dans les premiers mois de leur existence; 800 millions d'autres souffrent de malnutrition dont la moitié à la limite de la survie. La révolution industrielle et le progrès des sciences et des techniques ont pourtant permis dans le monde développé l'abondance matérielle, le confort et la richesse. Deux mondes coexistent sur la planète. L'un a davantage que ne l'exigent ses besoins - et souffre de sur-stimulation, de stress et de mal à l'âme; l'autre peine sous les assauts de la pauvreté, de la malnutrition du corps et d'une insuffisance crasse de logements.

Violence criminelle et maladies chroniques - troubles cardiovasculaires, cancer ou SIDA - sont d'autres signes des déséquilibres de la société moderne. A titre individuel, nous cherchons à éviter toute responsabilité quant à ces développements et événements. Nous pouvons le justifier en nous appuyant sur les probabilités numériques d'un mode de penser mécanique selon lequel nous n'avons qu'une chance sur six milliards et demi d'exercer une influence positive sur la population du monde. De tels calculs relèvent du paradigme aujourd'hui dépassé de notre compréhension de la nature humaine, soit: que peut faire un individu pour changer les évolutions du moment, pour faire face à l'épuisement de la planète suite aux troubles écologiques et aux pollutions ? L'histoire semble dire et redire que tout effort est probablement futile de rendre le monde meilleur pour nous et les générations à venir.

Ce passé-là s'est pourtant effacé et une ère nouvelle se lève car, actuellement, «s'éveillent» ensemble de larges couches de la population pour reconnaître leur pouvoir et capacité à changer le monde en un lieu où vivre en vaut la peine. Ce processus d'ouverture représente le début d'une vie «centrée sur le coeur», une vie qui sait prendre compte la relation entretenue par chacun au plus profond de soi avec n'importe qui d'autre ou avec toute chose existant sur la planète. Collectivement, nous sommes en train de réaliser qu'il ne peut y avoir de bonheur durable pour tous si la pauvreté, la faim, les conditions de vie difficiles et la destruction de notre environnement ne sont pas partout éradiquées - et totalement.

Notre génération est la première - et c'est là chose unique - à pouvoir faire la transition d'un âge sombre et difficile à une ère de liberté sans précédent, de joie et d'abondance, cela pour tous et partout. Seuls ceux qui ont vécu dans l'obscurité peuvent apprécier et jouir de la lumière. L'humanité s'est trouvée au bord de l'anéantissement lorsque chaque superpuissance cherchait à prendre le dessus sur l'autre en remplissant ses arsenaux nucléaires d'armes de destruction massive. Aujourd'hui la peur d'une destruction totale a reculé quelque peu et des occasions de paix peuvent être plus facilement exploitées. Quant à nos coeurs, ce sont les horreurs de conflits tels ceux du Rwanda qui les maintiennent ouverts et disponibles - sans parler de la misère liée à la mal-traitance généralisée des enfants. De grandes conférences internationales (le Sommet alimentaire mondial de Rome, par exemple) ont dès 1996 mis aussi la faim à l'ordre du jour des nations et de leurs programmes d'aide en faveur du Tiers Monde.

Quand le cerveau agit en lien avec le coeur, même les problèmes de grande envergure tendent à reculer. En tant qu'espèce humaine, nous pouvons accéder à des niveaux de compétence technique élevés permettant des expériences bénéfiques à chacun et sans effets pervers. Il n'y aura plus besoin de luttes, de souffrances et de manques les plus divers. Il revient à chacun de nous de faire le nécessaire pour que prennent forme ces idées. Il est d'autant plus important, et aujourd'hui plus que jamais, de ne pas jeter de l'huile sur le feu des conflits et désastres accablant le monde car ce que nous faisons et pensons à chaque instant se retrouve amplifié des milliers de fois.

La pensée négative, un crime

Chacun à sa manière, on contribue à l'état actuel de déséquilibre des affaires du monde en restant les spectateurs passifs de la montée du négativisme, de la violence et des guerres. Chaque fois qu'on entend des nouvelles annonçant un nouveau conflit, l'arrestation d'un assassin en série, le vol de l'épicier du coin ou le kidnapping d'un enfant innocent, l'on tend à passer un jugement immédiat. Par sympathie ou sens de la justice, on va peut-être l'exprimer par une explosion de colère contre l'«agresseur» qui vient d'entrer en guerre, ou par une prise de parti en faveur de l'innocent devenu victime. On peut se sentir aussi gêné ou même personnellement menacé lorsqu'est cambriolée la maison du voisin car l'on pourrait être le prochain sur la liste des voleurs.

Même si passer un jugement, fut-il mince, ou si prendre parti paraît le comportement approprié, l'on prépare ce faisant le terrain à de nouveaux conflits, délits ou violences. Il est vraiment temps de réaliser que nos pensées, positives ou négatives, jouent dans le monde non-physique un rôle suffisamment puissant pour réellement influencer l'évolution des autres et de la société en général. L'énergie suivant la pensée, les réflexions générées jour après jour par les milliards d'habitants de la planète ont souvent un effet plus grand sur la marche du monde que n'en ont leurs causes d'origine.

Nos attitudes personnelles, nos croyances, émotions et pensées portent des messages latents directement destinés à des situations ou personnes précises; ce sont des charges d'énergie qui vont s'imbriquer à un réseau universel d'influences réciproques. C'est pourquoi ce que *vous* pensez et ressentez fait une vraie différence ! La peur, la colère ou l'envie, sous quelque forme que ce soit, vont bloquer le système de communication au risque d'accumuler les énergies négatives et destructrices sous forme de stress collectif. Quand la montée en tension de ce stress atteint le point de rupture dans la conscience collective d'une ville, d'une nation ou de la population du monde dans son ensemble, explosent alors des calamités globales pouvant toucher des sociétés entières.

Le crime n'est pas un phénomène naturel et universel. Il existe en fonction directe des concentrations de stress et de désordre affectant les gens vivant dans un milieu social particulier. C'est pourquoi le taux de criminalité varie fortement d'une ville à une autre ou d'un pays à un autre. Le niveau d'insatisfaction et de malaise dans un groupe détermine l'intensité et la fréquence de comportements incohérents, agressifs ou criminels parmi certains des individus ses membres. Ces quelques personnes font office de soupape par rapport au stress collectif de la société. Lors du G-7 de 1996, le Président des Etats-Unis fit déjà du combat contre le terrorisme un point prioritaire de l'ordre du jour des nations. Cependant, malgré les pouvoirs croissants que se sont arrogés les gouvernements pour traquer les terroristes, les actes de terreur semblent croître plutôt que décroître en nombre et en importance.

L'approche que privilégient les autorités prétendant combattre le terrorisme se fonde sur la punition et des mesures de dissuasion rappelant le Moyen Age - assurément restées sans succès. Les groupes terroristes survivent et fleurissent dans la mesure de l'immense attention qu'on leur prête et des énergies négatives que le public leur adresse en général. L'énorme concentration d'énergie négative concentrée sur ces quelques «hors-la-loi» les pousse à devenir des assassins sans pitié ni raison.

Quiconque entend annoncer à nouveau l'explosion de bombes en Israël ou en Espagne, en Arabie saoudite ou à Londres risque fort de condamner les poseurs de ces engins. Mais, en termes d'énergie, cela contribue à générer une quantité énorme de colère, de peur et de haine - qui va s'accumuler dans la conscience du monde. Le médias jouent alors un rôle majeur dans l'actuelle extension du crime et du terrorisme sur la planète. La première mesure à prendre serait d'interdire au niveau international la diffusion des nouvelles «négatives», une manière raisonnable et efficace de miner la force du terrorisme et des autres formes de la criminalité. Cela diminuerait de manière substantielle le stress et les tensions globales, une pré-condition nécessaire pour redonner une plus grande cohérence aux pensées et sentiments de tous les membres de la société - criminels y compris.

Vous *pouvez* faire la différence

Des chercheurs russes ont trouvé une corrélation entre les tremblements de terre et l'incohérence des fréquences vibratoires du cerveau des habitants de zones de séismes. Les mesures correctives de la nature ou des gouvernements ne sont nécessaires que si il y a quelque chose à corriger. Afin d'améliorer nos sociétés, il faut nous occuper de mettre premièrement de l'ordre dans nos affaires. Si seulement un ou deux pour cents des gens savent résister à la tentation de n'être que de simples spectateurs ou à celle de se complaire à la diffusion de mauvaises nouvelles, c'est tout le reste de la société qui y trouvera peu à peu bénéfice. C'est la contribution la plus facile et la plus profonde que chacun de nous peut faire pour assurer plus de paix dans le monde. Nous pouvons ainsi aider à nettoyer le gâchis que nous avons créé sur la planète non en *faisant* quelque chose mais bien plutôt en cessant de participer aux «rumeurs» agitant nos sociétés. Plus grand sera le nombre de ceux qui s'abstiennent de recycler les messages de mauvais augure et de ressasser les événements tragiques, plus vite les médias perdront intérêt à couvrir les nouvelles négatives - aussi parce qu'ils auront moins à raconter.

Si, par aventure, vous êtes connectés à des sites Internet à contenu spirituel, vous saurez que l'évolution du monde est bien plus encourageante et bien meilleure que ne le laissent entendre les médias de masse. Ces derniers ne s'intéressant pour la plupart qu'aux malheurs porteurs de négatif, l'homme de la rue n'a guère d'autre choix que de croire que c'est là l'essentiel de la réalité. Pourtant, pour chaque catastrophe rapportée par les médias, il y a des événements heureux qui n'y trouvent pas écho: à chaque acte né de l'envie, de la haine ou de la violence, tel qu'étalé dans la presse, correspondent des actions sans nombre marquées, elles, au sceau de la générosité et de la compassion. Leur importance est certainement aussi grande que celle des événements négatifs mais, si leur actualité ne fait pas les gros titres de nos quotidiens, c'est que *nous*, les lecteurs, nous leur préférons une presse nous nourrissant de mauvaises nouvelles.

En évitant de s'en rassasier, on fera du monde un lieu plus agréable à vivre. Cela ne signifie pas se retirer dans la passivité ou se cacher la tête dans le sable. Ce type de dénégation ne peut aider en rien. Prendre alors conscience des besoins du monde devrait être une motivation suffisante pour entreprendre les changements de comportement adéquats.

Il n'en reste pas moins que souvent l'on se sent impuissant lorsque les autorités prennent des décisions erronées qui nuisent aux intérêts de la population. Une mauvaise gestion des fonds publics, des erreurs d'appréciation ou des fraudes dues aux gouvernements ne font d'ailleurs que refléter les aspects négatifs de la conscience collective. L'efficacité du pouvoir se construit sur l'impact positif de l'énergie collective que distillent quotidiennement les réflexions, émotions et sentiments de toute la population. Le gouvernement n'est que le miroir du peuple auquel il renvoie ce que les gens pensent d'eux-mêmes, de leurs concitoyens et de leur pays. De la même manière que l'accroissement de la tension dans l'atmosphère engendre l'orage, la crise secouant une nation vient de tensions collectives portées à leur extrême. La force de l'éclat est proportionnelle au degré de tension encouru, à l'importance des peurs et frustrations accumulées au jour le jour par chacun des membres du groupe. Lorsque le point de rupture est atteint, une petite étincelle suffit à déclencher la plus massive des explosions. J'en veux pour preuve l'Albanie où, pour une faute d'apparence mineure, les autorités ont provoqué une colère collective si grande qu'elle a conduit au renversement du régime.

Que les tensions collectives reprennent et la nouvelle administration se retrouvera avec les mêmes problèmes que ceux que ses prédécesseurs connurent dans pareille situation. C'est ainsi que le sentiment d'espoir qui accueille tout nouvel élu, Président ou Premier Ministre, s'efface peu à peu pour laisser le dirigeant impuissant face aux forces de rupture et de refus qui parcourent la conscience collective de la nation. Par contre, si la population se construit une identité plus positive et cohérente, le gouvernement pourra traduire cette amélioration de la conscience du groupe par une capacité renouvelée à faire face aux problèmes économiques, sociaux ou politiques. C'est alors que l'on applaudit la sagesse des autorités et qu'on loue leurs succès. Quoi qu'il en soit, le gouvernement n'est jamais que l'avatar de la conscience collective de la nation.

La même loi s'applique au traitement des maladies. Pour aider quelqu'un, on cherche à relier le signe d'une affection à sa cause sous-jacente. L'intervention médicale, quand elle tâche de masquer le symptôme ou d'en soulager les seuls effets, s'avère cependant insuffisante à rétablir vraiment la santé du malade. Il est fort probable que le problème resurgira, peut-être dans une autre partie du corps, mais, cette fois, il risque d'être plus persistant. Le crime, le terrorisme et les guerres ne sont eux aussi que les symptômes de la progression d'un mal latent affectant la société dans son ensemble. Pour que se rétablisse effectivement et pleinement la santé d'une société, il faut que le processus de guérison se déroule là où sont nés les conflits, soit dans le coeur et l'esprit des gens. Toute pensée «débilitante» peut provoquer maladie et souffrance. Par contre, les sentiments et pensées d'amour génèrent la santé et assurent aise et vitalité. *Votre* manière de penser peut donc faire la différence lorsqu'il s'agit de résoudre un conflit chez vous, dans votre groupe social ou partout ailleurs dans le monde.

Aucune pensée n'est secrète

Quand on se joint aux réflexions négatives de quelqu'un d'autre, on endosse son négativisme. Mais, si l'on peut aller au delà de ce masque de négativité, le visage réel de ce qui se passe apparaîtra. Dans les deux cas, on se trouve relié à un réseau d'informations universel, parallèle aux autres plus conventionnels. Imaginons alors que chacun de nous est lié à tous les autres gens de la terre par un réseau de fils invisibles permettant de transmettre des messages électromagnétiques à toute personne ou groupe auquel nous pensons. C'est précisément ce qui se passe quand nous pensons mais le processus est bien plus ample encore. La simple observation de pensées négatives ressenties par d'autres - sans parler même d'y participer - suffit à insuffler énergie et influence à la négativité ambiante. Sans le vouloir donc, quelqu'un peut ainsi contribuer à l'escalade destructrice de mauvaises tendances dans sa famille, sa communauté ou dans le monde.

Notre capacité à nous influencer les uns les autres, de façon tant positive que négative, est grandement accrue par l'usage de moyens de communication électronique ou électromagnétique - la télévision et l'ordinateur en premier lieu. Une nouvelle peut se diffuser à travers le monde en quelques instants. Lorsqu'un groupe de guérilla prend des innocents en otage dans un pays donné, certains peuvent approuver, d'autre condamner et c'est l'opinion mondiale qui va se trouver divisée à chaque fois que la télévision lance une nouvelle, même brève, sur ses écrans.

Cela conduit à la création de formes-pensées dans l'esprit des gens: des millions de personnes autour du globe peuvent imaginer «fusiller» les agresseurs utilisant des «balles» faites de colère et de jugement. La vue d'un flash télévisé repris le long des divers fuseaux horaires transforme ce type de violence pensée en un phénomène durant bien 24 heures. Les guerres sont menées non seulement sur les champs de bataille mais aussi dans l'esprit des gens qui, de leur salon, en regardent le déroulement. Chaque fois que l'on prend parti ou se sent malheureux en regardant son écran, on se transforme en véritable acteur du conflit. Si nos pensées et sentiments vont contre l'une des parties en lutte, on en renforce l'agressivité et la volonté de réaction. En effet, on entre alors directement dans le réseau global de communication de la pensée et, avec les parties au conflit comme avec les autres téléspectateurs, on nourrit la lutte en cours.

Arrêter la bataille mentale

A l'opposé, si l'on peut éprouver de vrais sentiments de compassion et d'amour aussi bien pour les agresseurs que pour les victimes, sans chercher à juger ni les uns ni les autres, alors le lien qui en découle va, dans le réseau des formes-pensées, aider à calmer ou résoudre le conflit. Bref, nous participons de façon immédiate à tout ce que nous observons ou à ce dont nous sommes témoins. Lorsque des millions d'observateurs se branchent ensemble au réseau d'énergie des formes-pensées, celles d'un championnat du monde par exemple, des pulsions violentes de colère et d'hostilité peuvent alors passer dans la conscience collective - au risque d'accroître non seulement le désordre des rues mais aussi la criminalité ou le terrorisme. Le mauvais va empirer et le bien se détériorer jusqu'à affecter le bien-être des individus.

La prochaine fois que vous décidez donc de regarder à la télévision un événement violent, un reportage de guerre ou un film d'action, demandez à votre partenaire de mesurer votre tension musculaire comme le font les kinésithérapeutes; vous verrez diminuer votre force musculaire lorsque vous estimerez le spectacle désagréable ou effrayant. Prenez conscience aussi de la vitesse à laquelle est sapée votre énergie. En effet, les formes-pensées négatives provoquent toxines et congestion physique, ce qui va déprimer le flux d'énergie vitale en votre corps. Une partie de vous-même va éprouver une montée excessive d'énergie, soit un déséquilibre destructeur qui peut aller jusqu'à vous rendre malade; une autre partie va compenser par une perte d'énergie, ce qui va entraîner faiblesse et fatigue.

Le système universel de communication de la pensée est accessible à tout type d'informations, dont celles des médias de masse. Ces derniers aussi nourrissent directement en données d'actualité le cerveau d'une part et, d'autre part, le coeur, foyer des sentiments. Or le pouvoir des pensées se traduit en substances chimiques profondément significatives, les hormones de stress et celles de plaisir. C'est dire que la capacité d'influence que l'on a sur soi-même vaut bien celle que l'on a sur son milieu.

Le désir que l'on a de rester au courant des «événements du monde» peut être plus fort souvent que notre volonté de ne se pas laisser envahir par l'information - mais cela a un prix. En se connectant au réseau des énergies destructrices, on se rend vulnérable à toutes espèces d'influences néfastes qui viennent de l'extérieur comme de l'intérieur de soi-même; leur effet: une baisse de la fréquence vibratoire tant de l'intelligence et du corps physique que de l'esprit. En se concentrant par contre sur des données positives, la créativité et le progrès, il y a de fortes chances pour que l'on reste en paix avec soi-même. La fréquence vibratoire peut alors s'élever à un niveau tel que l'on devient une source constante de bonheur et d'amour pour sa famille et sa société.

Actuellement, ce réseau d'information universel sert surtout à diffuser de mauvaises nouvelles portées par de mauvaises énergies; des changements sont imminents cependant car nombre de gens dans le monde ont déjà commencé à modifier leur façon de penser. Puisque ce monde, avec ses bons et mauvais côtés, n'est finalement que le produit de la pensée humaine, c'est bien le vécu d'individus s'orientant vers davantage de paix et d'harmonie qui constitue la base sur laquelle construire un monde idéal. Les pensées sont des ondes de longueurs diverses qui contiennent des messages et informations spécifiques. Quand elles sont liées directement à leur origine, le Soi Supérieur ou la Source, elles peuvent dérouler leurs intentions jusqu'à leur terme. En tant qu'espèce humaine, nous sommes donc à la veille de prendre conscience de notre véritable potentiel; ce processus de maîtrise de soi permettra de faire de la Terre un endroit non seulement plus hospitalier mais aussi porteur d'une destinée nouvelle pour l'humanité. Pour y arriver, pourtant, il nous faut maintenant cesser de douter de nos capacités.

Le doute, cause d'échec

La pensée ne semble faible que parce qu'elle est coupée de sa source puissante. C'est ce qui arrive lorsqu'on l'attache aux «instructions du doute», celles qui, par exemple, s'expriment en disant: «Il n'y rien que je puisse faire pour améliorer le lot de quiconque où que ce soit; dès lors pourquoi essayer?» Dans un premier temps, certes, on peut se sentir appelé à bouleverser son existence pour contribuer à l'amélioration de la société mais l'intellect va bientôt jouer de doutes de plus en plus sérieux jusqu'à nous priver de toute inspiration et enthousiasme. En se persuadant d'être «trop petit» pour influencer «plus grand» que soi, d'être trop insignifiant pour accomplir un événement majeur, on signe par avance sa défaite - un coup que l'on se tire dans le pied -, ce qui est le meilleur moyen pour aller à l'encontre de ses intentions d'origine. A dire vrai, en notre existence, la seule insignifiance est la limite que l'on fixe à sa pensée. Cependant, rien n'est plus grand que notre potentiel - qui est infini. Le seul obstacle à sa mise en oeuvre et le doute entretenu face à nos propres pouvoirs.

L'hésitation et le doute ne peuvent être balayés par la simple compréhension intellectuelle de leur fonctionnement. Pourtant en suivant les instructions simples proposées en cet ouvrage, en particulier au chapitre 14 évoquant les «Douze portes menant au Paradis sur Terre», on peut apprendre à grandir dans la conscience de l'unité et de l'interrelation de toutes choses. Résultat: débarrassés des doutes, nos aspirations mèneront à de grandes améliorations, en soi et autour de soi.

En fait, nous ne sommes qu'à un souffle de pouvoir accomplir nos désirs, spontanément et sans efforts. Mais, en continuant à juger nos capacités présentes à l'aune de l'expérience passée, nous aurons encore besoin de quelque temps pour trouver normale l'idée qu'il suffit d'avoir une intention claire et une formulation juste de ses désirs pour qu'ils s'accomplissent parfaitement. Cette règle s'applique autant aux désirs contribuant à soutenir notre vie matérielle qu'à ceux menant au succès de l'esprit.

Aisance matérielle et richesse spirituelle

Si vous avez de bonnes pensées envers quelqu'un, des pensées aimantes donc, ce n'est pas à lui seulement que vous adressez des messages d'élévation et d'harmonie mais aussi à vous-même. Vous contribuez alors à réparer les courts-circuits caractérisant le réseau universel de communication. Quand la principale conduite amenant les eaux à une ville se bloque, toutes les maisons se retrouvent privées du précieux liquide. De pareille manière, un système de communication congestionné, fût-il universel, empêche les énergies constructives d'atteindre la conscience collective de la société et brise le flux vital coulant vers soi ou son environnement. Il est alors du devoir de chacun d'assurer et de renforcer les liens noués avec la nature et ses prochains. En leur souhaitant sincèrement de meilleures ressources, matérielles autant que spirituelles, on s'ouvre les portes de l'abondance et bien davantage encore. Grâce à l'intention de donner, faite à partir du coeur, on entre en contact immédiat avec le circuit de l'amour, de l'abondance et du bonheur. Ceci nous permet de boire ensemble à la même source, donc de devenir soi-même plus aimant, plus généreux, plus heureux. En d'autres termes, ce que l'on désire pour soi, il faut le demander d'abord pour les autres.

En se branchant à ce système de circulation universel, on bénéficie d'une force accrue et de problèmes de vie réduits - tant sur les plans physique, émotionnel que psychologique. Cependant, partout où le système se bloque, l'énergie va stagner. Comme lorsque s'obstrue une rivière, l'énergie stagnante va s'accumuler jusqu'à devenir destructrice. L'énergie d'une rivière porteuse de vie peut tourner à la violence la plus négative et faire sauter le barrage coupant sa route au risque de causer désolation en aval. La violation répétée des lois de la nature par des millions de personnes a perturbé les équilibres écologiques au cours des siècles, si bien que l'homme a réagi, lui aussi, en construisant des barrages pour en tirer de l'énergie électrique et de l'eau d'irrigation. Or les rivières et les mers représentent le circuit énergétique de la planète: barrées, elles accumulent de puissantes énergies de destruction.

De même façon, l'accumulation de biens matériels - empêchés de circuler pour le bien de l'humanité - rend le thésauriseur malheureux et destructeur. Un comportement égoïste souligne la pauvreté et la solitude intérieure de celui qui s'adonne au jeu de l'avarice. Pour remplir un douloureux vide de l'âme, il s'efforce d'amasser tout ce qui est à sa portée: le pouvoir, la nourriture, les relations sociales, l'argent et n'importe quel autre bien. L'aisance matérielle, pourtant, n'ajoute guère à la richesse intérieure qui est faite d'amour, de liberté et de courage; en effet, cette richesse-là advient spontanément quand on s'immerge *dans* le flux de la vie.

Le bonheur de la personne portée par le flot de l'abondance intérieure ne peut se briser par faute de possessions matérielles. Une rivière trouve paix et réconfort en sachant que de l'eau continuera à la nourrir en tout temps. Inutile de garder la 'vieille' eau car elle n'a pas peur de la perdre. Les biens matériels peuvent donner plaisir tant que l'on ne craint pas de devoir les lâcher pour une raison quelconque. La peur de perdre ses richesses est bien le signe qu'on leur est attaché. Pour apprendre à distendre ce lien aux biens matériels, il faut peut-être passer par la perte de ce à quoi on tient le plus. Personne ne s'agrippe désespérément à une vieille guimbarde ou à des nippes fripées si l'on sait pouvoir s'offrir une voiture ou des vêtements neufs.

Pour que s'étende et avance la vie, le vieux doit faire place au neuf. Seule la peur brise le courant du fleuve de la vie et de l'abondance. Bref, c'est l'angoisse qui fait barrage mais elle peut un jour sauter, quitte à causer d'importants dommages. Les gens vraiment épanouis n'éprouvent pas le besoin de courir après l'argent car c'est bien l'argent qui leur «court» après: il est toujours là si nécessaire. «Le souci» ne fait pas partie de leur vocabulaire car ils sont toujours branchés sur le système de provende universel. Ils se sentent joyeusement créateurs et se savent vraiment riches tant du point de vue spirituel que matériel. Ces deux types de biens, parties intégrantes de l'existence, se complètent pour faire de la vie une expérience essentielle.

Abondance intérieure et extérieure, vivre à 200%

Renoncer aux biens matériels et ne consacrer son existence qu'à la quête de l'esprit n'est pas vraiment un signe de sagesse ni de courage. Même si une retraite momentanée des affaires du monde s'avère presque nécessaire pour l'homme moderne, l'abandon de toutes ses autres responsabilités pour chercher l'illumination ne peut servir qu'à moitié ses objectifs sur cette Terre. La raison d'être de l'humanité est certes d'atteindre des états de conscience plus élevés mais en restant *enracinée dans* la densité de la matière. Pour que la vie soit complète, les deux aspects du Soi doivent être vécus pleinement, le spirituel à 100% comme le matériel à 100%. La vie ne peut en effet s'accomplir totalement que si l'on voit le monde matériel dans sa lumière spirituelle. Quand on commence à explorer les aspects spirituels les plus profonds du Soi, c'est bien tout le monde matériel environnant que l'on reconnaît en eux.

L'existence aux trois dimensions du corps et de son environnement ne fera sens que lorsqu'on prendra véritablement conscience de qui nous sommes, soit un être de dimension plus élevée qui s'est incarné dans un monde à trois dimensions. Des générations entières d'humains se sont consacrées corps et âme à la quête spirituelle - au point de ne plus prendre correctement soin de leurs besoins physiques. La faim, la misère, la maladie et la précarité furent le triste résultat de cette négligence de la réalité matérielle de la vie.

A l'opposé, le monde dit développé a prétendu presque exclusivement que le vrai bonheur ne pouvait provenir dans la vie que d'un confort physique et de biens matériels accrus. Tout semble alors ne tourner qu'autour de l'emploi de chacun et de l'argent qu'on en tire. De telles ressources ne permettent-elles pas d'acheter, par exemple, une voiture, une maison, une nouvelle télévision ou les derniers vêtements à la mode ? Quelle ironie de constater alors que, malgré cet encombrement de biens, on est arrivé aux limites de la misère et de la famine intérieures. Stress, drogue, crime et désillusion quant à la vie, tout autant que l'isolement d'une existence inquiète et solitaire, semblent devenus le lot usuel de grand nombre de nos contemporains, ce qui indique une civilisation appauvrie tombée malade d'elle-même.

L'homme est un animal social qui ne peut vivre très longtemps dans l'isolement. Et la solitude n'est pas nécessairement conjurée par le vivre ensemble d'une société qui prône avec conviction, par exemple, que la seule garantie de bonheur est de trouver le partenaire adéquat digne de partager toute notre existence. Malgré des tentatives parfois nombreuses de vivre avec l'élu de son coeur, le bonheur semble cependant échapper aux couples d'aujourd'hui car, trop souvent, il ne suffit pas d'une simple proximité physique pour assurer le vivre ensemble. Pour permettre au flot de l'abondance intérieure et extérieure de couler et donner plein sens à une existence commune, c'est au système universel d'énergie et de communication, partout présent et reliant *toutes* les formes de la vie, qu'il faut savoir se brancher - sans laisser rien n'y faire obstacle. Et, à cet effet, chaque mouvement de pensée compte car la pensée, comme dit précédemment, peut influencer le système dans son ensemble.

Des résultats immédiats

Au vu des liens qui unissent tous les gens entre eux, une personne active, solide et saine représente une force majeure dans la création d'une conscience collective juste qui évite d'inutiles frictions dans le circuit énergétique d'ensemble. Cette personne peut en outre se transformer en un puissant aimant attirant à elle les forces de portée harmonieuse et positive. Avec l'augmentation actuelle des énergies du soleil, les mouvements positifs de la société vont s'intensifier. Il est alors de notre intérêt bien compris de faire les choix qui soutiennent le développement de la vie. En récompense à une attention donne en priorité aux informations, événements et situations porteurs de vie, on fera l'expérience immédiate d'un bonheur, d'une énergie et d'une vitalité accrus.

Plus conscients et plus nombreux seront ces choix, moins importantes seront les conséquences du renforcement inconscient des situations de conflit dans nos propres vies et dans le monde. Cet engagement une fois pris - par et envers soi -, on remarquera à quelle vitesse s'efface le lourd poids placé sur nos épaules. Et le monde aura bien plus de chances de s'améliorer si, ensemble, on se branche sur le réseau global des données positives. C'est la participation de chacun qui *fera* la différence tant pour la planète que pour soi-même. En se branchant aujourd'hui sur le positif, c'est demain déjà que la différence sera manifeste.

La fatigue, amorce d'un cercle vicieux

Une rupture du circuit énergétique peut être due à nombre de facteurs différents; tous, cependant, ont un point commun: ils violent les lois de la nature. Il en résulte de la fatigue qui est simple épuisement des énergies. Le sommeil et le repos permettent, eux, de restaurer l'énergie et de rajeunir le corps et l'esprit.

Par exemple, si une soirée mondaine prolongée ou le retard de votre avion vous fait rentrer chez vous à trois heures du matin, vous pouvez vous sentir épuisé, d'autant plus que vous n'avez que trois heures et demie de sommeil avant de vous rendre à votre premier rendez-vous tôt le matin. Vous vous tirez difficilement des plumes pour répondre aux appels répétés d'un réveil impitoyable et vous sentez fatigué, physiquement éreinté, alors que votre esprit anticipe déjà des moments difficiles au travail car vous estimez ne pouvoir être à la hauteur des situations les plus familières. Bref, vous vous sentez à côté de la plaque.

Au bureau, vous êtes dans un brouillard qui vous éloigne de tout ce qui d'habitude vous motive et enthousiasme, de tout ce qui vous rend créatif et pousse dans le sens de vos objectifs. Mal dans votre peau, vous vous agitez et montrez de l'impatience comme si les choses n'allaient pas assez vite ni assez facilement. Et, soudainement, vous vous emportez contre un collègue et commencez à l'invectiver. S'il vous en tient rigueur, la tension va monter s'il commence à impliquer d'autres gens dans l'incident afin d'en obtenir soutien et compassion. L'atmosphère de travail devient alors irrespirable et hostile sans que personne d'ailleurs ne prenne note de votre fatigue. A la fin de la journée, vous vous sentez encore plus tendu et irritable qu'au matin. De retour chez vous, plutôt qu'un moment de paix pour vous détendre, vous tombez sur vos enfants qui se disputent. Comme vous n'en pouvez plus, la colère vous prend et vous les renvoyez dans leur chambre. Mais c'est votre partenaire qui insiste maintenant pour discuter de problèmes financiers: vous la renvoyez et elle s'en trouve déboussolée. Bref, la situation ne fait qu'empirer....

La fatigue, cause de stress

Et cette histoire peut se poursuivre indéfiniment: les problèmes restés sans solution au travail et à la maison empoisonnent votre deuxième nuit et vous êtes encore plus fatigué le jour suivant. Les difficultés s'accumulent et vous commencez à blâmer tout le monde sous prétexte qu'ils multiplient les erreurs et ne sont pas suffisamment prévenants. Peu à peu votre caractère passe de celui d'une personne aimable, tolérante et efficace à celui d'un cynique, impatient et peu fiable. Que s'est-il passé? En une nuit, votre vie a basculé parce que votre corps, vos perceptions mentales et votre esprit ont perdu l'équilibre. Le manque de sommeil - et de ses effets énergisants et revitalisants - a rompu votre approvisionnement en énergie. Les lois de la la nature ne sont plus suffisantes pour rétablir vos pensées. sentiments ou actions. La fatigue crée un court-circuit dans votre réseau énergétique et vous voilà devenu susceptible à ce qu'on appelle le stress.

Aujourd'hui, on considère que 92 % des nouveaux patients se plaignent de problèmes liés à la fatigue. Les gens diront qu'il sont «épuisés», «éreintés» ou «crevés» pour définir leur état. Il n'y a en effet pas de problème physique ou émotionnel que la fatigue ne cause ou n'accompagne. Et, dans le corps, l'inefficacité d'un organe est toujours signe de fatigue comme le sont un esprit tendu, de l'agitation ou de la nervosité. Les formules «j'en ai assez d'attendre», «assez de tel et tel» ou «je n'ai plus la force d'argumenter» décrivent bien cet état de fatigue sous-jacent. Quand les gens affirment être trop fatigués pour vivre, ils le pensent vraiment: leur vitalité coupée, ils n'ont plus une once d'énergie pour poursuivre leur existence. Une fatigue chronique est alors un signal fort indiquant un besoin de soins.

Le processus de guérison adéquat commence toujours par la réparation du circuit énergétique endommagé ou rompu - et il y a de nombreuses manières de s'y prendre. Les chapitres suivants décrivent ce qui interrompt le flux de la force vitale, ce qui engendre de la fatigue et ce que *chacun de nous* peut faire pour rétablir les équilibres et la vitalité à tous les étages de la vie, corps physique, corps mental, esprit et comportement.

CHAPITRE 5

Soigner la cause

Les émotions, «prévisions météo» du jour

Les émotions sont des signaux qu'à tout instant le corps envoie pour dire son confort et ses inconforts. Elles représentent des vibrations spécifiques qui, telle une «prévision météo», annoncent ce que l'on ressent de soi ou des autres et disent ce qui semble juste ou faux dans l'existence. Les émotions jouent le rôle de miroirs qui révèlent à l'être humain tout ce qu'il a besoin de savoir pour continuer à vivre. Le corps est ce miroir; mais un miroir sali ne reflète qu'une partie du réel et n'en n'offre qu'une image distordue. Quand, bloqués par les émotions, nous restons incapables de comprendre ce qui nous arrive, c'est que nous n'entendons ni ne savons interpréter les messages que le corps essaie de nous faire passer.

Tout problème émotionnel indique un manque de conscience. Si l'on n'est pas parfaitement «conscient», on perd le contact avec soi-mêmes et se trouve incapable d'apporter des changements constructifs à son existence. Nombre de personnes sont à ce point coupées de leurs sentiments qu'elles ne savent même plus *ce qu*'elles ressentent. La pratique de l'attention ramène à qui l'on est dans le lieu et le moment où l'on se trouve. En restant *avec* ses émotions le temps qu'elles durent, on peut lâcher la bonde aux grands pouvoirs de création qui, en soi, restent dormants. Les émotions ne sont pas là pour être jugées ou réprimées, elles existent pour être comprises. En apprenant à les observer, on peut mieux saisir leur véritable signification. Alors, au lieu de *réagir* inconsciemment à telle personne ou situation pénible, on pourra *agir* consciemment en jouant de sa libre volonté.

Les émotions ont besoin d'être reconnues car c'est le seul moyen dont le corps dispose pour signifier ce que l'on ressent vraiment face à d'autres ou face à soi-même. Elles peuvent nous alerter des fautes qu'on a pu commettre et nous encourager à les corriger. Plus on cherche à les exprimer en conscience, moins elles auront d'ailleurs de prise et de pouvoir sur nous. Pour cela, il suffit de se demander: *«Comment est-ce que je me sens en ce moment même? Que cherche à me dire mon corps?*

Où, dans ce corps, ma colère, ma frustration, ma tristesse s'expriment-elles? Quel gain désiré-je obtenir en côtoyant telle personne ou en écoutant telle conversation?»

Converser avec soi-même de cette façon n'est pas un signe de folie mais bien une activité de tous les instants, nécessaire pour prendre toujours mieux conscience d'un dialogue intérieur devenant à la fois naturel et spontané: cela permet de mieux apprendre de son corps. Le corps nous parle en effet le langage des émotions, un langage assurant bien meilleur conseil que le fatras des connaissances et informations nous venant du monde extérieur. Apprendre à le déchiffrer donne accès dans cette vie à la santé parfaite, à l'abondance et à la sagesse spirituelle. Par contre, en ignorant les messages venant de l'intérieur de soi, on se retrouve englué dans un cercle vicieux d'actions et réactions laissant peu d'espoirs de voir changer et s'améliorer l'existence. C'est bien à des émotions réprimées qu'est due une telle situation.

Refouler ses émotions

D'une manière ou d'une autre, nous souffrons tous d'émotions refoulées. Durant l'enfance, bon nombre d'entre nous avons appris qu'il n'est pas juste d'exprimer des sentiments considérés comme négatifs. Quand, malgré tout, on leur donnait libre cours, on se retrouvait jugé ou réprimé par autrui. En général, on essaie d'éviter toute émotion désagréable qui pourrait mettre en cause l'image que l'on veut de soi, celle d'un être aimable, amical et aimant, généreux, honnête et serein. Si, pour une raison ou une autre, on cède à la colère, à la frustration, à la jalousie ou à la dépression, on ne s'en félicite guère, ce qui est bien compréhensible; on tend alors à marginaliser ou à refouler ce type d'émotions.

Pourtant cela ne semble pas marcher. En effet, lorsqu'on cherche à éviter les questions qui nous fâchent, elles paraissent nous coller à la peau davantage encore. Avec le temps, elles forment des «dépôts mentaux» qui lestent un caractère que l'on n'apprécie pas forcément; se sentant coupables, on tend alors à se priver de l'amour et de l'attention que l'on mérite. Par la suite, pour les retrouver, on va chercher à *prétendre* être tout ce que l'on désire être. Mais, au fond de soi, on se sent de plus en plus insatisfait, mal à l'aise et malheureux. Parfois, on ne peut plus se contenir et l'on va relâcher une partie des émotions enfouies. Perdant le contrôle conscient de soi-même, on éclate ainsi de colère dans des situations qui, à première vue, ne justifient pas des réactions aussi fortes.

Lorsque l'on retrouve son calme, on voit mieux ce qui s'est passé mais, plutôt que d'en être soulagé, on se sent souvent épuisé - tant du point de vue physique qu'émotionnel. Pour empirer la situation, on se sent coupable d'avoir blessé les sentiments d'autrui, ceux de nos proches en particulier. Si l'on a le courage et l'humilité de demander pardon, cette charge de culpabilité peut tomber; pourtant, si l'on a trop honte pour mettre son âme à nu devant les autres, ces sentiments de culpabilité, on va, eux aussi, les refouler.

L'aspect physique des émotions

Quand, en 1981, j'ai découvert pour la première fois l'ancienne sagesse des thérapeutes ayurvédiques, je n'avais pas idée que ce type de médecine allait profondément bouleverser mon existence. J'acquis alors une perspective nouvelle de l'être qui allait me rendre la vie plus intense et plus significative. Les sages de l'Ayurveda, partant d'une juste conscience de l'unité des phénomènes, considèrent que tout problème vient d'une «erreur de l'intellect». Ils prétendent que, sans savoir qui l'on est, il est impossible de voir où l'on va ni ce que l'on fait. En effet, pour appréhender le monde et soi-même, plutôt que de s'en référer à un Soi sans limites porteur de félicité consciente, on s'arrête aux seuls rôles que l'on joue dans la vie quotidienne, ceux qui façonnent l'identité du petit moi - l'ego. Ici, je joue au docteur dans son cabinet; là, à l'époux revenant au foyer. Et bien d'autres rôles sont au menu des humains, père, ami, cuisinier, voyageur, enseignant, étudiant (pour ne citer que les plus courants). L'essentiel de l'existence se passe alors à interpréter ces personnages quitte à oublier quel être les incarne. Il en résulte la peur de perdre le contact avec la source profonde de la puissance d'amour qui donne équilibre aux nombreux aspects de la personne. On peut citer diverses réponses physiques à ce manque d'amour qu'expriment la peur et d'autres difficultés émotionnelles.

La peur: Il s'agit d'une forme de conscience en creux prenant la forme d'une émotion négative. Toutes les émotions négatives s'enracinent dans la peur. Même si elles se manifestent au plan mental, elle affectent profondément le corps aussi. La peur touche toutes les cellules du corps, en particulier celles des reins et des glandes adrénalines. Ces glandes réagissent en sécrétant de l'*adrénaline* et d'autres hormones de stress qui vont passer dans le sang et modifier de manière dramatique le comportement de chaque cellule, muscle et organe du corps. Une peur suffisamment forte peut paralyser quelqu'un. La peur conduit souvent à la frustration et la frustration à la colère.

La colère: On n'éclate de colère qu'après avoir «accumulé» bon nombre de peurs et de frustrations. Il suffit d'un élément «déclencheur» pour qu'explose une colère stagnante. Même une contrariété mineure peut alors susciter un puissant débordement d'émotions. On sent d'ailleurs monter en soi la colère, cette dernière s'extériorisant finalement en paroles acerbes ou en violence physique. Quand la rage domine, les personnes particulièrement sensibles se plaignent de douleurs au foie (qu'y provoque la rétention de toxines). Pour se protéger, le foie relâche de grandes quantités de graisses qui iront ensuite encrasser les vaisseaux sanguins au risque d'entraîner des affections coronaires. Des sentiment de colère et d'agression trop longtemps retenus peuvent ainsi tellement «brûler» le coeur que les lésions se manifestant au niveau des artères coronaires prennent alors l'aspect de vraies brûlures.

La colère provoque aussi des changements de la flore dans la vésicule, les canaux biliaires et l'intestin grêle. Toute personne se mettant facilement en colère se retrouve avec un foie et une vésicule embarrassés de calculs biliaires qui suscitent l'irritation ou l'inflammation de la muqueuse tapissant l'intestin et l'estomac.[2] Par exemple, les gastrites et les ulcères d'estomac sont parmi les maladies psychosomatiques le plus souvent associées à la colère et au stress. Des colères récurrentes peuvent encore augmenter la pression sanguine et affecter le système immunitaire, entraînant par là l'apparition de toutes sortes d'infections. La colère provoque aussi la production de *noradrénaline*, une hormone habituellement très utile mais qui devient fort dangereuse sous l'influence d'un stress élevé. En outre, si le corps ne trouve d'exutoire à ces tensions, chaque moment de colère refoulée devient le motif pour une nouvelle explosion, plus forte que la précédente.

---

[2] Les calculs biliaires du foie et de la vésicule peuvent être enlevés par une procédure de nettoyage simple et indolore, procédure que j'ai décrite dans l'ouvrage intitulé *L'étonnant nettoyage du foie et de la vésicule biliaire*

L'insécurité: Si l'on ne se sent pas en sécurité, la vessie peut se contracter: uriner devient alors difficile, pénible même. Un resserrement de la vessie peut conduire à un besoin fréquent d'uriner qui se manifeste souvent la nuit et qui est accompagné de fortes sensations de brûlure. Une infection de la vessie est devenue chose courante chez les femmes qui se sentent anxieuses ou manquent de protection dans l'existence. Etre constamment sur la défensive est un signe typique de ce sentiment d'insécurité.

La nervosité: La nervosité crée des toxines dont l'effet mène à une irritation des intestins. Les gens nerveux souffrent souvent de diarrhée, de constipation ou d'inflammation de la muqueuse du côlon.

Blessure à l'âme: Si l'on se sent mal aimé ou profondément blessé, on éprouve un sentiment de lourdeur au niveau du coeur. Une meurtrissure émotionnelle restée sans soins peut prendre la forme d'une affection cardiaque. Les compagnons usuels de ce type de blessure, le deuil et la tristesse, peuvent eux causer des problèmes respiratoires, un peu comme si les poumons se sentaient trop fatigués pour assurer une respiration aisée et normale.

La haine: La haine est une forme sévère de l'attachement. Une grande dévalorisation de soi et l'incapacité à pardonner risquent alors de se manifester en une colère intense qui va affecter fortement le foie et la vésicule biliaire et, par conséquent, le système digestif tout entier. La haine produit des substances hautement toxiques pour la plupart de cellules du corps; lâchées dans le sang, elles vont empoisonner tout le corps et inciter à des comportements irrationnels ou violents.

L'échec: Quand on pressent «rater» son existence avec le sentiment de n'être jamais «à la hauteur», on tend à développer des problèmes intestinaux provoquant une mauvaise absorption des aliments. L'intestin grêle ne «suffit plus» à nourrir le corps. Cela conduit à des gaz toxiques, des ballonnements abdominaux et à une physiologie de malnutrition.

L'envie et autres émotions négatives: L'envie, l'avarice, la possessivité conduisent toutes à des maux de coeur et de rate. Cela affecte à son tour le système immunitaire et réduit la distribution de l'énergie dans le corps. Faute de satisfactions profondes ou faute de succès, des problèmes d'estomac vont se développer. La peur de l'avenir peut provoquer des trépidations affectant jusqu'aux cellules du foie et, si l'on se sent sans soutien, les glandes adrénalines vont aussi manifester de l'anxiété. La peur et l'anxiété vont alors modifier la composition de la flore du côlon, au risque de multiplier les bactéries dangereuses et les gaz toxiques - ce qui va provoquer une alternance de diarrhées et de constipations.

Emotions et types corporels

L'Ayurveda classe les émotions en trois groupes d'humeurs corporelles a80pelées les *doshas* - soit *Vata, Pitta* et *Kapha*. Ces trois énergies maintiennent et contrôlent tous les processus tant mentaux que physiques chez l'être humain. Lorsqu'elles se déséquilibrent, il en résulte des troubles physiques et émotionnels. La variabilité des trois *doshas* détermine aussi notre type de constitution physique, notre prédisposition à telle ou telle maladie, notre état immunitaire général, notre susceptibilité à tel ou tel traitement ou les traits de notre personnalité[3].

On peut résumer les caractéristiques des types *Vata, Pitta* et *Kapha* de la manière suivante:

Le type *Vata*

- Physique mince et de construction légère, cadre corporel étroit;
- nez recourbé ou de forme irrégulière
- Mouvements et actions rapides
- Peau plutôt sèche, rugueuse, froide et sombre
- Aversion au froid
- Faim et digestion irrégulières
- Sommeil léger et intermittent, insomnie
- Enthousiasme, vivacité d'esprit, imagination, sensibilité des perceptions, inclination à la spiritualité
- Excitabilité, humeurs changeantes, imprévisibilité

---

[3] Pour en savoir plus sur les types corporels et les méthodes permettant de les maintenir en équilibre, voir mon ouvrage *Timeless Secrets of Health and Rejuvenation*.

- Compréhension rapide d'un donné - doublé d'un oubli tout aussi rapide
- Tendance aux préoccupations, à l'anxiété et à l'agitation
- Tendance aux ballonnements et à la constipation
- Se fatigue rapidement, tendance à en faire trop et hyper-activité
- Energie mentale et physique se manifestant par à-coups
- Mauvaise tolérance de la douleur, du bruit et de la lumière éclatante

Le type *Pitta*

- Corpulence moyenne, corps bien proportionné ou athlétique
- Force et endurance moyennes
- Grandes faims et soifs, forte digestion
- Tendance à la colère et à l'irritabilité quand sous stress
- Peut être arrogant et égoïste
- Souple, intelligent, brillant
- Tendance à avoir une peau et des cheveux virant au rouge, grains de beauté, taches de rousseur, problèmes cutanés
- En cas de déséquilibre, calvitie et/ou cheveux blancs précoces
- Nez pointu, rougeaud
- Vue perçante, yeux parfois injectés de sang
- Aversion au soleil, au temps chaud
- Préfère les boissons et repas froids
- Caractère entreprenant, aimant les défis, bon organisateur
- Intelligence aiguë
- Bon orateur, précis et clair
- Ne peut sauter un repas
- Mémoire moyenne
- Dirigeant à succès

Le type *Kapha*

- Physique compact, constitution forte et relativement lourde
- Articulations fortes et souples
- Grande endurance et force physiques

- Cheveux souvent noirs, blonds, châtains foncé, épais, onduleux, gras
- Caractère fiable et pondéré
- Energie constante, lent mais gracieux dans ses actions
- Tranquille, personnalité décontractée, lent à la colère
- Peau fraîche, lisse, pâle et souvent grasse
- Veines et tendons peu visibles
- Lent à saisir des données nouvelles, lent aussi à oublier
- Gros dormeur, sommeil lourd
- Tendance à prendre du poids, obésité
- Digestion lente, petites faims
- Besoin de sommeil excessif
- Calme, affectionné, placide, tolérant, indulgent, formateur, maternel
- Peut être possessif, têtu, attaché à autrui, étroit d'esprit

Si l'on s'identifie davantage à une série de traits qu'à une autre. il y a de bonnes chances que l'on relève du type corporel valorisé. Les trois prochaines sections de ce chapitre décrivent les caractéristiques émotionnelles correspondant à chaque type corporel. L'avantage de connaître ce dernier est d'aider à mieux garder les équilibres physiques et émotionnels propres à chacun. Par exemple, un être *Vata* vit dans un monde de «teinte *Vata*»: en découvrant ce qui fait l'équilibre d'une personne de type *Vata*, il peut alors envisager de se concentrer sur des nourritures, des exercices, des routines ou des situations qui équilibrent sa personnalité *Vata*.

Les émotions Vata

Les personnes de type *Vata* équilibré font preuve de qualités que d'autres trouvent stimulantes et édifiantes. Par nature, elles sont enthousiastes, vives, imaginatives et pétulantes. Elles s'enflamment à propos d'idées et d'objets nouveaux et s'excitent lorsqu'elles en parlent. Il est amusant d'être à leurs côtés car leur vocabulaire ignore le mot *ennui*.

Par contre, en déséquilibre, un être *Vata* tend à une certaine versatilité dans ses humeurs et irrégularité dans ses activités, repas, habitudes et routines quotidiennes. A un moment, il se croit au sommet des possibles pour, la minute suivante, se retrouver maussade et malheureux. Mis sous pression, il devient impulsif, nerveux et angoissé. Sous l'emprise de la peur, il devient surexcité et hyper-actif, ce qui conduit à son épuisement, soit à une fatigue perpétuelle tournant à la dépression, un état caractérisé par un grand «vide intérieur». L'être *Vata* trouve toujours une raison de se faire du souci pour quelque chose ou quelqu'un.

Vata, qui combine l'air et l'espace, est la plus importante des *doshas*. En effet elle est responsable de tous les mouvements intérieurs - circulation, élimination et communication. *Vata* est la première à se dérégler. Toute obstruction au flux des éléments nutritifs, oxygène ou hormones passant dans le réseau complexe des canaux du corps peut s'avérer débilitant et porteur de faiblesse. Ne pouvant plus se maintenir de façon adéquate, le corps se met en position de crainte, ce qui entraîne un réaction de stress qui se traduit par le combat ou par la fuite. C'est pourquoi la nervosité caractérise souvent le vécu des êtres *Vata*.

Les émotions Pitta

Les personnes de type *Pitta* équilibré font de bons dirigeants et des orateurs éloquents. Nombre des dirigeants politiques sont de ce type. Ils sont fiables et fidèles. D'esprit courageux, ils aiment l'aventure et de nouveaux défis. On admire souvent les êtres *Pitta* pour la grande confiance qu'ils ont en eux. Par nature, ils sont amicaux, aimants et dynamiques. Leur visage s'illumine quand ils sont heureux ou satisfaits.

Par contre, son équilibre perdu, un être *Pitta* se met à critiquer les autres et lui-même. Leur amour de la compétition prend alors trop d'importance, si bien qu'ils se persuadent devoir vaincre en toutes circonstances. Un être *Pitta* peut ainsi se noyer dans le travail, devenir exigeant et pratiquer le sarcasme car il est souvent incapable de tolérer le moindre échec ou la moindre critique. Sous l'emprise du stress, il devient colérique, irritable et impatient.

Les émotions Kapha

Les personnes de type *Kapha* équilibré font preuve de sérénité, de calme et de tranquillité. Leur nature indulgente et aimante fait qu'ils sont appréciés de tous. On ne verra pour ainsi dire jamais un être *Kapha* équilibré se vexer, s'impatienter, se mettre en colère. Par contre, son équilibre perdu, il se sent déstabilisé et misérable surtout lorsqu'il prend trop de poids. Sous l'emprise du stress, il tend à se retirer plutôt qu'à combattre. Lorsqu'il s'estime non désiré, il tend à jouer la victime. Son sentiment d'insécurité s'exprime en particulier dans une relation peu naturelle aux biens matériels qu'il va chercher à acquérir pour les entreposer et garder, argent y compris. Un être *Kapha* va se taire, déprimer ou se sentir nul quand les choses ne vont pas dans son sens.

Une attitude inflexible est pour lui une autre façon de déguiser ses peurs. Il va se montrer trop attaché aux possessions et relations qu'il a acquises. On reconnaît un être Kapha déséquilibré à sa cupidité et à sa tendance à remettre à plus tard ses obligations et rendez-vous. Un être *Kapha* peut «s'envelopper» fortement pour compenser son manque de confiance intérieure. Il a aussi tendance à laisser les choses en l'état, ce qui peut en faire un personnage rigide et têtu.

Toute émotion refoulée crée un déséquilibre de Vata qui, lui, va troubler Pitta et Kapha. Le premier résultat d'une émotion réprimée est de supprimer AGNI, c'est-à-dire le feu digestif et la réponse auto-immune du corps. Un AGNI fort est la clé d'une santé parfaite du corps, de l'âme et de l'esprit: autant dire que l'équilibre des émotions est une condition préalable de la santé et du bonheur dans la vie.

Le langage du corps

Le corps nous parle le *langage des émotions*. Il en use pour attirer notre attention, entrer en communication et nous informer de son état de bien-être ou d'inconfort. Le mot émotion dérive de formes latines du verbe mouvoir. Si quelque chose nous meut vers un plan mental, on peut aussi le mouvoir hors de soi (é-mouvoir) au niveau physique. N'avons-nous jamais rencontré quelqu'un portant sur ses épaules un lourd fardeau de difficultés et de responsabilités ? Si oui, on aura noté que sa façon de se mouvoir reflète un sentiment d'oppression: la tête basse, son regard pointe vers le bas alors que son dos s'arrondit pour laisser les épaules fuir en avant. Le malheureux semble ne pouvoir respirer qu'avec peine. A remarquer que les êtres *Vata* sont les plus enclins à réagir ainsi lorsqu'ils sont submergés de problèmes.

De même manière, une personne triste a les yeux affligés et sa peau perd son lustre et éclat; elle *donne l'impression* de lourdeur. Un être *Kapha* manifestera une telle réaction de façon plus prononcée que les deux autres types. Les êtres *Pitta* emportés par la colère sentent, eux, «bouillir» leur sang. De fait, leur corps peut voir grimper sa température pendant que le sang afflue au visage. Enragés, ils deviennent tout rouges, leur visage se transformant en un masque grotesque.

Quelqu'un d'heureux, par contre, fera montre d'un visage aux muscles détendus porteurs d'un sourire aimable et sans exagération. On sait, d'ailleurs, qu'à chaque muscle du visage correspond un organe ou un système particulier du corps physique. Quand un muscle de la face se tend pour cause de stress, l'organe équivalent fait alors de même, accroissant par là l'état de tension physique et mental de la personne.

Par conséquent, dès que l'on bouge les muscles faciaux pour esquisser un sourire, on ne fait pas qu'améliorer le fonctionnement des organes leur correspondant mais on induit aussi un sentiment de joie. Preuve en a été donnée dans les années 1980 au cours d'une expérience dont les participants furent priés d'imiter certaines expressions faciales exprimant la tristesse, la colère ou le bien-être. En jouant la mimique de la colère, ils sentaient cette émotion monter en eux. Un masque de tristesse engendrait un sentiment de rejet et de solitude alors qu'un visage heureux les rendait joyeux. La plus petite des activités dans le corps s'enregistre dans le cerveau et libère des neurotransmetteurs. Ceux associés à un visage «heureux» vont positivement influencer le corps. Il suffit de rire - ou de sourire à son miroir - au cours de sa toilette matinale pour vérifier la différence que cela peut apporter au déroulement de toute une journée!

Au premier abord, la communauté médicale a eu peine à croire qu'en trois mois un malade du cancer en phase terminale pût guérir en usant juste des rires provoqués par des vidéos drôles. Gisant sur son lit d'hôpital, ce patient souffrant d'un cancer du poumon avait surpris une remarque de son médecin affirmant qu'il n'avait plus que quelques jours à vivre. Il décida alors de quitter les lieux et de se donner du bon temps le «reste de son existence» ignorant alors que cette résolution allait le sauver.

Après des semaines de rire quasi constant, ce patient revint voir ses médecins qui ne trouvèrent plus aucune trace du cancer du poumon. Tirant parti de cette découverte, il développa une théorie et une pratique pouvant expliquer cette soudaine et complète rémission pour, plus tard, devenir lui-même le doyen de la Faculté de médecine de l'Université de Californie à Los Angeles aux Etats-Unis. Des recherches sérieuses ont alors exploré plus avant cet épisode pour cerner la puissance thérapeutique du rire - aujourd'hui une pratique utilisée pour soigner nombre de grosses maladies. Ainsi, dans plusieurs hôpitaux américains, on encourage les malades à regarder des films drôles.

Le corps se construit autour des données émotionnelles qu'il reçoit mais chaque mouvement du corps génère aussi des émotions.

Simplement en changeant de posture - en se redressant, en levant la tête, en ramenant ses épaules en arrière -, une personne peut modifier ses émotions et passer de la dépression à un état de joyeux bien-être.

La nature peut nous apprendre beaucoup sur l'art de gérer des émotions négatives. Ainsi, lorsqu'un chat sauvage rate sa proie, il extériorise son sentiment d'échec par des cris et des sauts avant de se lécher jusqu'à s'endormir. Au réveil, loin de manifester un quelconque signe d'échec, il est prêt à reprendre la chasse. Si ce chat n'avait dissout sa frustration par le biais de mouvements physiques, un premier échec aurait pu réduire sa future capacité à saisir une proie.

L'homme peut lui aussi dissoudre le stress accumulé par des moments de frustration, de colère ou de déception en changeant simplement de posture ou en passant à un autre mode d'activité. C'est pourquoi l'exercice régulier de pratiques permettant d'augmenter le Chi (l'énergie vitale pour le Chinois), telles que le Chi-Lel Chi Kung[4], le Tai Chi ou le yoga peut avoir un énorme impact sur la guérison du corps ou de l'âme. L'Ayurveda propose d'éliminer les tensions en s'offrant un massage, exactement à la manière des chats. Cela va relâcher tous les muscles du corps et effacer les émotions réprimées.

Les émotions négatives signifient souvent que l'on est sur un chemin qui ne fait plus sens; il est alors temps de provoquer un changement de vie conséquent. Elles servent donc de guides et orientent vers une meilleure perception de ce que devrait être un comportement favorisant le bien-être et la sagesse. On peut tout apprendre de soi grâce à ces «maîtres» intérieurs à condition bien sûr de se mettre à leur écoute. J'aimerais ici proposer un certain nombre de techniques de prise de conscience permettant de transformer des émotions négatives en expériences positives.

Technique de transformation émotionnelle

L'Ayurveda recommande ni de *réprimer* ni d'*exprimer* ses émotions. Ces deux actions ont des effets pervers car il y a toujours quelqu'un de blessé, soi ou l'autre. Pour les parties à une situation difficile, il vaut alors bien mieux d'apprendre de leurs émotions en comprenant d'où elles viennent et ce qu'elles signifient. Mais cela peut

---

[4] Cf. mon livre *Touch for Health*, dont le chapitre 7 est consacré aux «Body Techniques» ou techniques corporelles

s'avérer pénible quand on se trouve en pleine crise émotionnelle. La première chose à apprendre dans la gestion des sentiments est la distance à en prendre pour en observer le va et vient constant. On y arrive de façon automatique lorsqu'on garde en conscience tout le processus de libération d'une émotion. Cela peut certes faire peur mais c'est en travaillant sur cette peur même que la cause du problème émotionnel va s'évanouir. Ainsi, soyons attentif à tout ce qui se passe lorsqu'on se fâche. On peut alors se regarder tomber dans le piège de la colère pour prendre conscience de ses propres réactions aux paroles et actions des autres. Cette observation permet de déduire la nature même de sa colère, ce qui en facilite l'abandon et la libération. On peut verbaliser ce vécu, l'écrire ou simplement s'en entretenir avec soi-même durant le processus.

Pour se libérer d'émotions négatives, il faut d'abord les amener à la conscience, ensuite en faire l'expérience - du moment de leur apparition jusqu'à celui de leur disparition. C'est là une puissante technique pour dissoudre la «peine» que charrie avec elle toute émotion négative. La seule faute que l'on peut commettre est d'ignorer ou de refouler une émotion.

Si l'on a un passé de répression de ses sentiments, la procédure suivante peut se révéler utile pour libérer du corps les émotions refoulées:

1. Fermez les yeux et amenez en douceur votre attention sur le souffle. Si votre esprit est tout occupé à ses pensées, c'est bien, mais prenez aussi conscience de votre respiration. Cela pendant une ou deux minutes.

2. Laissez votre esprit errer jusqu'au point de votre corps le plus tendu tout en restant conscient de votre respiration. Remarquez comment le point de tension empêche votre souffle de couler à l'aise. Restez sur cette sensation jusqu'à ce que la tension se relâche.

3. Ensuite, laissez votre attention se porter sur les diverses parties du corps dans l'ordre suivant, la conscience de la respiration restant constante. Commencez cet exercice en fixant votre attention sur vos lèvres .... respiration; puis sur le nez ... respiration; et ainsi de suite jusqu'à mettre en conscience le corps tout entier, dernière étape de l'exercice. Restez tranquille une ou deux minutes encore avant de rouvrir les yeux.

1. Lèvres

2. Nez
3. Yeux
4. Oreilles
5. Front
6. Crâne
7. Nuque
8. Poitrine
9. Abdomen
10. Hanches
11. Bas du dos
12. Haut du dos
13. Epaules
14. Bras
15. Avant bras
16. Mains
17. Doigts
18. Cuisses
19. Genoux
20. Mollets
21. Chevilles
22. Orteils
23. Corps tout entier

Il vous faudra peut-être pratiquer cette séquence quelques fois jusqu'à ce qu'elle se fasse sans effort. Il n'y a pas d'importance à manquer une ou deux étapes mais sachez que où va votre attention, va aussi votre énergie. Pratiqué régulièrement, cet exercice simple permet de relâcher et revitaliser les groupes musculaires de votre corps, petits et grands, dans la mémoire desquels s'imprime l'essentiel du vécu émotionnel.

Cette méthode de mise en conscience, liée à la respiration, peut libérer les émotions réprimées et piégées dans le corps pour aider à surmonter les tensions et stress émotionnels, passés et présents. Je vous suggère d'employer cette technique deux fois par jour, et le mieux serait à la suite de la Respiration consciente (décrite plus bas) ou/et pendant une crise.

Une autre technique, simple et efficace, de gérer des émotions négatives aiguës est de prendre une douche froide. Si prosaïque que cela paraisse, l'effet choc de l'eau glacée sur le corps permet à la conscience de s'éloigner du corps, fût-ce une fraction de seconde, suffisamment longtemps pour se distancer du problème en cours. Une douche froide dépouille notre corps émotionnel de ses colères, ressentiments et peurs. Quand vous vous sentez stressé et tendu, prenez une douche froide, vous vous en sentirez bien mieux.

Les techniques de libération des émotions connues sous l'acronyme EFT *(Emotional Freedom Technique, www.emofree.com)* représentent aussi une excellente méthode de suppression des blocages physiques et émotionnels.

Guerre émotionnelle

On peut gérer avec efficacité ses difficultés émotionnelles sous deux angles, celui du corps et celui de l'esprit. Une fois la distance prise d'une émotion - que l'on sait désormais contempler dans la perspective de la méthode décrite ci-dessus -, on peut bien mieux comprendre d'où et pourquoi le sentiment est né. Les émotions sont d'utiles messagers pour saisir vraiment qui nous sommes et qui les autres sont.

L'impatience peut conduire à la patience

Si vous vous énervez de ne pas avoir encore reçu une lettre importante ou si vous vous impatientez dans une queue n'avançant pas alors qu'approche l'heure de départ de votre train, il y a là peut-être des occasions idéales pour vous exercer à vous concentrer sur le moment présent et à apaiser vos émotions. En «prenant du recul» et en faisant l'expérience de cette agitation de manière plus attentive, vous allez réaliser que ce sont l'anticipation et la crainte de problèmes à venir qui vous empêchent de jouir de la vie telle qu'elle est au moment même. En embrassant votre expérience de l'impatience plutôt qu'en vous y abandonnant, vous toucherez ses racines et serez capables de vous en libérer. Et bientôt, une fois l'exercice compris, vous ne mettrez plus en place ni n'attirerez des situations suscitant en vous des émotions d'impatience.

La procédure décrite plus haut nous aide tous à apprendre de nos émotions car elles contiennent tout ce qu'il nous faut connaître de l'existence pour poursuivre notre développement physique, matériel, mental et spirituel. Plutôt que de rechercher à l'extérieur des réponses à nos questions et problèmes, il vaut mieux travailler ces difficultés à partir de l'intérieur de soi: les résultats seront plus probants. Il faut se demander la *vraie* raison de son impatience, de son irritabilité, de son inquiétude: il est rare en effet que la situation du moment soit la cause d'une réaction émotionnelle. Les circonstances mêmes de notre impatience ou de notre inquiétude sont aussi celles permettant de retrouver au mieux sa patience et son bien-être. Et cette règle s'applique à toutes les émotions. Il suffit d'accompagner le sentiment d'irritation jusqu'à ce qu'il se dissolve, d'observer aussi ses réactions et, pourquoi pas, de les traduire en mots. Il faut se dire précisément ce que l'on ressent à chaque instant. Cela fera remonter l'émotion à la surface et permettra de facilement la libérer, de manière définitive et sans peine.

Inutile de chercher à changer quiconque

Une des plus grandes sources de stress émotionnel chez l'homme est la volonté qu'il a de changer son prochain. Ce désir de transformer l'autre s'enracine dans le besoin qu'il a de muter lui-même. Nos attentes des autres n'existent que parce que nous ne les avons pas réalisées à notre endroit. Ce que nous n'aimons pas chez l'autre c'est précisément ce que nous devons changer en nous ! Au lieu de perdre son temps et son énergie à vouloir modifier les défauts du voisin, on peut user de son pouvoir sur soi pour s'améliorer soi-même. En cessant de croire nécessaire la transformation des autres, on retire un immense poids de sa poitrine et l'on ré-institue la liberté en son existence.

Trop souvent, on prétend que c'est telle habitude ou tel comportement de l'ami, du partenaire, ou du chef qui cause tous les problèmes: il suffirait qu'ils changent pour que la vie soit un paradis. Quelle illusion! D'autre part, ce n'est pas en concentrant ses énergies sur les contradictions et défauts d'autrui que l'on va soi-même aller mieux. En s'enfermant dans la seule perception des manques de son prochain on ne réussit qu'une chose: s'en rendre dépendant.

Cependant, si l'on apprend à voir les «fautes» des autres comme le simple reflet de notre propre incapacité à vivre qui nous désirons être, alors de premières mesures peuvent être prises pour l'amélioration de soi. Et l'on verra changer l'attitude des autres à son endroit dès que débutera le processus du changement de son propre comportement. Mais cela exige pouvoir s'apprécier soi-même. Et quand on se valorise, les autres vont eux aussi nous apprécier. Comme la plupart des gens préfèrent la compagnie de personnes heureuses, aimables, compatissantes, généreuses et fortes, se transformer dans ce sens est bien le *seul* moyen de changer les réactions et le comportement des autres à notre égard. Donc, la prochaine fois que vous vous surprenez à critiquer et juger quelqu'un d'autre, marquez un temps d'arrêt et demandez-vous quels changements ces projections vous indiquent de faire dans votre propre existence.

Il y a peu, ma mère évoqua son nouveau facteur qui jamais ne lui disait bonjour ni même ne la regardait lorsqu'il lui livrait son courrier. Son visage bourru et son air endurci n'exprimaient que du mécontentement. Compatissante, elle resta cependant ouverte à la possibilité qu'un jour ou l'autre il pût devenir plus agréable ou amical même. En conséquence, elle resta aimable envers lui. Quelques semaines plus tard, cet homme était transformé. Aujourd'hui, il est très causant et arbore un sourire à chacun de ses passages, Il voulut même s'assurer d'être le premier à remettre à ma mère une carte de voeux de Noël. Tout cela pour témoigner du fait que l'on *peut* faire la différence dans le mode de nos relations en société.

Le conflit, occasion de développement

La plupart d'entre nous essayons désespérément d'éviter tout conflit. Mais, si un conflit a sa raison d'être et qu'on l'enfouit en soi, on ne fait que le transférer à un niveau plus profond de son être d'où il viendra nous déranger de diverses façons. Eviter les conflits liés à une relation empêche de les exprimer, donc de les résoudre - un processus pourtant indispensable à la santé de solides liens personnels. Les «béni-oui-oui» sont des personnes qui jamais n'argumentent avec quiconque et qui refoulent en elles quantité de «non» quitte à mettre en péril leur identité même. Elles vont ainsi jusqu'à réprimer leurs désirs - qui ne sauraient donc se réaliser. Trop faibles pour revendiquer leur place au soleil, elles risquent souvent de développer un cancer ou d'autres maladies graves, ce qui peut être une autre façon de gérer des conflits non exprimés. Cherchant à plaire à tous et à chacun pour obtenir amour et attention, elles reportent leurs conflits non résolus sur le plan physique.

Quand n'apparaissent jamais de tensions entre des amis ou partenaires, il est probable que l'un d'eux *cède* tout le temps aux autres pour tenter de leur faire plaisir - à eux plutôt qu'à lui. A moins de vivre dans une félicité parfaite, le trait dominant de l'existence est la différenciation. Vivre ses différences donne des occasions de changement, de croissance personnelle et de progrès quant à ses liens dans la société.

Si, par grande soif d'amour et d'attention, on veut toujours plaire à tous, c'est en soi que l'on suscite la division. Il est alors temps de modifier sérieusement son mode d'exister même si cela signifie ne plus pouvoir combler les attentes des gens alentour. Vos proches ont peut-être trop longtemps pris votre bonne volonté comme allant de soi: ils vont devoir apprendre à vivre en comptant davantage sur eux-mêmes. Comme c'est *vous* qui avez endossé le rôle de la personne indispensable, *vous* seul-e pouvez briser cette illusion. Une fois que vous vous offrez le temps et l'attention dont vous avez besoin, votre forte envie de plaire aux autres pour mériter leur amour va d'ailleurs se tasser pour laisser grandir votre potentiel à l'amour inconditionnel et vrai.

La dépression, une colère rentrée

La dépression touche des millions de personnes dans le monde industriel d'aujourd'hui. Ce trouble affecte les fonctions digestive, nerveuse et circulatoire du corps physique et vide l'âme de tout potentiel de joie et de bonheur. La dépression n'est pas une émotion en tant que telle mais elle traduit des colères rentrées.

Les règles usuelles du comportement en société prétendent qu'il vaut mieux se conformer aux «bonnes manières» que de montrer ses émotions, en particulier lorsqu'il s'agit de colère. Grand nombre de gens ont été éduqués sur l'idée que la colère est un sentiment foncièrement mauvais, preuve d'un déséquilibre de la personnalité. Si vous ressentez de la colère, la moindre des choses est que vous ne la manifestiez pas. Cette loi non écrite semble s'appliquer davantage encore aux femmes qu'aux hommes. La société tolère mieux qu'un homme tempête et fulmine, renverse des objets et invective autrui ou, même, fasse preuve de violence; un tel comportement n'étant pas considéré comme «féminin», les femmes, elles, vont se replier sur elles-mêmes et se taire quand une colère les trouble. Cette nature «calme» n'est qu'illusion. Dès lors, jouant aux victimes, elles vont permettre aux hommes de les dominer et faire tout ce que désire leur mari ou compagnon sans chercher à s'affirmer. Inexprimée, la rage va s'accumuler en elles davantage encore pour tourner à la dépression nerveuse. Il y a aujourd'hui suffisamment de preuves pour dire que *la dépression est de la colère rentrée*. A moins de s'exprimer de manière active et constructive, la colère s'accumule et stagne au plus intime de soi pour devenir cette «émotion» que l'on nomme dépression. Ses effets peuvent s'avérer dévastateurs.

Le Dr Philip Gold, de l'Institut National Américain de Santé Mentale, a pu montrer que le stress et la dépression provoquent la libération d'hormones «d'urgence» qui fragilisent les os et provoquent des infections, quand ce n'est pas le cancer. L'ostéoporose est une fréquente cause de décès chez les femmes d'aujourd'hui. Pour un grand nombre de gens, l'apparition d'hormones de stress n'est plus un phénomène occasionnel mais bien une condition permanente de «sur-préparation» à l'imprévisible. Lorsque ces hormones continuent leur action, l'appétit alors s'effondre, le système immunitaire se fissure, le sommeil se bloque, les os se cassent et les processus de réparation des cellules s'interrompent. La recherche montre que des femmes souffrant de dépression chronique ont des niveaux élevés d'hormones de stress et qu'elles ont perdu bonne part de la densité de leurs os.

Une étude spécifique de l'Université de l'Etat d'Ohio aux Etats-Unis révèle que les désaccords de routine entre époux peuvent susciter des réactions hormonales de ce type, particulièrement chez les femmes. Les niveaux d'hormones de stress comparés indiquent que les femmes sont plus sensibles aux comportements négatifs que les hommes. Elles risquent donc bien davantage de tomber malade et de déprimer. Selon cette recherche, si le taux de ces hormones reste élevé plus longtemps que nécessaire, le risque de maladie infectieuse devient réel.

Les découvertes les plus récentes en neurosciences montrent que le taux de *sérotonine*, un important neurotransmetteur lié à l'expérience du plaisir (cf. chapitre 4), est de 20 à 25% plus bas que la normale chez les patients présentant un haut risque de suicide. La *sérotonine* agit en particulier sur une aire du cerveau qui contrôle les inhibitions; un manque de ce neurotransmetteur ou des composés chimiques qui lui sont liés abaisse la maîtrise que la personne a de ses actions. Cela la prédispose à mettre à exécution ses pensées suicidaires. Le suicide est la huitième cause de décès aux Etats-Unis. La même recherche montre aussi que la tendance au suicide peut se voir renforcée par des expériences vécues dans l'enfance, ce qui va affecter le taux de *sérotonine* tout au cours de la vie. En fait, les suicidaires sont souvent des enfants abusés. Des études menées en laboratoire confirment que les carences parentales vécues par l'enfant à des moment critiques de son développement peuvent diminuer durablement la quantité de *sérotonine* qu'il sécrète.

La société a conditionné la plupart des gens à refouler leur colère dès les premiers mois de leur existence. Quand un petit enfant n'obtient pas ce qu'il veut et pique une crise, ses parents vont souvent réagir avec colère et le réprimander. Tous ces petits moments de colère et de frustration, refoulés, vont s'accumuler en un mélange explosif nourrissant un conflit devenu intérieur: cela va induire dans le corps de fortes distorsions d'ordre chimique. Toute nouvelle occasion d'explosion de colère va en fait révéler un long passé de conflit non résolus. Une colère, quand elle est gérée avant de tourner à la dépression, peut cependant permettre de comprendre en soi les faiblesses mêmes que l'on tend à rejeter sur autrui. Ainsi, chaque fois qu'on se met en colère, ce n'est pas tant l'autre qui nous frustre que soi-même qui se sent incapable de réaliser ses volontés, tant hier qu'aujourd'hui.

Ce qui met en colère

Parfois, la colère peut monter quand l'on voit d'autres réussir, ce qui nous rappelle nos propres échecs. Ceux qui traînent une vie de misère peuvent se sentir gênés quand un ami proche a tout à coup de bonnes raisons de vivre heureux. Contempler le bonheur d'un autre peut révéler le vide, l'absence de joie que l'on sent en soi. C'est ainsi que quelqu'un d'insatisfait peut développer de l'envie envers ceux qui bénéficient de ce qu'on peut avoir désiré sans l'obtenir.

Si l'on est contrarié par la manière dont s'habille ou parle quelqu'un d'autre, il est probable que l'on ne fasse que projeter sur l'autre sa propre frustration, soit que l'on n'ose pas faire de même, soit que l'on ait peur d'être jugé défavorablement au cas où on le ferait. Nos parents peuvent ainsi nous agacer pour des fautes que nous savons nous-mêmes commettre ou pour des traits de caractère qui sont aussi les nôtres.

On peut piquer une violente colère quand on assiste à un manquement grave, quelqu'un qui rudoie un enfant, par exemple, ou toute autre forme d'injustice. La colère, cependant, n'est pas tant le résultat d'un événement extérieur que celui du souvenir évoqué par le dit événement, une ancienne faute refoulée ou la blessure *impardonnable* infligée par un ami proche. Pour se déployer, la colère a besoin d'un vieux ressentiment resté enfoui au fond du coeur. Une personne dont le coeur est rempli d'amour n'a aucune raison de se mettre en colère contre quiconque. La colère n'a plus rien à lui apprendre et, par conséquent, elle ne saurait surgir.

«Je pourrais» plutôt que «Je devrais»

Autre source de colère, l'omniprésence du «Je devrais» dans notre existence. Par crainte de se retrouver jugé ou critiqué par un parent, un ami ou un chef, on justifie ses actions et comportements par un «Je le devais». Chaque fois que l'on utilise cette formule, on admet inconsciemment n'avoir pas eu le choix ni la liberté de prendre une décision par soi-même. Il en résulte de l'amertume et une appréciation de soi diminuée.

Au lieu d'utiliser le verbe «devoir», on peut le remplacer par «pouvoir» et instantanément accroître le champ des possibles. «Je pourrais» laisse la liberté de choisir une voie ou l'autre alors que dire «Je devrais» ou «Il le fallait» cantonne dans un seul possible. «Je pourrais rendre visite à ma vieille tante qui ...» a tout autre sens que «Je devrais aller voir ma vieille tante qui...». Les deux formules ont des effets contraires sur le corps et l'esprit. Des étudiants pensant qu'ils *doivent* - plutôt qu'ils *peuvent* - faire au mieux durant leurs examens, verront leur taux d'hormones de stress s'élever et diminuer leur niveau d'immunité. Cette constatation est valable pour toute tâche «due» - car voulue par d'autres.

En étant attentif à son langage, on peut souvent repérer les restrictions que l'on s'impose, certaines pouvant d'ailleurs se manifester sous forme de problèmes physiques. On est seul responsable de se laisser mener par la volonté et les désirs d'autrui. Comme ces restrictions n'existent que dans sa tête, il suffit de se reprogrammer pour briser ces illusions, par exemple en disant: «Chaque fois que j'utilise le terme 'Je devrais', je ferai une pause pour considérer s'il ne vaudrait pas mieux employer 'Je pourrais' (dites-le à voix haute, une fois suffira!)» Cela amènera la conscience dans le moment présent - l'unique source de pouvoir - et permettra de procéder aux changements nécessaires pour prendre les décisions les plus pertinentes pour vous et pour toutes les personnes impliquées dans la situation. Il en résulte un sentiment accru de liberté personnelle.

Il est juste de dire «non»

Colère et ressentiment peuvent être aussi dus à l'incapacité de dire «non», c'est-à-dire à son acceptation de faire quelque chose à contrecoeur. Nombreux sont ceux qui se croient obligés de dire «oui» parce qu'ils sentent que c'est ce que l'on attend d'eux. Dire «non» pourrait amener un problème dans leurs relations et justifier la crainte d'un manque d'amour et de reconnaissance. Cette attitude d'acquiescement peut remonter à des croyances et à un code de comportement bien ancrés reflétant leur éducation, leur religion, leur sexe et leur catégorie sociale. A un personnage perçu comme plus influent et plus puissant, un chef par exemple, on tendra à dire «oui» plus facilement qu'à l'un de ses employés.

Les gens qui ne savent que dire «oui» ont souvent une faible estime d'eux-mêmes. La société peut les considérer comme de grands altruistes toujours prêts à se sacrifier aux besoins des autres. Ce désintéressement cache souvent un sentiment de dévalorisation personnelle profond. Ils se donnent aux autres par quête d'amour et de reconnaissance. Ces «saints» peuvent souvent tourner aux martyrs. Leur caractère est typiquement marqué au sceau du sacrifice de soi, d'une visible «bonté», d'un maintien amical et serein constant: ils n'ont jamais de temps pour eux-mêmes. En termes de relations aux autres, «trop» est aussi dangereux que «pas assez». Or l'amour ne consiste pas à devenir l'esclave d'autrui - ce qui ne peut conduire qu'à d'amers ressentiments. Aimer permet de s'honorer et respecter suffisamment pour que la coupe d'appréciation déborde et se répande auprès de ses proches. Chez une personne aimant de cette manière le don et le partage sont choses naturelles et n'exigent aucune reconnaissance.

Le «oui» et le «non» sont tous deux parties de l'existence. Dites «oui» quand une proposition vous plaît mais sachez dire «non» quand vous n'en voulez rien ! Aller à l'encontre de l'intelligence de ses tripes ne peut que conduire à des conflits et des complications alors qu'y répondre ouvre des solutions et occasions nouvelles. Même au risque de perdre un emploi ou une amitié, suivre ses sentiments profonds ne peut qu'être bénéfique à long terme.

L'intégrité personnelle est la plus haute forme d'honnêteté et elle seule peut assurer un bonheur durable. Cacher ses véritables sentiments à soi et aux autres trahit l'effort fait par l'ego de se montrer à la hauteur d'une image idéalisée construite par vous-même. Votre sincérité envers les autres leur montre que vous ne craignez pas d'être qui vous êtes et qui vous vous ressentez. La règle d'or est la suivante: ne pas être moins honnête envers les autres que l'on est avec soi-même.

Puisque l'éducation a associé le «oui» à la reconnaissance ou à l'amour et le «non» au rejet et au mépris, la plupart des gens préfèrent communiquer sur la base du «oui», surtout dans le contexte des relations de travail ou des liens intimes. A la différence des enfants qui n'hésitent pas à dire «non» haut et fort quand quelque chose leur déplaît - et, instinctivement, ils savent qu'ils restent aimés de leurs parents - , nous avons appris à acheter l'amour en payant d'un petit mot, «oui», même si cela peut nous amener à nourrir un ressentiment de plus en plus grand.

Dire «oui» en pensant «non» suscite un conflit intérieur entre ce que l'on désirerait vraiment faire et ce que les autres attendent que l'on fasse. En nous faisant chanter, en nous soudoyant, en nous imposant des règles porteuses de leur propre châtiment, nos parents, nos enseignants et autres figures d'autorité nous ont appris à nous plier aux manipulations. Dire «oui» semblait être le seul moyen d'obtenir ce que l'on désirait - mais à quel prix ! Par peur des conséquences possibles d'un «non», on a fait place à des sentiments de frustration, de colère, d'insécurité et de culpabilité; peu à peu, ils ont étouffé notre capacité innée à la libre spontanéité - partant de notre intégrité. En outre, en grandissant, nous avons adopté ces méthodes de manipulation ou de semblables pour les appliquer aux autres.

Pourtant, ironie des choses, ces derniers préféreraient que l'on soit direct et honnête quant à ce que l'on ressent vraiment plutôt que devoir se satisfaire d'excuses de dernière minute ou d'une acceptation contrainte, celle d'une invitation par exemple. Dire «oui» en ressentant «non» s'appelle *mentir*, non pas tant aux autres qu'à soi-même. La prochaine fois que vous dîtes «oui» tout en pensant «non», dites-vous tout bas: «*Je viens de redire 'oui' sans y croire vraiment*». Cela portera à votre attention de vieux schémas inconscients d'*acquiescement*; vous pourrez alors soit oser la vérité ou en tirer une leçon de vie pour vous-même. *Prendre conscience* est la voie la plus directe pour apprendre de ses émotions et le chemin le plus sûr pour surmonter les difficultés émotionnelles de la vie.

L'exercice physique intense peut aussi aider à gérer la colère refoulée. Par ce biais, on aide le corps à se débarrasser des quantités de *noradrénaline* en excès - l'équivalent chimique de la colère. L'exercice physique rétablit l'équilibre chimique du corps et accroît l'estime de soi. Pour neutraliser cette émotion désagréable et destructrice, on peut aussi parler de son mal-être à des amis, l'exprimer par des mots écrits noir sur blanc ou chercher à l'apaiser par des moments de méditation. Ces méthodes permettent de réduire la pression de votre chaudière intérieure et de découvrir les aspects les plus profonds de votre monde émotionnel.

Quelqu'un habitué à refouler constamment les colères et frustrations de l'existence accumule généralement bon nombre de calculs biliaires tant dans le foie que dans la vésicule. L'un des moyens les plus efficaces pour effacer de vieux ressentiments et des colères rentrées consiste à éliminer ces calculs en pratiquant des nettoyages du foie. Tant que les canaux biliaires sont bouchés et le flux de bile obstrué, l'énergie et les sentiments de joie restent diminués alors que la colère et les frustrations sont, elles, exacerbées. Les calculs biliaires sont une source de constante irritation; en les éliminant, on facilite l'impact des diverses méthodes décrites ci-dessus pour gérer les émotions.

Un animal de compagnie peut faire votre bonheur et vous sauver la vie

Un animal de compagnie peut profondément affecter l'équilibre émotionnel et aider à prévenir la maladie. Une étude de 1992 menée auprès de 5000 personnes entre 20 et 60 ans sous la responsabilité de l'Institut de recherche médicale Baker de Melbourne, en Australie, a montré que les hommes possédant un animal de compagnie voyaient se réduire de manière significative leurs taux de cholestérol et de triglycéride sanguin (dont un niveau élevé peut conduire à des maladies de coeur). En outre, pour les deux sexes, la pression sanguine était moindre chez les possesseurs d'animaux de compagnie que chez les gens sans. Ces résultats étaient indépendants du type d'animal, du régime ou du poids de son maître et de l'addiction de ce dernier à la fumée ou non.

Les émotions positives venant du seul fait de caresser l'animal peuvent conduire à une baisse très sensible des facteurs de risque cardiaque tout en calmant à la fois le corps et l'esprit. En regardant son compagnon à quatre pattes ou en jouant avec lui, on active des sentiments de joie et d'amour provoquant par là des changements physiologiques importants. Autant dire qu'un animal de compagnie favorise la santé émotionnelle aussi bien que physique.

Les animaux domestiques bénéficient eux aussi de la compagnie des êtres humains - si ces derniers manifestent de l'affection. Une étude d'il y a une trentaine d'années, aujourd'hui classique, portait sur les effets de la nourriture sur les lapins. Elle cherchait à prouver un lien entre le pouvoir des émotions et la santé de l'animal. Il s'agissait de nourrir un grand nombre de lapins d'une pâtée rendue toxique par une surabondance de graisse: le résultat prévisible fut le développement d'artériosclérose chez tous les cobayes - une affection qui durcit les artères et les rend inaptes à leur fonction, ce qui provoque des maladies de coeur. Or la maladie n'avait touché que 30% d'un groupe de lapins particulier, au grand étonnement des chercheurs car aucun facteur physique ne distinguait ce groupe par rapport à tous les autres. Ils s'aperçurent bientôt que l'étudiant chargé de nourrir ce groupe spécifique ne faisait pas que jeter la nourriture dans les enclos mais qu'il sortait les lapins de leur cage, leur parlait gentiment, leur chantait diverses mélodies, les caressait et câlinait. Les lapins se sentant soignés et aimés, même si on leur offrait une pâtée toxique, pouvaient la métaboliser sur d'autres modes que leurs congénères. Leur système immunitaire restant florissant, ces lapins avaient la force d'absorber sans peine même une nourriture toxique. Quoique la pâtée fût la même pour tous, ces lapins-là avaient une bonne raison de survivre et de vivre heureux: l'affection que leur portait l'étudiant.

Dans ce cas, ce qui est vrai des animaux l'est aussi des humains. Le chien qui lèche votre main avec attention ou qui attend patiemment votre retour au foyer pour vous accueillir gaiement, peut libérer en vous une vague d'hormones de plaisir et de facteurs anticancéreux. Les animaux peuvent rendre heureux car ils manifestent un comportement naturel et innocent qui peut vous rappeler qu'une santé parfaite est dans le royaume des possibles. A leurs côtés, et quand on les contemple, on se trouve à nouveau connecté au monde de la nature, source d'équilibre de la vie émotionnelle.

A bonne nourriture, bonne humeur

Les causes des changements d'humeur

Le choix des aliments et la manière de les manger dépendent beaucoup des états émotionnels de chacun. Quand on se retrouve au marché du coin, le choix des diverses nourritures, conscient ou inconscient, se fonde en effet sur le ressenti du moment. Si la vie paraît manquer de douceur ou de satisfactions, il est probable que l'on se dirigera plutôt vers les stands de bonbons et de gâteaux que vers les étalages de fruits et légumes. Des réserves de sucre et un taux de glycémie trop bas invitant à une humeur maussade, on cherche à calmer sa nervosité en se contentant d'une solution facile: la tablette de chocolat, le morceau de gâteau, le bonbon qui devraient rapidement éteindre le désir de sucre et élever son taux dans le sang. L'énergie va revenir et l'humeur s'améliorer.

Mais ce changement se révèle de courte durée; plus vite et plus fort est monté le taux de sucre, plus vite et plus bas il va retomber. Le corps va alors de nouveau sonner l'alarme, ce qui ramène la personne à ses contrariétés. Cet état de manque renouvelé va induire la tentation de consommer encore des douceurs. En y succombant, il est possible que l'on sache être en train de flancher. Mais c'est bien le système nerveux central qui voit s'épuiser son stock de nourriture,

De bons aliments sont une bonne nourriture aussi pour le cerveau. Or, même si cet organe ne constitue que 2% environ de la masse corporelle, il a besoin plus que toute autre partie du corps des nutriments suivants:

- De l'énergie, sous forme d'oxygène à brûler, le glucose servant de carburant
- Des enzymes et des protéines sous forme d'acides aminés
- Des vitamines pour assurer le bon fonctionnement des acides aminés

D'autres aliments sont aussi nécessaires au cerveau, métaux, minéraux, oligoéléments ainsi que des graisses permettant de construire les membranes des cellules. Si le taux de sucre reste stable et normal, le cerveau fonctionne correctement et l'on se sent de bonne humeur. Si ce taux fluctue soit vers le haut soit vers le bas, un déséquilibre émotionnel va en résulter. A un taux de sucre trop élevé correspond une humeur d'excitation, à un taux de sucre trop bas, une humeur dépressive.

Comme trop de sucre dans le sang risque d'endommager les cellules du corps, le corps va métaboliser et engranger ce surplus grâce à l'insuline sécrétée par le pancréas. A une sur-stimulation - qui tire trop grand parti des réserves de sucre dans le corps - va répondre une «sous-stimulation», c'est-à-dire une diminution du taux de glycémie qui n'est ni saine ni normale. Il en résulte que le cerveau et toutes les autres cellules du corps vont se voir privées des quantités adéquates de nutriments, ce qui augmente le ressenti d'agitation et de nervosité.

La régulation chimique des humeurs

Les équivalents chimiques des pensées sont les neuro-peptides, les neurotransmetteurs et autres groupes chimiques de même espèce. Pour chaque pensée, le cerveau produit un neuro-transmetteur. Ces composés protéiques consistent de chaînes d'acides aminés; ils peuvent transmettre le contenu d'une pensée d'une cellule nerveuse à une autre. C'est là chose nécessaire pour permettre de traduire une réflexion en une action - lever le bras, par exemple, ou lire cet ouvrage.

Les concentrations d'acides aminés sont directement liées à ce que l'on mange. Des travaux de l'Institut de technologie du Massachusetts aux Etats Unis (MIT) montrent que la chimie du cerveau est si fluide qu'un seul repas peut suffire à la modifier. Un régime alimentaire déséquilibré ou une mauvaise digestion provoquent un manque d'apports nutritifs au cerveau - affaiblissant ainsi la transmission des messages entre les neurones. Un choc émotionnel, un accident ou d'autres expériences malheureuses, qui toutes ralentissent ou bloquent les fonctions digestives, peuvent avoir aussi le même effet. Tout cela affecte grandement les humeurs et le comportement.

Un des composés chimiques reliant le cerveau aux sentiments de bien-être est la *sérotonine,* neurotransmetteur mentionné précédemment. Elle a un effet calmant et sa concentration croît ou décroît directement en fonction du type de nourriture ingérée puis assimilée par le système digestif. D'autres neurotransmetteurs sont aussi considérés être des apports «positifs», la *dopamine* et la *noradrénaline* en particulier. Elles rendent l'esprit alerte et clair.

Sans ces «drogues» on ne pourrait simplement rien faire. Dans le cadre d'une schizophrénie, la sécrétion d'une grande quantité de *dopamine* et de trop de *noradrénaline* peut aussi déclencher de violentes crises de colère. Manger trop de plats sucrés et gras réduit l'apport de nutriments d'importance vitale pour le corps et stimule la production au niveau du cerveau d'*acétylcholine*, un composé chimique qui rend triste et déprimé. D'ailleurs, on peut induire des réactions semblables en ne prenant pas d'*aliments naturellement sucrés* (soit les hydrates de carbone complexes trouvés dans les fruits, les légumes, le riz, le blé complet ou les graisses végétales). D'autre part, lorsqu'on se sent heureux et que l'on mange des nourritures censées dangereuses, le cerveau risque néanmoins de sécréter des substances chimiques liées au bonheur. Pour compliquer encore les choses, en cas de dépression, même si l'on prend un repas sain et contenant tous les nutriments nécessaires, le cerveau se retrouvera en manque d'acides aminés, le matériel de base pour la constitution de substances chimiques «heureuses» !

La relation entre le corps et l'esprit est bien trop complexe pour être expliquée en quelques mots simples. Par exemple, est-ce l'esprit ou le corps qui prend le dessus sur l'autre pour diriger nos vies? La vérité combine les deux. La question principale reste: «Que faire pour se sentir mieux?»

Les messages constants que le cerveau transmet quant à notre confort et nos inconforts décident de la manière dont mener nos vies. Des signaux de bonheur et de satisfaction montrent que l'on est sur la bonne voie. Des émotions négatives peuvent nous amener à rétablir les équilibres déficients. Notre motivation pour y arriver vient de notre tendance naturelle au bien-être, ce qui entraîne automatiquement notre mise en harmonie avec les lois de la nature. C'est donc à nous de retrouver nos instincts innés et constitutifs pour développer «un esprit sain dans un corps sain».

Les humeurs spécifiques aux trois types constitutifs

Suivant le type constitutif de chacun, l'expérience émotionnelle variera en cas de stress. Un être de type *Vata* réagira par la peur, la nervosité et une propension aux soucis. Un être *Pitta* aura tendance à se montrer colérique et agressif. Un être *Kapha* se repliera sur lui-même, sera léthargique, paresseux, déprimé ou lent à la détente.

Quand les *doshas* sont en difficulté, le corps va chercher à les apaiser. Cependant, on ne choisit pas toujours la bonne voie pour le faire. Nombre d'entre nous avons perdu en effet le contact avec nos instincts naturels. A cause d'une mauvaise éducation à la santé, de l'endoctrinement social et de nutriments insuffisants dans ce que nous mangeons, nous ne savons plus nous fier au corps pour qu'il nous guide dans la quête de l'équilibre. On se rabat alors sur le mental pour décider quels aliments prendre. Or l'intellect nous propose d'habitude d'aller au plus court pour surmonter le stress émotionnel.

En conséquence, un être de type *Vata* risque d'aller acheter un paquet de chips bien salés après avoir consommé une plaque de chocolat. Un être *Pitta*, en tête brûlée, va s'offrir une portion de glace ou un coca-cola bien glacé; il peut aussi prendre un café, de l'alcool ou des cigarettes pour sortir de la zone de malaise où il se trouve. Un être *Kapha* en déséquilibre émotionnel peut se rabattre sur des aliments doux et lourds, un gâteau à la crème ou un pudding très sucré par exemple, cela pour tenter de refouler en soi des sentiments désagréables. Si l'une des *doshas* ou toutes les trois ont accusé un déséquilibre sur le long terme, l'esprit aura perdu la mémoire consciente de ce qu'était une situation dite normale. On va donc avoir envie de consommer les nourritures et boissons inadéquates, bref de faire toutes les choses qui maintiennent le déséquilibre acquis, au risque de transformer cet état de désordre en une normalité nouvelle.

Il y a deux moyens de corriger pareille situation et je suggérerais d'utiliser les deux:

1. **Peu à peu remplacer les nourritures et boissons malsaines par des aliments et boissons naturelles dont le goût est délicieux.**
2. **Modifier ses désirs et sa manière de penser.**

De deux choses importantes qui contrôlent la vie

1. Un régime sain

La plupart des gens qui se lancent dans un régime le font pour perdre du poids ou pour se défaire de problèmes cutanés quand ce n'est d'une maladie spécifique. Un régime adopté pour cela ne sera pas nécessairement bénéfique et n'assurera pas de résultats durables. Inconsciemment, on tend à lier une discipline alimentaire de ce type, si judicieuse soit-elle, à quelque chose qu'on craint. Chaque fois que l'on mange, le cerveau et le système digestif vont alors libérer les «agents chimiques de la peur» qui vont affecter négativement la digestion, l'assimilation et l'élimination. En fait, on a peur du régime et le corps va traiter la nourriture comme s'il s'agissait d'un antigène (soit un corps étranger qu'il faut éliminer). Il en peut résulter des intolérances alimentaires ou même des réactions allergiques.

Néanmoins, on peut modifier les raisons qui poussent à la volonté de maigrir ou au désir de résoudre un problème physique. Un des pas importants pour y arriver est de donner la priorité à son mieux-être; cela donnera une motivation adéquate à un régime sain (pour procéder plus facilement dans ce domaine, on peut utiliser les lignes directrices décrites dans la section suivante «principes et techniques de soins primordiaux»). Ce que le corps recherche vraiment, c'est le bonheur. Le bien-être peut venir de tout type d'activité, y compris se nourrir. Il s'agit donc d'apprendre à faire du processus alimentaire un moyen d'accroître sa joie de vivre, c'est-à-dire d'introduire dans son régime des nourritures à la fois pures et porteuses de la force d'évolution; l'Ayurvéda les appelle les aliments *sattviques*.

Sattva, Rajas et Tamas - les trois forces essentielles de la vie

Sattva est l'une des trois forces essentielles, dites *gunas*, que l'on trouve derrière tous les phénomènes et activités faisant la vie. En ce qui concerne les humains, *Sattva* est la pulsion qui pousse à grandir, s'épanouir, avancer et évoluer tant en termes spirituels, mentaux que physiques. Elle entraîne vers la plus haute des raisons d'être de l'homme. Comme toute chose dans l'univers, *Sattva* est équilibrée par son contraire, *Tamas,* la force de l'immobile, celle qui incite à rester où l'on est. *Tamas* retient le progrès, cause la stagnation et tente d'enfermer l'humanité dans le passé d'événements et croyances obsolètes. *Rajas, la* troisième force, neutre, relie *Sattva* et *Tamas*. *Rajas* incite à agir, à prendre des initiatives, à bouger et changer - sans se soucier de la direction, du but ni des résultats.

Ces trois qualités cohabitent en chaque individu pour s'exprimer plus ou moins intensément selon le régime alimentaire, les pensées, les émotions et le comportement. Les *gunas* peuvent chacune se caractériser comme suit:

Une personne de type *sattva* donnera priorité au progrès avant tout. Elle trouvera grand plaisir à créer et innover. Elle respectera profondément la nature et la vie en cherchant toujours un milieu sain et revitalisant. Les gens de type *sattva* ont, par nature, de saines habitudes et préfèrent des aliments organiques à haute valeur énergétique.

Une personne de type *rajas* préférera l'action pour elle-même, qu'elle lui soit favorable ou non. Elle insistera pour bouger, quitte à en faire trop intellectuellement ou physiquement, et se montrera impulsive, impatiente, toujours à la recherche d'un exutoire pour sa nervosité créatrice. Les gens de type *rajas* semblent constamment déborder d'énergie et se révèlent extravertis. Ils préfèrent des aliments et boissons stimulants.

Une personne de type *tamas* - ne cherchant pas à changer - préfère que rien non plus ne change. Son esprit léthargique trouve son aise dans la répétition des routines et dans les environnements familiers. Les gens de type *tamas* tendent à se cantonner au passé, à éviter donc de réfléchir au temps présent ou à l'avenir. Dans leur existence, il est rare de les voir adopter des idées ou des habitudes nouvelles.

Les trois *gunas, Rajas, Sattva* et *Tamas* sont les qualités mentales qui correspondent aux trois *doshas* dans le domaine physique, *Vata, Pitta* et *Kapha*. L'Ayurvéda vise juste en tant que médecine du corps et de l'esprit quand il lie les pulsions fondamentales de l'esprit à des conditions, tendances et désordres physiques spécifiques. C'est pourquoi il classe aussi les aliments en fonction de leurs effets sur l'esprit.

Une nourriture *sattva* est saine alors que les aliments *rajas* et *tamas* sont plutôt malsains. Charaka, l'un des fondateurs de la médecine ayurvédique, disait il y a plus de mille ans déjà: «Le corps est fait de nourriture. Une nourriture saine permet le développement d'êtres vivants; des aliments malsains assure le développement des maladies». En d'autres termes, si l'on désire avancer dans la vie, faire preuve d'entrain et de bonne santé ou vivre en harmonie avec les lois de la nature, il faut adopter un régime *sattva*. Les personnes qui désirent particulièrement favoriser leur développement spirituel tirent grand profit d'une telle diète. Les listes données ci-dessous offrent un aperçu des diverses influences que les aliments peuvent avoir sur le corps et l'esprit. Ces citations expliquant les trois types de régime sont tirées de la Bhagavad-Gita, un texte remontant à quelque 5000 ans: on y trouve le détail des relations qu'entretiennent les trois *gunas* dans la personne qui emprunte le chemin de l'esprit dans sa quête de l'illumination spirituelle.

Le régime *Sattva*

«Le régime sattva *est onctueux, plaisant au corps et à l'esprit; il stabilise le corps et donne une vie longue et saine à l'esprit comme au corps. Il génère le bonheur et l'amour de toutes les créatures».* (Bhagavat-Gita)

Le régime *sattva* est doux au goût, léger, onctueux (c'est-à-dire qu'il contient du liquide) et rafraîchissant (par opposition à des excitants tels que les piments ou l'alcool). Dans les aliments *sattva*, on trouve:

- le lait maternel (pour les nourrissons)
- le ghee (beurre clarifié)
- le beurre
- le blé
- le riz basmati
- les lentilles jaunes (daal)

- les légumes qui viennent d'être cuits
- Les fruits mûrs
- Les graines de sésame
- Le sel gemme et le sel marin
- L'huile de sésame
- Le gingembre
- Les dattes
- Les amandes
- Le miel
- L'eau de source fraîche

Tout aliment dont l'effet est apaisant et qui se digère facilement est de nature *sattva* - tant qu'on le consomme avec modération. A noter que si une quelconque de ces nourritures ne passe pas le *test kinésiologique de tension musculaire*[5], on peut la considérer aussi bien fanée que cueillie avant terme, morte, contaminée par des produits chimiques tels des engrais, passée au gaz pour favoriser une longue conservation ou, plus simplement, mise en contact avec des produits et nourritures malsaines. On peut aussi vérifier les listes d'aliments correspondant à chaque type de constitution corporelle[6] pour savoir quelles sortes de fruits, de légumes, etc ... conviennent le mieux à chacun. En Ayurveda, le régime *sattva* est considéré le meilleur pour générer vigueur et entrain, un esprit fort, une bonne humeur constante, juvénilité et longévité. En faisant entrer des aliments *sattva* dans son régime usuel, on peut faire peu à peu disparaître des habitudes malsaines, des addictions et une faible santé.

Le régime *Rajas*

«*Un régime* Rajas *porte malheur, tristesse et maladie. Les goûts piquant, aigre et salé le caractérisent; il est trop épicé, âcre et sec, cause de sensations de brûlure*». *(Bhagavad Gita)*

Un régime *Rajas* est trop épicé, de goût trop prononcé (comme le fromage) et il comprend des aliments *échauffants* comme le piment, l'ail, les oignons, le poivre, les tomates, les fromages (vieux et salés), les aubergines mûres, certains légumes à gousse, la viande, le poisson, les fruit de mer, les oeufs, l'alcool, le thé, le café, les cigarettes, les

---

[5] Cf. mon livre «*Timeless Secrets of Health and Rejuvenation*»

[6] Idem

sucreries, les boissons gazeuses, les chips et autres nourritures de rebut. Si ce genre de nourritures aiguisent vos envies, il y a un risque que vous souffriez déjà de déséquilibres physiques ou émotionnels.

Le régime *Tamas*

«Un régime Tamas *est fait de nourriture en conserves ou gâtée, sans goût mais sentant mauvais; il use de restes et d'aliments non appétissants».* (Bhagavad-Gita)

Un régime *Tamas* est lourd, froid, sec, sans saveur, usant de produits gâtés, détériorés par la congélation ou le four à micro-ondes. Les gens qui n'ont aucun souci à consommer des nourritures de ce type sont généralement déjà sous l'influence de *Tamas* et ne marquent pas d'intérêt pour la pureté et autres valeurs raffinées. Empoisonnés par *Tamas*, incapables d'apprécier des nourritures ou des boissons aussi simples que de l'eau, ils semblent capables d'ingurgiter à peu près n'importe quoi - et sans problème. Ces personnes, au cours de leur existence, risquent de développer des maladies souvent mortelles.

2. Le pouvoir de la pensée

Changer de pensée

Comme chaque pensée se manifeste dans le cerveau par le biais de puissantes molécules de transmission, on peut améliorer, en changeant son mode de penser, non seulement le corps mais aussi ses relations aux autres ou son destin. Quand le pilote d'un avion décide de modifier sa direction, ne fût-ce que d'un demi degré, c'est à une tout autre destination qu'il va arriver.

La même chose peut se passer lorsqu'on change ses pensées. Souvenez-vous du bien-être ressenti lorsqu'un proche dit vous aimer et apprécier ! Imaginez au contraire vos sentiments si votre meilleur ami se retourne pour vous déclarer à quel point il vous méprise ... Comme quoi, peu de mots suffisent à transformer entièrement une vie. Mais cela signifie aussi que si vous souffrez de votre existence au présent, vous pouvez maintenant la modifier en décidant de son nouveau cours. Prenez alors quelques minutes pour savoir ce que vous attendez de la vie et décidez d'y arriver !

Certes, si vous faites face à un problème majeur qui semble sans solution possible, vous aurez le sentiment que le monde s'effondre. Mais vous pouvez aussi vous projeter dans un avenir de dix ans pour, de ce point, regarder en arrière: vous constaterez alors que la vie ne s'est jamais arrêtée. Déplacez simplement votre attention de ce que vous estimez impossible vers ce qui est possible - et vous voilà sur bonne voie ! Ce n'est pas plus dur que cela. Chaque fois qu'un problème sérieux freine le progrès de votre existence, usez de l'exercice décrit ci-après; il est conçu pour vous amener à un espace de vie plus positif, plus constructif que celui dans lequel vous êtes en ce moment:

1. **Pensez à quelqu'un ou quelque chose qui vous rend joyeux et prenez conscience de l'importance que cette personne ou cet objet a pour vous, puis réalisez votre chance à pouvoir en tirer parti dans votre existence.**
2. **Pensez à tous les gens qui n'ont pas votre chance, les affamés, les malades, les sans-logis.**
3. **Imaginez ensuite ce que seraient vos sentiments si s'accomplissaient les désirs profonds de votre coeur.**
4. **Qu'entreprendriez-vous en premier lieu pour réaliser un tel objectif ?**

Une des raisons centrales pour s'attirer des problèmes au quotidien est de ne pas entreprendre ce qui pourrait rendre heureux. On lance des messages négatifs tels que «J'aimerais bien à ne pas avoir à travailler autant», «Qu'ai-je fait au monde pour mériter ça ?» ou «La vie est une lutte constante». Or la vie, et cela inclut la condition actuelle du corps et de l'esprit, est le résultat des pensées et des émotions. La pensée influence tout, de près ou de loin, que cela soit matériel ou immatériel. Si l'on veut savoir le type de pensées dominant la journée d'hier, il suffit de considérer ce que le corps ressent aujourd'hui. Si l'on veut pressentir ce que le corps vivra demain, prendre conscience des pensées de ce jour devrait aider. Chacun des mouvements ou des activités tant du corps que de l'esprit est contrôlé par le neurotransmetteur correspondant. Bref, pas un seul désir, idée, sentiment, goût, répulsion, méprise ou compréhension ne peut traverser l'esprit sans susciter une contrepartie physique qui lui corresponde.

Le bonheur, clé de la pharmacie de la nature
　　Le cerveau peut produire n'importe lequel des médicaments manufacturés ici ou là dans le monde à condition de recevoir le «feu vert» de son maître, la personne. Le cerveau n'a pas besoin d'un laboratoire sophistiqué ni de beaucoup de temps pour développer la médecine la plus idoine à résoudre un problème quelconque - mental ou physique. Tirant avantage des éléments constitutifs des quelques types d'aliments naturels décrits plus haut, il crée des neuro-peptides et d'autres composés chimiques pour toute affection que l'on peut subir.
　　Par exemple, si l'on souffre d'une douleur, le cerveau va émettre des *endorphines* et des *encéphalines,* des composés proches de la morphine qui sont au moins 40'000 fois plus puissants que l'héroïne la plus forte. Quand on se blesse, si le cerveau ne réagissait pas immédiatement en produisant ces calmants, il serait impossible de supporter le mal et l'on s'évanouirait ou tomberait rapidement dans la folie. Comme les *endorphines* sont aussi liées à l'émotion du plaisir, on produit davantage encore de cette drogue quand on se sent heureux dans ses activités du moment. Les gens souffrant de peine émotionnelle vont assez vite développer aussi des peines physiques et empêcher leur cerveau de produire la bonne quantité d'analgésique.
　　Si le corps indique «cancer», le cerveau va synthétiser des composés anticancéreux ou des stimulants de l'immunité qui vont renforcer le système de défense du corps, et cela se fera avant même que l'on ne devienne conscient du problème. Chaque jour, des millions de cellules mutent et deviennent «cancéreuses» et le système immunitaire en prend immédiatement compte sans faire appel à la chimiothérapie, aux rayons ou à la chirurgie. Il ne sert à rien de se préoccuper de ces millions de cellules qui chaque jour tournent au cancer à moins que, bien sûr, le corps n'arrive plus à les éliminer. Le cancer est la contrepartie physique d'un déséquilibre émotionnel dont le message est le suivant: «Il y a quelque chose qui s'oppose à vous et qui ronge votre corps». Cet élément étranger peut être de la dévalorisation, des émotions refoulées, un regard négatif sur l'existence, un désir non exprimé ou non accompli, une réaction de défense face à un partenaire et à un milieu agressif ou un régime alimentaire déséquilibré. Souvent plusieurs de ces facteurs se combinent. Au lieu de chercher à trancher cet élément étranger, il vaut mieux s'en inspirer et apprendre à en faire une planche de salut.[7]

---

[7] Pour travailler sur le cancer, consulter mon ouvrage *Cancer is not a Disease - It's a Survival Mechanism*

On tend généralement à accuser les maladies cardiovasculaires, le cancer, l'ostéoporose, le SIDA de provoquer le plus grand nombre de décès dans le monde, comme s'il s'agissait de monstres horribles obsédés par une seule chose, tuer à l'aveugle. Rares sont les gens souffrant de maladies graves qui se demandent pourquoi elles les ont touchés à l'origine. Au lieu d'investir force et attention dans la résolution d'un problème spécifique - ce qui tend à le faire croître -, il vaudrait mieux porter son attention sur ce qui peut contribuer à son bien-être. Que le bonheur devienne l'objectif premier et la motivation principale du patient ! Cherchons toujours à faire du bonheur la récompense de nos actions et le reste suivra automatiquement. Partout où le bonheur est au centre, il y a des solutions possibles, partout où règne le mal-être, les problèmes s'incrustent.

L'énergie suit la pensée

L'énergie suit la pensée est une phrase méritant mémorisation. Inutile de perdre son énergie à combattre une maladie, à redresser une relation tordue, à résoudre des difficultés financières ou à calmer un voisin pénible. Se coltiner un problème n'aboutit qu'à le nourrir de sa propre énergie, donc à le prolonger ou l'empirer même. Cela peut faire croire à sa réalité. Mais, si on analyse comment ont partout été résolus les problèmes les plus divers, on s'aperçoit que ce n'est pas en s'y arrêtant. Les conflits, les guerres, les luttes économiques, les désastres, par exemple, trouvent leur solution lorsque les parties prenantes, les gens eux-mêmes, commencent à s'intéresser à ce qui est encore possible plutôt qu'à se fixer sur l'impossible du moment. On a toujours la liberté du choix, soit chercher à attribuer aux objets et aux personnes des responsabilités expliquant les tourments vécus, soit trouver de vraies solutions. Il n'y a guère de sens à savoir ce qui fait l'obscurité de la nuit quand on sait que l'aube d'un jour nouveau va poindre.

On peut se rappeler combien on s'est senti affligé en vivant un état de crise mais aussi se souvenir de l'insignifiance et de la distance prises par le problème peu de temps après qu'il nous a aveuglé. Un problème commence à se dissiper lorsqu'on cesse d'y porter attention. Ainsi, si l'on est insomniaque, plutôt que s'angoisser à l'idée de retrouver ses troubles du sommeil, on peut porter son intérêt aux gens et aux choses qui donnent du bien-être. Alors on découvre soudain que de ne pas dormir n'est pas si catastrophique que cela, si bien que s'endormir devient chose naturelle. Si le problème se maintient, on peut y trouver l'occasion de faire un point sérieux de son existence car, si la nuit rend malheureux, c'est que, durant la journée, on a été mal dans sa peau. La difficulté à s'endormir devient l'occasion non seulement de chercher ce qui peut bien faire son malheur mais aussi de réfléchir à comment transformer la situation

On peut en conclure que c'est un meilleur travail qui est nécessaire, par exemple un emploi qui inspire et épanouit celui ou celle qui l'entreprend. Soyons audacieux quand il s'agit de réaliser un souhait et, surtout, ne concédons pas la défaite avant même d'avoir essayé ! L'argument selon lequel on n'a ni la compétence ni l'intelligence pour aspirer à un meilleur job n'est qu'une autre illusion: on est toujours à la hauteur de l'occupation rêvée si l'on s'y donne sans arrière-pensée. A coup sûr, si on persiste à se croire insuffisant, on s'invente exactement les bornes qui vont nous retenir là où nous sommes - en tout cas jusqu'à ce que l'on trouve le courage d'affirmer que nous méritons bien mieux.

On se persuade trop facilement que quelqu'un d'autre - la société, le gouvernement ou même le destin - nous prive de réaliser nos rêves. En fait, ce ne sont que nos restrictions mentales qui nous conduisent à l'échec et nous coupent du succès. Le vieux proverbe disant «Là ou il y a volonté, il y a moyen d'y arriver» reste une loi valable pour tous et en toutes circonstances. Les trois «*P*» résument bien les qualités nécessaires à transformer des gens simples en personnes à succès, des pionniers parmi les plus entreprenants que le monde ait jamais connus, *P*atience, *P*ersistance et *P*ersévérance. C'est sa vision d'un monde meilleur qui a permis au Mahatma Gandhi de supporter les difficultés de son existence. Stephen Hawking est devenu l'un des physiciens les plus brillants de notre temps malgré sa paralysie et l'impossibilité qu'il a de s'exprimer oralement. Plutôt que de s'enfermer dans son incapacité maladive ou se complaire dans son malheur, il s'est engagé à apporter une contribution fondamentale à notre compréhension et à l'utilisation des lois les plus fondamentales de l'univers.

Les plus grands athlètes du monde ont tous connu de sérieux bas avant d'accéder aux plus hautes marches de leur sport. La plupart des artistes et musiciens les plus célèbres ont souvent dû passer par des moments de rejet et d'échec avant de se voir reconnaître parmi les meilleurs. Bon nombre des personnes à succès se retrouvent sur un grand principe de vie: être des créateurs toujours renouvelés en sachant que la créativité est leur seule source de bonheur. Or nous partageons tous le potentiel infini de création qui a donné corps à l'ensemble de l'univers.

Ce qui différencie le plus les gens, c'est que certains ont décidé de tirer profit de ce potentiel en appliquant les trois P à leur existence alors que d'autres s'en détournent. Nous pouvons tous prendre cette décision du meilleur - et maintenant même ! Pour cela, il suffit de déplacer son attention.

CHAPITRE 6

Principes et techniques des soins primordiaux

Ce chapitre traite des principes et techniques des soins dits primordiaux et de leurs multiples effets sur le corps, l'âme et l'esprit. La *technique des soins primordiaux* n'exige aucun effort, elle est facile à pratiquer et s'avère presque aussi simple et automatique que la respiration elle-même. Elle combine le souffle avec des sons de guérison et se déroule en deux temps. Le premier, que l'on peut découvrir dans cette section, traite du souffle conscient; l'essentiel du deuxième s'intéresse aux sons de guérison fondamentaux. Pour pouvoir appliquer au mieux les deux éléments de cette méthode, il faut commencer par avoir une bonne compréhension de ce qu'est la respiration consciente.

Premier temps
1. Le miracle de la respiration consciente

Le souffle, c'est tout et bien plus encore

L'existence physique dépend entièrement du processus respiratoire car la vie recommence à chaque nouvelle inspiration, cela jusqu'au dernier soupir. On inhale de l'air extérieur environ quinze fois par minute pour fournir à toutes les cellules du corps de l'oxygène, soit l'énergie vitale qu'en Inde l'on nomme le *Prana*. En effet, chacune des milliards de réactions chimiques se passant dans le corps à chaque seconde a besoin de cet oxygène porteur de *Prana*. C'est dire que la respiration ne se produit pas seulement dans les poumons, à hauteur de poitrine, mais encore dans le «poumon» de nos cellules: on respire avec toutes les parties du corps. L'oxygène (qui constitue environ 21% de l'atmosphère) permet le déroulement de multiples phénomènes chimiques dont le résultat est la libération de l'énergie que contiennent les nutriments à disposition. Cette énergie est essentielle à l'ensemble des activités cellulaires.

Tout problème physique trahit une réduction de l'apport d'oxygène dans la zone du corps affectée. En circonstances normales, la respiration se fait de manière automatique et son efficacité est suffisante pour répondre à tous les besoins du corps, de la naissance à la mort. Pourtant, on peut aussi exercer un contrôle conscient du processus respiratoire - et pour de bonnes raisons. En effet, lorsque le corps est en situation de tension - c'est-à-dire qu'il subit l'impact d'hormones de stress - la respiration normale ne suffit plus. Pour répondre à un besoin accru d'oxygène, la cage thoracique s'élargit au fil des inspirations et expirations, ce qui n'est possible qu'en pratiquant une activité musculaire volontaire. Mais en cas de difficulté émotionnelle, la plupart des gens font exactement le contraire: leur respiration devient superficielle; en fait, ils retiennent leur souffle ou respirent par la bouche - ce qui provoque la libération d'*adrénaline*. En conséquence, le corps souffre d'un manque d'oxygène ou d'un défaut de *Prana* en tant qu'énergie. Cela n'est pas inéluctable car les effets négatifs de situations stressantes, tension émotionnelle ou épuisement physique, qui sont souvent à l'origine de maladies, peuvent être réduits, maîtrisés ou même éliminés grâce à une «respiration consciente».

Dès que l'on se trouve en situation difficile, il faut concentrer son attention sur les narines et commencer à respirer profondément. Même si l'expiration se fait d'habitude automatiquement et sans effort, on peut contrôler aussi la quantité d'air prise par les poumons à chaque souffle. Il est alors possible de suivre mentalement les mouvements de contraction et d'extension de la poitrine. En quelques instants, l'esprit va trouver plaisir et repos dans le bref moment de pause suivant chaque expiration ou chaque inspiration et, pour cela, il n'y a rien d'autre à faire que de placer son attention sur le processus respiratoire lui-même. Cela ne va pas aboutir nécessairement à la disparition de la tension ressentie à l'origine mais permettra de modifier la réponse au stress en laissant l'esprit se détendre peu à peu grâce au souffle conscient.

A part cette détente et relaxation physique, le souffle conscient permet de capter quelque chose de bien plus grand que ce l'on peut jamais imaginer: il s'agit de contacter le créateur du souffle, celui qui soutient la puissance du corps. Il représente l'intelligence cosmique au plus profond du silence de la conscience - qui est nous.

Comment s'y prendre ?

Suivez la *Pratique de soins primordiaux* en prenant une position confortable et gardant les yeux fermés. Le mieux est de s'asseoir le dos bien droit afin de faciliter une respiration sans effort. Pour avoir les meilleurs résultats, il faudrait user du souffle conscient deux fois par jour, pendant un quart d'heure au matin et autant en soirée, si possible deux ou trois heures après avoir mangé.

En fermant les yeux, portez simplement votre attention sur la pointe du nez ou sur la poitrine et ressentez-y les mouvements d'inspir et d'expir. Plus vous pratiquerez la méthode, plus facilement votre mental suivra-t-il ce rythme du souffle et atteindra-t-il un état de détente. Pour trouver la paix, l'esprit n'a d'ailleurs pas besoin d'arrêter de penser. En fait, la seule erreur que vous pourriez commettre, c'est d'essayer d'arrêter le processus de la pensée, d'empêcher sa mise en forme. Si vos réflexions, vos sentiments ou vos émotions vous emportent, n'essayez pas de les interrompre mais revenez simplement à votre nez ou à votre poitrine et si les pensées sont toujours là, ne craignez rien. Une activité mentale accrue pendant la pratique du souffle conscient ne fait qu'indiquer une libération des tensions chargeant votre système nerveux; cette libération pousse naturellement à davantage d'activités physiques qui, elles-mêmes, induisent plus de processus mentaux sous forme de pensées, sentiments ou idées, par exemple.

Poursuivez l'exercice jusqu'à ce que vous sentiez le quart d'heure écoulé. Il n'y aucune raison de tomber dans la peur de ne pas bien faire. La respiration est chose naturelle et y fixer son attention l'est tout autant. Il n'y a donc rien à faire pour améliorer encore ce que la nature fait déjà parfaitement: inutile de chercher à respirer plus amplement ou profondément que ce dont vous avez l'habitude en position assise.

En permettant à votre esprit de suivre souffle après souffle l'air frais qui entre dans votre corps et l'air vicié qui en sort - par votre nez -, votre mental va peu à peu se calmer et trouver la paix. Si, un bref instant, votre esprit reste alors immobile, votre conscience découvrira l'être au coeur de vous-même, cet espace de silence où ne passent ni sentiments ni émotions. Ainsi vous vous réaliserez vous-même, entrant dans la «référence du Soi», ce Soi qui est le seul lien que vous pouvez établir avec vous-même. C'est pour cet instant de silence que votre esprit cesse de bourdonner de pensées et que votre corps se détend tout à fait. C'est le moment où votre corps et votre esprit entrent en parfaite syntonie, l'instant où le processus de guérison primordiale peut se réaliser. Il n'y a rien faire de votre part pour engendrer ou vivre de tels moments. Ils apparaissent en effet quand on les attend le moins, c'est-à-dire quand vous avez laissé faire le processus, sans effort ni rien en attendre. Une pratique régulière du souffle conscient conduit à un état de relaxation et de paix tel qu'il se prolonge dans le temps et vous accompagne la journée durant dans vos activités, qu'elles soient mentales ou physiques. Centré et confiant en vous-même, vous faites alors preuve d'un grand calme, même dans des circonstances de stress ou dans un environnement bruyant et chaotique. L'approfondissement de cette expérience peut se poursuivre jusqu'à ce que votre conscience, devenue sans limites, ne fasse plus qu'une avec l'action de plus en plus dynamique de votre corps et de votre esprit.

La clé du succès, le «lâcher prise»

Cette méthode de respiration est la plus simple des techniques disponibles pour assurer le développement de la personne mais c'est aussi l'une des plus puissantes. Que vous ayez ou non de l'expérience dans le domaine de la méditation ou celui d'autres pratiques de croissance personnelle, le *souffle conscient* est bénéfique à chacun car son progrès n'arrête jamais; bien au contraire, il se renforce et s'accélère quand on le pratique de façon régulière. Dans le domaine de la méditation, le niveau de réussite répond davantage à la règle «moins on en fait, plus on accomplit» qu'à la volonté d'effort et de concentration fournie pour avancer.

Une seule exigence, développer le sens du lâcher prise. C'est un phénomène omniprésent dans la nature afin que le vieux s'efface et laisse place au neuf. Une pensée apparaît ainsi sur l'écran de notre esprit pour disparaître ou un inspir pour s'effacer devant un expir. Relâcher le souffle soulage alors grandement le corps et l'esprit. On ne peut d'ailleurs le reprendre qu'une fois expiré le précédent, les poumons vidés. En pratiquant le *souffle conscient*, on «s'enfonce» de plus en plus dans le mode apaisé du «lâcher prise», un mode qui, peu à peu, induit l'expérience d'une libération, d'une relaxation et d'une centration durables, cela même au coeur des défis les plus agités de l'existence. Il en résulte un esprit libre de stress et un corps en bonne santé. Inutile cependant de s'entraîner au lâcher prise en faisant appel à la volonté et aux efforts de l'intelligence. La maîtrise du lâcher prise est affaire de spontanéité, en arrivant à relâcher chaque souffle en toute conscience.

Or, pour grand nombre d'entre nous, la respiration n'est plus un phénomène conscient. A cause du stress et des tensions de l'existence, l'expir se raccourcit et l'inspir devient superficiel, quitte à se révéler insuffisant. En effet, à souffle court, commençant à manquer d'oxygène, le corps va retenir ses déchets, en particulier du dioxyde de carbone, dans les lobes inférieurs des poumons - ce qui va provoquer une réaction de stress de la part du corps et rendre encore plus «nerveux» un système nerveux déjà agité.

Un bébé en bonne santé vit encore l'expérience naturelle de la respiration sans efforts. Son abdomen se soulève et retombe comme si ses poumons se nichaient au creux de l'estomac. Cela signifie une nature sans souci, innocente et heureuse. Cependant, dès que la peur fait irruption dans l'existence, par exemple par le biais de pressions dues à l'éducation, aux parents, à des chocs émotionnels ou à des manques en termes de nutrition, la respiration perd alors son naturel et se tend pendant que reculent l'esprit insouciant et la joie spontanée de l'enfant.

De la même manière que des expérience négatives et frustrantes induisent une déficience respiratoire, le *souffle conscient*, lui, peut relâcher les émotions refoulées porteuses de stress ou apaiser les problèmes restés sans solution. En fonction des liens existant entre le corps et l'esprit, les toxines émotionnelles enclenchent des difficultés physiques leur correspondant, ce qui peut amener une maladie psychosomatique. Le *souffle conscient*, lui, favorise la circulation, ce qui aide à éliminer les impuretés aussi bien que le stress émotionnel qui leur est lié. Le secret du succès de cette méthode est sa pratique régulière, au moins deux fois par jour - chaque fois pendant quinze minutes. Respirer est chose aussi naturelle que fixer son attention sur le souffle. Il n'y a rien de plus à savoir pour faire du *souffle conscient* un mode efficace de croissance spirituelle et de développement personnel.

Le pouvoir de l'attention

L'attention représente l'outil le plus puissant à notre disposition pour réussir toute chose dans la vie. Puisque l'énergie suit la pensée, tout ce à quoi nous pensons va recevoir de l'énergie et s'en trouver plus fort. Nous ne pourrions vraiment percevoir le monde si nous ne lui donnions attention! On peut avoir parcouru un livre mais, si son attention reste ailleurs, on ne l'a ni vraiment lu ni vraiment saisi dans sa substance. De même, si l'on mange un repas mais que l'attention reste fixée sur un écran de télévision ou sur le magazine que l'on feuillette - au point de ne plus savoir ce que l'on ingère -, il y a de fortes chances pour que les aliments pris ne soient ni digérés ou bien assimilés. C'est l'attention qui fait toute la différence: elle est nécessaire aussi bien pour se soulager à la toilette que pour conduire sa voiture ou préparer à manger quand ce n'est pas pour jouer d'un instrument de musique. Les relations aussi exigent toutes de l'attention afin de ne pas «se faner» par défaut de soins et d'amour. Tout ce qui, de notre part, manque d'attention perd pour nous de son utilité. Cela est particulièrement vrai en ce qui concerne notre corps.

Assurément, les muscles s'atrophient quand on ne les exerce pas régulièrement. Mais, en vérité, c'est bien le corps entier dont il faut s'occuper si on veut le garder sain. Négligé, il tendra à mal fonctionner. Même si nous ne sommes conscients ni des cellules nous composant, ni des processus complexes qui les lient, notre attention, sur un plan subtil, est présente jusque dans la partie la plus infime de nos organes biologiques. Cela répond à notre besoin de vivre et à l'attention que l'on accorde au fait même d'exister. Et c'est cette forme subtile d'attention qui tient ensemble les cellules, molécules et atomes constituant notre corps.

Généralement, tant qu'une douleur ou un mal-être ne signale pas sa présence, on ne réalise guère l'importance qu'a notre corps. L'attention subtile devient un phénomène conscient lorsque le corps appelle au secours et qu'on se concentre sur les moyens de juguler la crise. Notre inattention aux aliments, à leur digestion et élimination ou à notre hygiène de vie ainsi que l'absence de respect pour les messages venant de nos organes physiques induisent une rupture du lien délicat existant entre notre corps et notre esprit.

Comme la vitalité du souffle est un besoin essentiel de chacune des parties du corps - qu'elle vivifie en leurs diverses fonctions -, la respiration consciente est assurément la voie la plus directe pour accorder une attention renouvelée aux zones, tissus et cellules déconnectés de la vie et dont le fonctionnement s'avère inadéquat. L'*énergie* qui *suit la pensée* ou *l'attention* aide à leur rendre leur vigueur première, un peu comme refleurissent des champs assoiffés par la sécheresse quand l'eau leur redonne de la vitalité. En fixant son attention sur le souffle, c'est bien cette force et vitalité que l'on redonne à son corps, à son esprit et à son âme.

Deuxième temps
2. Les sons primordiaux de la guérison

Nous sommes ce que nous percevons

L'ensemble des vibrations primordiales - responsables de tous les aspects du monde créé, physique ou non - se love dans le silence de la conscience et ressemble à une graine minuscule, porteuse cependant de toute l'information nécessaire à faire pousser un arbre immense. Ce domaine du silence n'est ni vide ni chaotique; au contraire il est organisé, actif et porteur d'intention. Ses invisibles desseins sont parfaits et traduisent une virtualité sans faute en blocs de réalité permettant de construire notre physiologie. C'est là que les fréquences dues aux pulsions d'origine - les sons primordiaux - prennent une forme: bref, c'est là que «le verbe se fait chair». Comme la transformation du son (de la vibration) en forme ou matière commence au plan de notre attention, nous pouvons aussi apprendre à corriger, au niveau du corps, tout fonctionnement inapproprié simplement par le biais de l'*intention* ou du désir.

Tous tant que nous sommes nous ingérons et métabolisons, devenant ainsi ce que nous percevons, aussi bien à l'intérieur qu'à l'extérieur de nous-mêmes. Nous devenons littéralement les pensées que nous cultivons, les émotions que nous suscitons, les savoirs que nous saisissons, les sons que nous entendons, les formes et couleurs que nous contemplons, l'air que nous respirons ou la nourriture que nous avalons. Où qu'aille notre attention, le simple contact avec son objet permet d'en tirer l'essence même et d'en faire une partie intégrante de notre existence.

Par la simple observation d'un paysage naturel, on s'offre le même effet guérisseur que celui induit sur toutes les autres créatures qui vivent dans cet environnement. La contemplation d'un coucher de soleil ou d'un sommet blanc de neige n'exerce pas toujours une influence pareille sur chacun de nous même s'il en restera généralement quelque chose en termes d'apaisement et de calme, par exemple. A l'opposé, on peut se sentir dur et froid si l'on vit ou déambule trop souvent dans la jungle d'un milieu urbain fait de ciment et d'acier. Des études menées dans des hôpitaux américains montrent que des patients mis dans des chambre ouvertes sur l'environnement naturel d'un lac, d'arbres ou d'une montagne récupèrent bien plus vite - et avec moins de médication - que les malades confrontés au paysage mort d'un groupe de blocs en béton, sans parler de ceux privés de vue extérieure.

Les vibrations venant des sons, mots, couleurs ou formes représentent des ondes de longueurs et fréquences diverses. Elles fondent toutes les formes d'existence, animées ou inanimées, et exercent aussi une influence profonde sur nos vies. Nous fusionnons en effet avec tout ce que notre mental, notre intellect ou nos sens perçoivent. Ces ondes jouent non seulement un rôle clé en physique mais permettent aussi les formules énergétiques constituant nos pensées et nos sentiments, tout ce vécu qui peu à peu va s'intégrer en nous pour offrir à notre conscience de nouvelles séries d'informations qui, à leur tour, induiront une remise en forme de notre destin - cela à tous les niveaux, physique, matériel et spirituel. Ce sont les ondes sonores qui, peut-être, ont l'effet le plus puissant sur notre bien-être.

Le monde des sons

Chaque son déclenche une onde sonore, soit un perturbation de l'air ambiant qui va se déplacer à 332 mètres par seconde environ. Par une série de processus complexes s'activant en nous, il devient possible pour l'oreille de repérer ces ondes sonores avant qu'elles ne soient perçues par le cortex cérébral du cerveau. Ce dernier peut recevoir un nombre immense de sons variés - tels que générés par notre environnement; plus étonnant encore, il peut en faire sens car il sait différencier parmi ces sons multiples ceux pouvant être reliés à des souvenirs auditifs. Certains sons sont des mots - ce que nous nommons le langage -, d'autres relèvent de ce que nous estimons être de la musique, d'autres encore sont classés comme un simple bruit.

Tous les sons que recensent les cellules du cerveau poussent ces dernières à libérer les neurotransmetteurs qui, au niveau du corps, vont traduire ces sons en réponses physiologiques spécifiques. C'est pourquoi on peut se sentir rasséréné et joyeux à l'écoute d'une musique aimée ou, au contraire, agité et nerveux tant au son discordant d'une machine qu'au crissement d'un ongle sur le papier.

Quelques sons affectent certaines parties du corps plus que d'autres. La musique instrumentale, par exemple, stimule davantage le cerveau droit - et le côté gauche du corps qui lui répond - que l'hémisphère gauche - et le côté droit du corps qui lui est lié. Si des voyelles sont associées à la musique, c'est tout le corps qui réagit. Toutes les cellules peuvent «entendre» car elles ont des foyers récepteurs ouverts à ces mêmes neuropeptides que le cerveau produit quand il perçoit un son. Cela implique que les cellules de notre corps peuvent créer des messagers chimiques pareils à ceux du cerveau, messagers qu'elles utilisent pour communiquer aussi entre elles par le biais du son.

La peau est ainsi un bon récepteur de la musique: si des ondes sonores l'atteignent et entrent en contact avec elle - ce qui arrive dès qu'on écoute de la musique - les cellules cutanées se mettent à sécréter des «hormones de plaisir» et d'autres substances chimiques qui vont relever l'immunité et la vitalité de l'être - à condition bien sûr que la musique corresponde à son type constitutif dans ses aspects tant physiques que psychologiques. Cette capacité fantastique des cellules de la peau s'explique peut-être par le fait qu'elles sont de même origine que celles du cerveau, ces dernières vivant pourtant bien plus longtemps (jusqu'à cent ans et plus) alors que leurs congénères cutanées se renouvellent après un mois déjà. Certaines personnes disent d'ailleurs éprouver un frisson de plaisir à l'écoute de tel ou tel morceau de musique. Des sons discordants, par contre, peuvent provoquer de la chair de poule: en ce cas, les cellules cutanées émettent des hormones de stress.

Il est aujourd'hui largement prouvé que les 60 à 100 trillions de cellules constitutives du corps entendent et répondent à tous les sons perçus (y compris, pour le foetus, dans le sein maternel). Des sons harmonieux et cohérents vivifient et provoquent un sentiment de bonne santé. Pour cette raison la musique a toujours joué un rôle majeur dans toutes les cultures du monde. Chacune d'elles a cependant développé ses formes musicales propres pour tenir compte des différentes exigences de leur environnement géographique et climatique.

La musique est un besoin fondamental non seulement pour chaque culture mais aussi pour la physiologie de chacun de nous. Ainsi, dans le domaine de la santé, on sait que la musique peut aider à réduire le temps de récupération après un intervention chirurgicale ou contribuer à renforcer les défenses immunitaires face à une infection. Des patients écoutant leur musique favorite ont besoin de moins de médicaments, tranquillisants ou somnifères. D'ailleurs, nombre d'hôpitaux américains utilisent déjà la musique à des fins thérapeutiques: en effet, certains morceaux réduisent l'appétit, d'autres abaissent la pression sanguine ou favorisent l'endormissement.

Toutes les musiques ne sont pas nécessairement guérisseuses pourtant car chaque maladie a aussi sa fréquence vibratoire propre - comme toute chose en ce monde. En écoutant régulièrement de la musique *hard rock*, par exemple, on suscite une baisse du nombre de ses lymphocytes, ce qui facilite les infections. Des sons de très basse intonation peuvent susciter tristesse et dépression; c'est l'une des raisons pour leur utilisation dans des musiques funèbres. Par contre, des sons aigus peuvent induire bonheur et enthousiasme.

A noter cependant que, comme pour les autres sensations venant du monde extérieur, la réponse aux sons tend à varier en fonction des types constitutifs de la personne. Un être *Vata* facilement emporté par l'impatience ou l'anxiété tirera meilleur profit d'une musique calme réduisant l'agitation et la nervosité que de mélodies de tonalité haute et à scansion rapide. Ces dernières seront préférées par un être *Kapha*, plutôt léthargique, car il y trouvera une incitation à activer sa circulation et à élever le taux de son métabolisme. Un rythme rapide a tendance à accélérer la pulsation du coeur alors qu'un tempo irrégulier peut provoquer des battements cardiaques eux aussi irréguliers, quitte à induire même des *arythmies*, ce qu'on a pu constater chez des chanteurs de pop.

Le corps, un orchestre symphonique

La recherche médicale a montré que chaque organe du corps produit un son qui lui est propre, son que l'on peut amplifier grâce à des instruments de mesure très sophistiqués. Le foie, par exemple, produit un certain ton quand il est en bonne santé et un autre, altéré, lorsqu'il est malade. Or, en rejouant l'enregistrement du son «sain», on peut induire la guérison du foie. Et les sons du coeur, de la rate, des poumons ou de toute autre partie du corps sont très différents de celui du foie !

Chaque sorte de cellules est aussi caractérisée par un ton spécifique, leur empreinte électrique différant en fonction de leurs fréquences vibratoires variées. Pour un enfant, les fréquences s'étalent entre 1'520'000 et 9'2460'000 Hz (cycles par seconde). Les fréquences les plus basses de ce spectre chevauchent les plus hautes d'un émetteur radio en ondes moyennes dont les fréquences s'étendent de 540'000 à 1'600'000 Hz. Les ondes ultracourtes couvrent un spectre allant de 88'000 à 108'0000 Hz et ne pénètrent pas la sensibilité humaine: on ne peut donc les entendre, en tout cas pas consciemment.

Pris comme un tout, un corps sain ressemble à un immense orchestre symphonique regroupant des millions d'instruments différents. Un processus maladif, quel qu'il soit, commence par une distorsion vibratoire qui peut s'amplifier jusqu'à la perte du synchronisme - comme dans les cas de cancer ou de SIDA. Peut-on imaginer la cacophonie d'un orchestre fait d'autant d'instrumentistes jouant faux? Pour la réduire, il faut certainement quelques têtes de pupitre solides et un chef éclairé sachant mener et coordonner tous ces musiciens.

Nommer et former des liens

Il existe plusieurs «sons dominants», des sons qui soutiennent les fonctions principales des organes et systèmes physiques, d'autres réglant les tissus cellulaires ou d'autres les divers centres d'énergie du corps. Ces sons traduisent les fréquences vibratoires de base que produisent les différentes parties du corps quand elles sont en parfait équilibre. En Ayurveda, antique science de la vie, on utilise pour leur valeur thérapeutique les sons considérés comme primordiaux.

La recherche de pointe indique que penser à un objet - pomme ou éléphant - ou le voir en réalité conduit aux mêmes modifications chimiques et ondulatoires dans le cerveau. En d'autres termes, que vous pensiez à un éléphant ou que vous le contempliez en chair et en os n'induit aucune variation des changements biochimiques qui affectent le corps. Tout objet matériel a pour base des vibrations immatérielles, les sons; ou plutôt, ce sont là deux aspects d'une même réalité. C'est dire que dans un avenir peut-être pas trop lointain, on saura, si besoin est, utiliser cette relation intime entre le nom (le son) et la forme pour susciter la matérialisation d'un objet - pomme, éléphant ou diamant même. Ce qui semble aujourd'hui miracle s'avérera demain simple réalité.

Il en va de même avec les Sons Primordiaux. Utilisés, ils peuvent redonner leur forme et fonction originelles à des tissus, des organes ou des systèmes. L'usage régulier de tels sons peut induire une guérison en profondeur du corps, du mental et de l'esprit car ces vibrations proviennent de la pure conscience, celle que l'on peut appeler le Soi Supérieur. Ces sons sont un peu comme des rayons d'énergie que le Soi Supérieur propulse dans la densité du corps pour accomplir des tâches et remplir des responsabilités précises. En les pratiquant régulièrement, on ne fait pas que susciter des réponses de guérison mais on stabilise aussi la pure attention: bref, on élargit alors le rôle de la conscience à tout le quotidien.

Résumé des techniques de Soins Primordiaux

La technique des Soins Primordiaux - qui prend avantage du lien intime qu'entretient le son avec la matière - peut se résumer comme suit: tout fragment de matière - le morceau d'un caillou, une bactérie ou une cellule nerveuse complexe chez l'homme - émet des fréquences vibratoires spécifiques, soit un son unique.

Les divers tissus cellulaires, organes et systèmes constituant le corps se distinguent les uns des autres par l'émission de fréquences vibratoires et de sons différents. Ceux de basse fréquence relèvent des toxines et virus, de bactéries nocives et de polluants, d'émotions négatives refoulées comme de réactions de stress; ces sons entrent en résonance avec les basses fréquence du corps pour y générer faiblesses et déséquilibres.

La maladie se déclenche lorsqu'une partie spécifique du corps se retrouve coupée des vibrations primordiales de ses origines, celles qui, pour son évolution, sont porteuses d'informations essentielles. La perte du contact avec ces données vibratoires fondamentales cause chaos et confusion, ce qui arrive par exemple quand s'isolent des cellules tumorales malignes. Par contre, les hautes fréquences de certains sons primordiaux peuvent, elles, corriger des déséquilibres très tôt après leur apparition et induire ainsi une guérison en profondeur: les Sons Primordiaux restaurent les fréquences correspondant aux diverses parties du corps; leur usage répété en relance le fonctionnement sur un mode sain. Combinée avec l'exercice du souffle conscient et/ou l'utilisation de «l'Art Ener-Chi[8]», cette technique du son représente un investissement précieux dans le développement équilibré tant du corps que de l'âme et de l'esprit. Les sons de guérison qu'il m'a été donné de définir dérivent d'anciennes langues et je les ai regroupés sous le nom de *Santé-monie sacrée* - que je considère être aussi *une psalmodie divine* pour le quotidien. Depuis huit ans que je dans l'immédiat mais aussi dans la durée.

---

[8] Il s'agit d'une série de 32 images, codées à des fréquences de lumière spécfique *(Ener-Chi Art)*, que l'auteur a créées pour aider à évacuer les obstacles empêchant la guérison tant du corps que de l'esprit et des émotions

Il y a cependant, en dehors de ce système, un certain nombre de sons que chacun peut émettre en vue d'équilibrer les centres énergétiques et autres parties de son corps. A la différence des chants utilisés dans une séance de *Santémonie sacrée* (voir plus bas), ces sons peuvent être lancés à voix haute, aussi bien chez soi qu'au cours d'une randonnée dans la nature. Les quelques sons énoncés en page suivante peuvent s'apprendre facilement pour être pratiqués au quotidien.

Sons de guérison primordiaux correspondant aux chakras

1. **Lam** *Laaammm* ...... : placé à la base ou à la racine de la colonne vertébrale, le son *Lam* contrôle les jambes, les pieds, les parties génitales, l'anus, la base de la colonne et les reins ainsi que la force vitale du corps.
2. **Vam** *Vaaammm* ...... : placé entre le nombril et l'aine, le son *Vam* contrôle le bassin, le ventre, les organes sexuels, le système nerveux et la colonne inférieure ainsi que les glandes adrénalines et sexuelles (ovaires et testicules).
3. **Ram** *Raaammm* ...... : placé sur le plexus solaire, le son *Ram* contrôle l'estomac, le foie, le diaphragme, la vésicule biliaire, la rate et le pancréas.
4. **Yam** *Yaaammm* ...... : placé dans la zone du coeur, le son *Yam* contrôle le coeur et la poitrine, la circulation, les poumons, les bras et les mains ainsi que le thymus.
5. **Hum** *Hummm* .... : placé dans la zone de la gorge, le son *Hum* contrôle le cou, les poumons et la poitrine, la bouche, la voix ainsi que les glandes thyroïde et parathyroïde.
6. **Om** *Oooommm* ...... : placé entre les sourcils à la racine du nez, le son *Om* contrôle les oreilles, le nez, l'oeil gauche, le système nerveux, le bas du crâne ainsi que l'hypophyse.
7. **So-hum** *Sooo-hummm*: placé sur la fontanelle ou au sommet du crâne, le son *So-hum* contrôle le haut du crâne, le cerveau, l'oeil droit et l'épiphyse.

Les cinq sons en Hr ...

1. **Hrim** *Hriiiimmm* ...... : gorge
2. **Hroum** *Hroummm* ...... : foie et rate
3. **Hraim** *Hraïmmm* ...... : reins (diurétique)

4. **Hraoum** *Hraoummm* .... : exutoires, y compris la vessie, le côlon et la peau

5. **Hrah** *Hrah* .... : coeur et poitrine

Mode d'emploi de ces sons : chantés, ces sons entrent en résonance avec les parties du corps correspondantes, les vivifiant et contribuant ainsi à leur bon fonctionnement. On peut les utiliser partout et en tout temps mais il vaudrait mieux les émettre sur un estomac vide. Commencer en prenant un souffle profond et, sur l'expiration, chanter les sons des sept chakras - dans la séquence indiquée de ces centres d'énergie. Répéter l'exercice aussi souvent que désiré. Cela assure l'alignement des chakras, des glandes endocrines et de leur fonctions tout en renforçant aussi la respiration. Les sons nettoient le *corps éthérique* de toute influence impure et permettent de se sentir bien avec soi-même.

S'il est besoin de renforcer l'effet de guérison sur une partie spécifique du corps, utiliser *les cinq sons en Hr* ... de la même manière: prendre un souffle profond et chanter sur l'expiration, exercice à répéter cinq fois au moins. Si chanter à haute voix est impossible au vu des circonstances, on peut aussi les chanter mentalement.

Les sons primordiaux *Siddhi*

Dans les temps anciens, on utilisait près de deux douzaines de sons primordiaux pour développer chez quelqu'un des capacités physiques et mentales *sortant de l'ordinaire*. Il s'agit des sons *Siddhis* qui sont liés à des pouvoirs surnaturels. Ils renforcent les zones clés du cerveau qui assurent des perceptions et pouvoirs extra-ordinaires non accessibles à la connaissance usuelle.

La pratique des *Siddhis* ouvre au potentiel infini de l'espèce humaine et permet de stabiliser dans le quotidien une conscience pure et sans limites. L'aptitude à accomplir ses désirs de façon immédiate grâce à la seule pensée résulte de la pratique régulière du souffle conscient et des sons *Siddhis*. Ces derniers entrent en résonance avec les 192 faisceaux de fibres nerveuses que l'Ayurveda désigne sous le nom d'*Arcuate*, groupes de fibres que l'on trouve dans la partie la plus importante du cerveau, le *cerebrum*. C'est là que se situe le contrôle de la perception par les sens et celui des activités motrices volontaires.

Un groupe de *Siddhis* précis a pour but d'arriver à la *perception divine* en affinant le fonctionnement des cinq sens jusqu'à ce qu'ils sachent percevoir la profondeur infiniment plus riche des couleurs, des formes, des sons, des goût et des odeurs que ce que nous en connaissons habituellement. Ces sons donnent accès aux cinquième et sixième dimensions de la réalité, les plans où toute pensée se réalise immédiatement. D'autres *Siddhis* tendent à déployer les qualités du coeur, telles que la compassion, l'amour et le bonheur. D'autres encore permettent une connaissance directe et une perception immédiate tant de ce qui se passe à l'intérieur du corps que de ce que l'on ne voit pas, soit que cela soit caché ou que l'objet se trouve à grande distance. Il y a aussi des *Siddhis* assurant une plongée dans les structures de l'univers dont le but dernier apparaît alors dans un éclair de conscience.

Plusieurs autres *Siddhis* ouvrent et renforcent la puissance de l'intuition, de la force physique, des savoirs mentaux mais aussi de la conscience du Soi Supérieur, ce qui donne accès à la maîtrise des cinq éléments - la terre, l'eau, le feu, l'air et l'éther. Un *Siddhi* particulièrement puissant permet la lévitation physique du corps.

On ne peut pas vraiment apprendre dans des livres l'usage des *Siddhis*. Pour intégrer correctement leur pratique au delà de l'effort de volonté, il est besoin de trouver un maître qui connaît cet art fort ancien - qui se fonde sur les *Soutras du Yoga de Patanajali* (ouvrages de la littérature védique qui portent sur la pratique du yoga). L'organisation qui diffuse les techniques de «Méditation Transcendantale» offre bien des cours *Siddhis* mais à des tarifs souvent exorbitants. On trouvera peut-être d'autres groupes capables de les enseigner à meilleur marché ...

Après vingt cinq années de pratique des *Siddhis*, j'ai moi-même mis en forme un don de canalisation unique que j'ai appelé «Santémonie sacrée» ou «la Psalmodie divine» pour toutes les occasions. Les sons que je profère à travers mes cordes vocales remontent à des sons primordiaux utilisés dans les langues les plus archaïques, sons à fort pouvoir de guérison. Pour en savoir plus à ce sujet - ou fixer une séance par téléphone - on peut consulter en fin de volume les numéros permettant d'entrer en contact avec l'auteur.

CHAPITRE 7

Les cinq sens - des fontaines de jouvence

Des sens sains pour une vie saine

Les êtres humains gardent le contact avec l'extérieur grâce à cinq sens: la vue, l'ouïe, le toucher, le goût et l'odorat. Ces sens «nourrissent» l'esprit qui, lui, va mettre le corps en action. Pour mener une vie saine, il faut des sens en bonne santé. Le corps et l'esprit sont perturbés par tout défaut de perception des sens - une myopie par exemple. Ce qui pénètre le système nerveux par leur intermédiaire - nourriture, air, eau, vues, sons, odeurs et goûts, chaud, froid, sec ou rugueux - va se voir traduit par les neurotransmetteurs appropriés ou par des substances chimiques affectant le cerveau: il en résulte une modification immédiate du fonctionnement du corps et de l'esprit.

Ainsi, la beauté d'un paysage ou d'un coucher de soleil peut faire baisser la pression sanguine alors qu'un bruit strident risque de l'élever. Un film violent ou des nouvelles catastrophiques à la télévision peuvent induire la production d'hormones de stress, l'abaissement de la capacité immunitaire ou même une crise de panique. Une résistance réduite à la maladie peut ouvrir la voie aux infections, aux problèmes cardiovasculaires ou au cancer. Des aliments au goût délicieux vont multiplier les enzymes de la digestion alors qu'une nourriture gâtée ou sentant mauvais va en réduire le nombre au risque de casser l'appétit de la personne et d'augmenter son rythme cardiaque. L'Ayurveda soutient que le corps et l'esprit ne peuvent garder l'équilibre de la santé que si les cinq sens contribuent *tous* au bonheur et aux plaisirs de l'être humain. Les déséquilibres dans le corps, le mental ou l'esprit sont dus à *trop* ou *pas assez* de perçu sensoriel.

Bref, à un corps sain et efficace il faut aussi des sens sains et efficaces. Des techniques et exercices simples et naturels permettent d'ailleurs de les développer au delà de leur utilisation habituelle, accroissant ainsi le contentement intérieur et le bien-être de chacun - ce qui assure, à long terme, santé durable, juvénilité et réussite matérielle autant que spirituelle.

1. *Vision intérieure et extérieure*

Une vue limitée - myopie ou presbytie - diminue le plaisir et les jouissances de la vie et induit dans tout le corps des changements chimiques nocifs. Mais la vue n'est qu'une partie de ce que nous appelons «vision». L'autre relève des perceptions que nous avons des autres et de nous-même, en termes non-physiques. Ces deux aspects de la vision, intérieur et extérieur, sont intimement liés à tout ce qui se passe dans l'existence, tant en soi qu'hors de soi. Une vision défectueuse provoque des déséquilibres au plus profond de l'être et incite des organes tels que le foie, les reins ou les intestins à mal fonctionner. On risque alors de se retrouver avec des besoins obsessionnels de tel type de nourriture ou de telle substance, incapables de quitter un comportement nocif. A l'inverse, un défaut dans «l'aperçu» de sa vraie nature - porteuse d'un potentiel sans fin - peut conduire à réduire son aptitude à voir de ses propres yeux, physiques cette fois-ci.

Il peut y avoir des gens que l'on ne désire pas vraiment rencontrer. En outre, on peut consciemment réprimer toute réaction impulsive à ce qui peut déplaire ou troubler. Une vue réduite peut donc indiquer soit des résistances à faire face à quelque problème urgent, soit une impatience à vivre ou une volonté de trop embrasser dans son champ de perception. En tout cas, il en résulte des tensions des muscles oculaires qui inhibent l'alimentation des nouvelles cellules ou l'évacuation des anciennes, simples déchets du métabolisme de l'oeil. L'accumulation de ces débris dans ou autour des yeux représente une des principales causes des problèmes oculaires - en termes physiques. La congestion conduit à la rigidité, une raideur qui peut provoquer des douleurs dans les muscles de l'oeil. Autre réaction: une hypersensibilité à la lumière du soleil causant une pression excessive ou des maux de tête; les yeux peuvent aussi s'assécher, ce qui rend une infection plus probable; au contraire, ils peuvent avoir tendance à se mouiller, ce qui trouble la vision.

L'importance du nettoyage du foie et d'un régime équilibré

Un mauvais régime alimentaire peut aussi jouer un rôle majeur dans les troubles de la vue. Les yeux ont besoin de beaucoup d'oxygène et de glucose comme de nombreux nutriments tels que la vitamine A. Quand est faible *Agni*, le feu de la digestion en Ayurveda, l'absorption et l'assimilation de ces éléments nutritifs se fait mal et les selles, l'urine ou la sueur ont peine à en éliminer les déchets. L'accumulation de substances acides et toxiques qui en résulte va dépasser le niveau de tolérance du sang, ce dernier ne pouvant plus les dissoudre afin de les évacuer de façon efficace. Ces débris tendent à faire une pâte colloïde collante (AMA) qui risque de congestionner ou bloquer les capillaires, ces petits vaisseaux qui nourrissent les cellules de l'oeil. Une mauvaise circulation sanguine au niveau des yeux va en altérer le fonctionnement normal (et, très souvent, rendre les yeux rouges ou «injectés de sang»).

Un système digestif insuffisant est cause d'un grand nombre de troubles de la vue. Pour le maintien en santé de la cornée, la vitamine A est essentielle; on la trouve en abondance dans le corps si ses fonctions de digestion et d'assimilation sont en équilibre. Par contre, quand les canaux biliaires du foie et de la vésicule sont obstrués par des calculs, la digestion, l'assimilation et la métabolisation de la nourriture se font mal et la vue va faiblir. C'est pourquoi, pour rétablir une vue précise en assurant un apport suffisant de vitamines A et d'autres nutriments importants, je recommande d'abord de nettoyer le foie et la vésicule de tous ces calculs. Cela fait, les problèmes oculaires vont généralement disparaître rapidement, à condition de suivre un régime alimentaire équilibré et de faire régulièrement une gymnastique oculaire.

En termes de végétaux, les carottes, les courges, les pois, les légumes verts et les ananas assurent de bonnes sources de vitamines A - comme le beurre par ailleurs. Idéalement, 60 à 80% du corps étant de composition alcaline, les fruits, les légumes et les salades - principaux éléments d'une alimentation alcaline - devraient constituer l'essentiel d'une nourriture saine. Manger trop d'*aliments acidifiants* (tels que protéines animales et produits laitiers) ne peut qu'épaissir le sang au risque d'effets dommageables pour tout le corps, les yeux y compris. Les gens souffrant de difficultés oculaires devraient suivre un régime apaisant de type *Pitta* et éviter en particulier les tomates, le vinaigre, les pickles, les oignons, l'ail, les yogourts, les fromages, la viande (surtout le porc), le poisson, les oeufs et les épices corsées.

Une gymnastique des yeux peut contribuer à rétablir une vue précise, une fois que les facteurs de trouble énumérés ci-dessus ont été éliminés ou sont en voie de l'être. Des mouvements oculaires simples (voir points A1-7 ci-dessous) peuvent stimuler les cellules de la rétine et les rendre plus sensibles à la lumière blanche, ce qui augmente la lisibilité des couleurs et la souplesse du cristallin, soit la qualité de la vue. Les gens souffrant de cataracte (opacité du cristallin) peuvent aussi tirer grand profit d'exercices utilisant la salive humaine.

Une autre séquence d'exercices (voir plus bas les points B1-8) se fonde sur des positions précises de l'oeil, ce qui va en renforcer les muscles et permettre l'accès à et l'amélioration non seulement de mémoires visuelles mais aussi de souvenirs de conversations, de musiques, d'odeurs, de parfums ou de goûts. Il a été prouvé que garder les yeux dans ces positions précises pendant 20 ou 30 secondes peut considérablement augmenter la cohérence des ondes du cerveau telles que repérées sur un électroencéphalogramme; en d'autres termes, les pratiques décrites plus bas assurent, d'une part, une meilleure harmonie dans l'ensemble du corps et, d'autre part, une créativité, une capacité de concentration et d'apprentissage renforcées.

NB : il faut retirer ses lentilles pour faire ces exercices.

Exercices oculaires

A 1 - 7

Pour élargir sa sensibilité sensorielle et, donc, améliorer sa vue, sa perception des couleurs, sa mémoire, sa créativité, sa capacité d'attention et ses facultés d'apprentissage, procéder ainsi:

1. Diriger son regard, les yeux fermés, en direction du soleil ou d'une lumière blanche, ceci durant 20 secondes environ: les cellules de la rétine en sont stimulées et se retrouvent ainsi plus sensibles à la lumière.

2. Masser ensuite en douceur les globes oculaires en utilisant la pointe des doigts, ceci durant 20 secondes environ, puis déplacer lentement la tête en éloignant le regard clos de la direction du soleil avant d'y revenir. En répétant ce mouvement, une ou plusieurs couleurs vont se manifester à l'attention. Ces couleurs subtiles stimuleront les *cônes* responsables de la sensibilité aux couleurs. Il en résultera non seulement une acuité accrue et une richesse plus grande des couleurs teintant l'environnement mais aussi un important effet de guérison. D'une certaine manière, on peut voir en cet exercice une forme personnalisée de thérapie par les couleurs.

3. Pour renforcer la souplesse du cristallin, fixer un objet proche de soi puis en fixer un autre à quelque distance. (Par exemple, après avoir regardé sa main, fixer l'horizon). Répéter l'exercice 15 à 20 fois.

4. Punaiser à la paroi une feuille avec un texte imprimé. Puis se tenir à la distance limite d'une lecture sans effort. Chaque jour reculer un peu, en gardant l'objectif d'une lecture sans peine. En procédant de manière graduelle, on verra s'améliorer son aptitude à voir des objets même lointains.

5. Se rapprocher au maximum de ce même texte imprimé - tout en en faisant une lecture confortable. Puis, peu à peu et de jour en jour, se rapprocher davantage de la feuille jusqu'à pouvoir la lire le nez sur elle, toujours sans peine.

6. Sans cligner des yeux, regarder la lune durant 30 secondes ou plus (tant que cela reste dans sa zone de confort). La lumière lunaire a un effet calmant et revigorant pour les deux yeux comme pour le système nerveux.

7. Se laver les dents et les mains. Puis s'imaginer mordre un citron et saliver en conséquence. Tremper ses doigts dans cette salive et, les yeux fermés, en frotter généreusement les paupières. Cela peut être fait au réveil ou / et au coucher.

NB: *Cet exercice est particulièrement judicieux pour les cataractes. La salive contient des enzymes qui peuvent «digérer» les protéines mortes accumulées dans les yeux (une des principales causes de la cataracte).*

B 1 - 8

Pour renforcer tous les muscles oculaires garder les yeux dans les positions données ci-dessous 20 à 30 secondes durant

1. Fixer un point en haut à gauche et rester dans cette position 20 secondes au moins. D'ailleurs, ce mouvement est instinctif quand on cherche à faire revenir un souvenir lié à la vue (si l'on est droitier). Cette position renforce la capacité de la mémoire visuelle.

2. Fixer un point en bas à gauche donne accès à la mémoire auditive et aux souvenirs liés à l'ouïe. Cette position renforce l'aptitude à se souvenir d'une musique ou d'une conversation

3. Fixer un point en bas à droite donne accès à l'expérience ou aux souvenirs liés au toucher. Cette position renforce ce type de mémoire.

4. Quant on fixe un point en haut à droite, on renforce l'aptitude à créer des formes visuelles nouvelles - ce qui peut être fort utile aux artistes.

5. Fixer un point à sa hauteur mais à droite permet de renforcer l'aptitude à créer des sons et des harmonies nouvelles - soutenant par là les talents du musicien.

6. Fixer la pointe de son nez va stimuler la mémoire olfactive - soit le souvenir d'odeurs et de parfums -, ce qui va permettre une meilleure appréciation de la nourriture.

7. Diriger les yeux vers ses lèvres, tout en imaginant regarder sa langue, permet de revigorer et de renforcer la mémoire du goût - soutenant par là son pouvoir de digestion.

8. Diriger le regard vers le haut et l'intérieur de soi en imaginant le placer entre les sourcils. Cela permet d'ouvrir le «troisième oeil», dit aussi sixième sens ou pouvoir de l'intuition.

La recherche a pu prouver grâce à des électroencéphalogrammes que fixer son attention sur ces positions pendant 20 à 30 secondes accroît de façon importante la cohérence des ondes du cerveau, ce qui renforce l'aptitude à une expérience multi-sensorielle.

Le traitement des yeux par le soleil

Le soleil, source de la lumière qui rend possible la vision et la perception des couleurs, est le meilleur des soutiens pour contrôler nombre de problèmes oculaires. Si l'on excepte le nettoyage des calculs biliaires exposé plus haut, il n'y a pas meilleur remède pour renforcer la vue que la lumière solaire naturelle. Les yeux ne sauraient fonctionner de façon adéquate sans être exposés de manière régulière au soleil: en fait, la plupart des problèmes oculaires résultent d'un manque de lumière solaire. Les êtres vivant dans le sol, tels les vers de terre, n'ont pas d'organes visuels: là où il y a absence de lumière, la vue est sans objet. Les poissons hantant de profondes grottes marines deviennent aveugles car ils n'ont pas besoin du sens de la vue.

C'est un peu le problème des mineurs qui, pour la plupart, ont une vue défectueuse et des inflammations oculaires. D'ailleurs, tous les gens qui vivent dans des lieux sombres, entre quatre murs ou sous lumière artificielle, risquent de développer une vue faible et insuffisante. Après quelque temps d'existence dans ces conditions-là, ou d'autres semblables, les cellules oculaires censées recevoir la lumière commencent à perdre leur sensibilité. Or, ce sont non seulement les cellules des yeux qui ont besoin de lumière, mais aussi celles du corps tout entier car les rayons ultraviolets sont essentiels pour susciter la croissance et la multiplication des cellules. On dit bien qu'«en ne tirant pas avantage de quelque chose, on risque de le perdre»: les yeux privés d'une exposition régulière à la lumière du soleil risquent ainsi de «se faner» comme des fleurs tenues dans l'obscurité.

Les yeux humains, comme ceux des poissons vivant dans une grotte sous-marine, développent une aversion à la lumière solaire quand ils n'y sont plus exposés. Face à une lumière normale, l'oeil déshabitué se met alors à faire mal et à brûler. Pour certaines personnes, la sensibilité oculaire devient telle qu'elles «insisteront» pour se protéger du soleil quand elles sortent - ou décideront même de rester enfermées chez elles. Certes, des lunettes de soleil assurent une certaine protection ou un répit momentané mais elles empirent aussi la situation. En effet, avec le temps, les yeux vont demander des verres plus sombres encore, ce qui affaiblira davantage les cellules oculaires et gênera toujours plus leur fonctionnement. Pour sortir de ce cercle vicieux, je recommande *le nettoyage du foie et de la vésicule biliaire* ainsi que les traitements des yeux expliqués ci-dessous. Ces exercices peuvent être entrepris par quiconque souffre d'une sensibilité anormale à la lumière solaire et désire améliorer la qualité de sa vue.

C 1 - 4

1. S'asseoir confortablement à l'extérieur, en faisant face au soleil, les paupières closes. Laisser le corps osciller lentement en s'assurant que les globes oculaires suivent ces mouvements de la tête et du corps plutôt que de s'y opposer (le balancement empêche les yeux de se fixer). Rester ainsi quelques minutes puis diriger les yeux vers une zone d'ombre en les gardant fermés. Alors, couvrir les yeux de ses mains cinq minutes durant. En rouvrant les yeux, on sentira un soulagement immédiat. Plus souvent et plus régulièrement cet exercice sera-t-il fait et plus rapidement les yeux recouvriront-ils leur santé.

2. Une fois que les yeux se seront accoutumés à la lumière naturelle, on peut reprendre l'exercice 1, les yeux ouverts cette fois-ci. A nouveau, laisser le corps osciller d'un côté à l'autre mais en s'assurant que le regard est dirigé vers le sol. Puis, peu à peu, relever la tête en clignant fréquemment des paupières jusqu'à atteindre le niveau du soleil - cependant sans regarder l'astre directement. En se balançant encore, imaginer que le soleil et les autres objets visibles se

déplacent en direction opposée à celle du corps. Puis, après quelques minutes, couvrir les yeux de ses mains pendant cinq autres minutes. En cas de sentiment de gêne persistant, face aux rayons du soleil, mettre ses pieds dans de l'eau fraîche - ce qui absorbera rapidement le rayonnement en surplus et permettra de garder la tête froide. A noter qu'il vaut mieux éviter de faire cet exercice entre dix heures du matin et trois heures de l'après-midi - à moins qu'on ne soit en hiver ou au printemps.

3. Regarder le soleil du premier matin pendant un moment puis couvrir les yeux de ses mains durant trente secondes: cela permet l'entraînement de l'iris en alternant les contractions et dilatations de la pupille. La lumière stimule la rétine et l'obscurité la repose.

4. Ce traitement combine la lumière et l'eau: remplir d'eau non chlorée un bol ou un bassin; y tremper le visage en gardant les paupières ouvertes et en clignant fréquemment des yeux. Puis sortir la tête de l'eau et respirer avant de se tourner vers le soleil pour le fixer quelques instants. Répéter cette séquence une dizaine de fois au moins. Le soleil ne peut endommager les yeux car la couche d'eau qui les baigne absorbe ses rayons. On peut compléter cet exercice en aspergeant d'eau froide ses yeux ouverts, au réveil, cela jusqu'à vingt fois. Ce traitement aide le sang à circuler vers et à partir des yeux, les purgeant de leurs toxines. Cet exercice est d'ailleurs judicieux chaque fois que les yeux éprouvent de la fatigue.

NB : Il vaut mieux commencer ces traitements lorsque les rayons du soleil sont bas - avant que d'exposer peu à peu les yeux à une lumière plus forte: éviter en tout cas de rester au soleil au plus chaud de la journée. Si le soleil reste invisible certains jours, on peut utiliser une lumière blanche artificielle couvrant l'ensemble du spectre lumineux - ou une simple lumière électrique de forte puissance si rien d'autre n'est disponible. Les yeux devraient se trouver à quelque 15 centimètres de la source lumineuse, le confort de l'oeil étant primordial. Après chacun de ces traitements, se laver les yeux à l'eau froide pour renforcer la circulation sanguine. Diriger chaque jour les yeux vers le soleil pendant cinq minutes suffit à maintenir les yeux brillants et en santé.

Pour améliorer sa vision intérieure tout en renforçant ses yeux et sa vue, les anciennes techniques de l'Ayurveda exposées ci-après peuvent se révéler utiles:

- Dans une chambre obscure, placer une bougie allumée à environ 35 cm des yeux. Fixer la flamme en se balançant doucement d'avant en arrière - tout en s'accordant au rythme du

souffle. Rester ainsi le temps de 25 à 100 respirations, tant que l'exercice s'avère confortable.
- Placer à environ 35 cm de ses yeux deux bougies allumées, elles-même séparées de quelque 20 cm. Fixer la bougie de gauche sur l'expiration et celle de droite sur l'inspiration. Répéter ce va-et-vient de 25 à 100 fois.

2. *Le monde de l'ouïe*

Entendre à tous les niveaux

Le sens de l'audition est situé dans les oreilles. L'oreille humaine est un organe complexe doté d'une sensibilité remarquable. Elle permet d'être conscient de la position et du mouvement de la tête et de donner sens à la gravitation affectant le corps; ce qui assure l'équilibre et, donc, non seulement le mouvement mais aussi la la coordination et l'aisance des gestes.

L'oreille externe recueille un grand nombre d'ondes sonores pour, suite à un processus très compliquée, en traduire certaines en sons audibles à l'être humain. Cette capacité d'ouïe remonte au quatrième mois et demi de la gestation dans le sein maternel. Dès ce moment, le foetus peut bien entendre et réagir aux sons, à la musique en particulier.

Les ondes sonores couvrent un vaste spectre de fréquences et vont d'une fraction d'Herz par seconde à quelques millions. Nombre d'animaux tels que les dauphins, chauves-souris, chiens et chats bénéficient d'une étendue de fréquence très large allant jusqu'à 200'000 Hz et plus. Les êtres humains ne peuvent eux prendre conscience que des sons situés entre 20 et 20'000 Hz. Les sons de fréquence inférieure à 17 ou 20 Hz ne sont perçus que sous forme de vibrations alors que les sons de fréquence supérieure à 20'000 Hz sont trop aigus pour l'audition humaine ou d'autres sensations, ce qui explique qu'on les nomme des «ultrasons».

Le reste du corps cependant peut détecter *toutes* les fréquences sonores et peut résonner aux énergies vibratoires qui l'entourent. De fait, on est constamment exposé et influencé par de multiples sons restés inconscients et auxquels on réagit tout aussi inconsciemment. Les exercices du son exposés plus bas aident à prendre meilleure conscience de ces processus afin de développer la capacité d'audition de chacun à des niveaux jugés au delà du normal - ce qui introduit la personne à un univers des sons bien plus vaste dont la complétude ultime est porteuse de riches significations. La formule décrivant au mieux ce sens plus élevé de l'ouïe est «la divine audition» car elle permet l'accès aux plus splendides symphonies de la nature aux niveaux les plus subtils de la création.

La «cymatique» est la discipline étudiant les ondes énergétiques. Des clichés photographiques peuvent en révéler les formes et les caractéristiques. A vrai dire, comme expliqué plus haut dans le chapitre 6, toute forme et toute matière naît d'un son. Le corps n'est que le produit de lois naturelles multiples dont l'expression passe par des vibrations sonores dont la vaste complexité façonne l'existence humaine. Quand les cellules du corps ne fonctionnent plus de manière efficace, elles ne perçoivent ni ne suivent plus correctement les codes et instructions spécifiques que contiennent les sons de la nature.

L'accumulation dans le corps de résidus toxiques conduit à l'épaississement de la membrane des cellules, ce qui réduit la capacité de leurs sites récepteurs à accueillir les données des fréquences sonores en provenance du milieu cellulaire, des organes, des systèmes ou de l'environnement en général. En se coupant peu à peu du monde des sons, les cellules commencent à dégénérer et à provoquer le vieillissement ou la maladie des tissus et organes qu'elles composent. L'enlèvement des couches de toxines qui durcissent la membrane des cellules grâce à diverses méthodes de nettoyage[9] (dont l'usage de certains sons) permet d'améliorer le sens de l'ouïe et de renforcer la perception du son par chacune des cellules du corps. Il s'agit d'utiliser «l'effet de biorésonance».

Parmi les sons les plus puissants reçus par les cellules du corps on trouve ceux qui relèvent de la parole. Ces sons incluent les cinq voyelles - que l'on retrouve dans tous les alphabets de la terre. Ceci n'est pas une coïncidence mais bien l'expression d'une nécessité de survie et de régénération des systèmes vitaux. Par résonance, ces voyelles sont utiles à toutes les cellules du corps car elles en maintiennent l'énergie et la vitalité. Pour réveiller les cellules «endormies» dans le corps - et les ramener à leur équilibre - on peut tirer parti des exercices suivants.

---

[9] En voir la description dans mon ouvrage *Timeless Secrets of Health and Rejuvenation*

Exercices auditifs

Le pouvoir des voyelles
A comme dans art, E comme dans école, I comme dans iris, O comme dans Osiris, OU comme dans chou sont les cinq voyelles fondamentales.

Après avoir pris une grande respiration, «chanter» ces cinq sons à voix haute sur l'expiration **a**... **é**... **i**... **o**... **ou**... Il est aussi possible de ne placer sur le souffle qu'une voyelle chantée à la fois. Reprendre l'exercice trois à cinq fois. Cela incitera à un meilleur équilibre les soixante à cent trillions de cellules qui composent le corps. Pour assurer le meilleur résultat, cet exercice devrait être répété quotidiennement. Les sons expliqués plus bas peuvent être chantés de même manière mais pour induire des effets spécifiques sur les diverses parties du corps.

Le son bouche fermée
Un des sons les plus utiles est le «humm» à bouche fermée. Il vient naturellement à la gorge lorsqu'on se sent heureux et satisfait, en harmonie avec les autres comme avec soi-même. Il y a trois manières de le produire:

1. «**mmm**», lèvres closes et langue au fond de la bouche. En faisant ce son, on sent vibrer le palais, la résonance passant aussi dans les poumons, les canaux du nez, les sinus et le crâne. Ce son est particulièrement bénéfique pour de nombreuses difficultés touchant ces zones du corps, telles que l'asthme, la sinusite et les maux de tête qui lui sont liés. Cela vivifie et harmonise les deux hémisphères du cerveau, renforce la mémoire, la concentration et la faculté d'apprentissage.

2. «**nnn**», lèvres closes, langue touchant la partie avant du palais, ce son vibre jusque dans les oreilles et aide à calmer les problèmes d'ouïe, maux d'oreille et de surdité en particulier.

3. «**ngngng**», lèvres closes, la langue est placée contre la partie tendre à l'arrière du palais: ce son induit une vibration nasale qui va se diffuser dans la gorge et la nuque et aider à résoudre les problèmes de gorge, les raideurs du cou et les douleurs dans la nuque.

Les sons maxillaires
Ya, **you** et **yé**: Ces sons résonnent au plan des tissus de la mâchoire et aident à soulager les tensions et les raideurs de l'appareil maxillaire en combattant les migraines et les maux de tête.

Les sons de gorge
Ka, **Ga**, **Ha**: ces sons vibrent au niveau des tissus de la gorge et des organes de la parole. Ils sont bénéfiques pour les problèmes de gorge et les difficultés de langage.

Les sons stomacaux
HaHaHa .... pareil au son du rire.
Le son du rire résonne dans les cellules de l'estomac et aide à apaiser les difficultés de cet organe telles que la nausée, l'hyper-acidité, les ulcères et le cancer. Ce son provoque des ressentis de bonheur et on le sait capable de déclencher de puissantes réactions immunitaires bénéfiques pour toutes sortes de maux.

NB : A part créer d'importants effets physiologiques et psychologiques grâce aux vibrations de ces sons, l'élimination presque complète du dioxyde de carbone des poumons, à la fin de l'expiration qui porte le son, permet aussi de renforcer les fonctions pulmonaires et d'améliorer l'oxygénation de toutes les cellules du corps.

La thérapie par le son

Les thérapeutes utilisant le son - ainsi que les biologistes - ont longuement étudié l'effet des vibrations sonores sur les cellules vivantes. La recherche a montré qu'en utilisant un diapason comme source sonore, les différentes fréquences de la gamme musicale font changer de couleur et de forme les globules rouges du sang. La note *do*, par exemple, qui fait aussi partie du spectre de la voix naturelle, rallonge les globules du sang; la note *mi* les rend sphériques; la note *la* modifie leur couleur du rouge au rose. Il semble que les fréquences correspondant aux notes musicales sont semblables sinon pareilles aux vibrations naturelles des cellules. Lorsque l'on produit une note, les cellules entrent en résonance comme par sympathie avec la vibration donnée, ce qui renforce ladite résonance et permet de briser les modes d'interférence existants.

On peut utiliser ce phénomène de nombreuses manières. On a ainsi montré, il y a plusieurs années déjà, que les cellules cancéreuses - placées en éprouvette - éclatent quand elles sont exposées au son «hmm». La recherche plus récente en ce domaine a démontré que, par comparaison aux cellules normales, les cellules cancéreuses affaiblies, amollies et «obèses», se détraquent peu à peu et se désintègrent lorsqu'on les soumet à une séquence de fréquences passant de 400 à 480 Hz (soit de *la* à *si* dans une gamme de *do*). La résonance semble renforcer les cellules et les tissus sains tout en inhibant la croissance des cellules malades. Les chercheurs indiquent qu'à une note spécifique correspond une partie donnée du corps et que ce son l'affecte - qu'il soit produit par la voix ou un instrument - en assurant dans les deux cas un profond effet de guérison.

Note *do* : pour les problèmes liés au côlon, tels que constipation, diarrhée, cystite ou maux de la prostate mais aussi pour les difficultés circulatoires allant des pied froids aux chevilles, pieds et jambes enflés comme aux problèmes de genoux ou de raideur des articulations sans oublier les douleurs au bas du dos et la sciatique ainsi que les manques de fer, l'anémie, la mélancolie ou un sens inadéquat de l'odorat.

Note *ré* : pour les problèmes respiratoires (bronches et poumons), y compris l'asthme et la bronchite mais aussi pour l'obésité, la goutte, les calculs biliaires, les blocages des canaux lymphatiques et des ganglions sans compter les difficultés à évacuer du corps les toxines et poisons ou les maladies des reins et de la vessie ainsi que la léthargie et la passivité ou un sens inadéquat du goût.

Note *mi* : pour les désordres intestinaux, constipation inclue, et tous les problèmes d'estomac, de foie, de pancréas, de rate ou de peau sans oublier les maux de tête, la toux, l'ennui, la mollesse ou un sens inadéquat de la vue.

Note *fa* : pour les problèmes cardiaques, l'hypertension, les difficultés immunitaires, le rhume des foins ou les allergies - pour ne pas mentionner les ulcères, rhumes de cerveau, chocs et traumatismes ainsi que la tension et les maux de dos, l'épuisement, la peau sèche ou un sens inadéquat du toucher.

Note *sol* : pour les difficultés oculaires, les maux de tête, les laryngites, les angines et infections de la gorge sans oublier les problèmes cutanés et les démangeaisons ou les vomissements ainsi que les spasmes musculaires, les crampes liées aux règles, les fièvres ou un sens inadéquat de l'ouïe.

Note *la* : pour toutes les affections du système nerveux, les difficultés de l'équilibre, le vertige ou les problèmes respiratoires sans compter les convulsions et obsessions, les hémorragies et autres troubles sanguins, ainsi que les enflures - ou le manque de confiance en son intuition.

Note *si*: pour tous les problèmes liés aux glandes, le goître, les baisses d'immunité ou les cancers sans oublier l'assimilation défectueuse des vitamines, les troubles nerveux, les crampes ou les douleurs inflammatoires - ainsi qu'une estime et confiance en soi insuffisantes.

La thérapie par la musique

Les sons naturels sont extrêmement importants pour maintenir l'équilibre de la vie à tous les niveaux, tant celui du corps que ceux de l'esprit, du comportement et de l'environnement. A moins d'être sourd, il est à peu près impossible d'imaginer ce que serait un monde sans sons, un monde où la cascade reste sans fracas, où ne pépie pas l'oiseau ni ne bourdonne l'abeille, où les feuilles ne frémissent ni ne bruissent les brins d'herbe, où les ruisseaux ne murmurent ni ne chantent les grillons: ce serait un univers sans guère d'attraits assurément. Les sons de la nature sont essentiels au maintien des fréquences vibratoires qui garantissent l'évolution continuée de l'existence en ce monde. L'homme lui-même est aussi un produit de l'évolution naturelle. Les sons de la nature portent les informations et instructions nécessaires à la formation et à l'organisation de la matière, y compris celle du corps. Les sons émis par les baleines et les dauphins ont soutenu la croissance et l'évolution de la planète depuis les âges les plus anciens et les sons les plus «infimes» ont fait de même, que leurs vibrations expriment la vie d'un insecte, d'une amibe ou celle d'un microbe. Les sons naturels sont le fondement de toute vie dans l'univers.

Partout où l'on a déformé et endommagé la vie, on peut mettre ces sons à profit pour en restaurer le cours car ils ont des effets contrant la dégénérescence. La vie s'évanouit là où s'effacent les sons de la nature. Les plantes, les animaux et les humains ont tous besoin de la «musique» de Dame Nature pour suivre les schémas d'une croissance saine. Cette exigence intime d'accès aux «symphonies» naturelles a fait germer dans toutes les civilisations le besoin de créer des musiques traditionnelles typiques répondant aux influences géographiques et conditions climatiques caractérisant chaque région spécifique de la planète. Comme les autres êtres vivants, les humains sont donc capables de donner forme à de la musique; ils peuvent même se montrer spécialement aptes à cet exercice. La musique harmonise les différences et entraîne suffisamment de bonheur et d'amour pour que les hommes et leur environnement en soient transformés. Les vibrations d'amour et de bonheur sont en effet les antidotes les plus puissants pour combattre la maladie, les désaccords, le crime et les destructions infligées à l'environnement.

Ainsi, les plantes - des champs ou en serre - croissent plus rapidement lorsque leur est jouée de la musique douce. Des études strictement contrôlées ont montré que, chez les plantes, les ondes sonores affectent la germination, la croissance aussi bien que la floraison et la fructification ou le rendement en semences, en particulier si on joue de la musique couvrant de basses fréquences - de 100 à 600Hz par exemple. Les vaches aussi réagissent à la musique en produisant davantage de lait!L'écoute de la musique permet aux êtres humains de se détendre, de régulariser leur pression sanguine et d'équilibrer leur humeurs. En se plongeant dans la musique au moins une fois par jour, ils peuvent retrouver et maintenir leur équilibre intérieur.

Cela peut se faire de manière naturelle ou artificielle: selon le premier mode, il s'agit de trouver un coin tranquille dans la nature et de fixer son attention sur les sons qui s'y créent; on peut même vouloir garder trace écrite des sons repérés comme des réactions qu'ils peuvent avoir provoquées; cela donne corps aux sons, leur donne sens et permet une meilleure conscience de l'univers sonore qui nous entoure. Certains sons semblent plus évidents que d'autres. Préfère-t-on ceux, plus forts, qui dominent l'espace sonore ou ceux, plus faibles, en arrière-plan ? Les sons aigus sont-ils plus agréables que les bas?

La façon que l'on a de prendre conscience des sons reflète la manière dont on se perçoit soi-même: ils peuvent aider à corriger les déséquilibres intérieurs. Si les sons semblent ennuyeux, c'est que l'on s'ennuie. Il vaut alors la peine de les écouter jusqu'à ce que s'efface le sentiment d'inconfort. Cela permet de se rapprocher de son essence - ce qui ne saurait pas être sans intérêt. Les sons naturels peuvent alors faire fonction de merveilleux thérapeutes car ils sont toujours disponibles en cas de besoin. Ainsi le bruissement d'une rivière peut induire patience et paix chez l'auditeur, le pépiement d'un oiseau le réjouir ou le son caressant de la brise lui éclaircir les idées.

Une autre manière de rétablir ses équilibres intérieurs est d'écouter la musique de son choix. Pour réussir au mieux, il vaut la peine de se consacrer entièrement à l'écoute - ce qui veut dire s'asseoir ou s'étendre en fermant les yeux. La musique se révèle souvent un instrument thérapeutique particulièrement puissant si on s'y plonge coeur et âme. Ainsi, accorder toute son attention à un morceau de grande musique permet de toucher de diverses manières le tréfonds de l'être et d'atteindre un état de profonde félicité. Cela peut supprimer le stress mental, les troubles émotionnels et la mauvaise santé.

Il suffit de laisser son sentiment guider le choix d'une pièce musicale spécifique; inutile de se laisser entraîner par l'opinion d'autrui sur ce qui convient le mieux ou est le plus à la mode ! Laisser ensuite la mélodie envahir le corps et l'âme pour, à travers la peau, atteindre sang, nerfs et os: la musique ré-alignera jusqu'aux cellules, leur donnant force et santé nouvelles.

Guérir en se mettant au diapason

Un corps sain est fait de nombreux schémas rythmiques qui tous entrent en harmonie avec un esprit heureux. Lorsque l'on cède à la colère, ces schémas musicaux intérieurs se déforment et induisent des troubles physiques. La colère, plus qu'une pensée, est en effet une sensation secouant le corps tout entier si bien que chaque cellule est obligée de dévier de son état de fonctionnement normal. Saisi par la colère, on perd l'«accord» - au sens musical du terme. Il en résulte une tension au niveau des yeux et des muscles du visage, la peau tourne au rouge ou au blanc pâle, le coeur se met à battre la chamade et la posture même du corps change - reflétant par là ce qui se passe au plus intime de soi. Ces réactions de type micro-musculaire à des états émotionnels ont été traitées au chapitre 5 en référence au langage du corps. A sa manière, ce dernier cherche à garder l'accord assurant son juste lien avec les sons et rythmes qui lui sont naturels - ceux qui lui procurent un état de bonheur. Cet équilibre une fois perdu, les mots acerbes, la voix forte et les mauvais sentiments vont indiquer que l'on n'est plus au diapason d'une musique d'équilibre et de santé parfaite. Cela brisant aussi les liens entretenus avec la nature, on va se sentir pauvre, seul et coupé de sa conscience spirituelle.

Le Dr David Aldrich, responsable d'une équipe de chercheurs s'intéressant à la thérapie par la musique, a montré que les patients souffrant d'une maladie cardiaque ont de la peine à co-ordonner leurs mouvements pour suivre les rythmes imprimés par des musiciens. Que la musique ait une valeur thérapeutique est chose connue depuis fort longtemps ! Aujourd'hui on se rend toujours mieux compte que la musique est nécessaire pour susciter et maintenir une bonne santé, un rôle qui va bien au-delà du simple divertissement.

Le Dr Ralph Spintge, chef d'une clinique allemande spécialisée dans la lutte contre la douleur, a développé une banque de données étudiant les puissant effets qu'a apportés la musique à plus de 90'000 patients. Tous montrent des améliorations manifestes quant à la vitesse et à la qualité de leur rétablissement. La musique a aussi permis de diminuer de moitié les doses de sédatifs et d'analgésiques jugées nécessaires pour supporter de douloureuses opérations. Actuellement, on a même mis en place des procédures à base musicale qui permettent de se passer d'anesthésiants. Même si, d'une part, la musique distrait le malade de son trouble et de ses douleurs, son effet thérapeutique, d'autre part, va plus loin en aidant à rétablir les importants rythmes biologiques et neuro-physiologiques qui sous-tendent les fonctions vitales du corps. La musique apaise et détend les angoisses, déclenche la sécrétion par le cerveau de sédatifs naturels tout en améliorant la qualité et la clarté de l'esprit.

La recherche a prouvé que la musique active le lobe temporal de l'hémisphère droit que l'on associe aux émotions, au mouvement et à la prise de sens. C'est affaire importante dans une société centrée sur les pouvoirs de l'hémisphère gauche, ceux qui conduisent généralement au succès grâce à la logique, à un comportement rationnel et à une pensée analytique. La musique, elle, peut stimuler le cerveau droit et les capacités d'art et d'intuition pour transformer le stress et les tensions en occasions de développement positif pour l'existence. Après tout, l'homme n'est pas né avec une moitié de cerveau seulement ! Et le lobe temporal de l'hémisphère droit a plus d'une compétence extraordinaire dans l'arsenal de ses possibilités. Cependant, pour les mettre en valeur, le système éducatif dominant ne fait pas grand chose. La musique peut combler cette lacune. Le besoin est en effet énorme de développer dans la société des activités s'appuyant sur le cerveau droit, ce qui explique en bonne partie le fait que tant de jeunes passent le plus clair de leur temps à écouter de la musique.

Tony de Blois est l'exemple type d'un génie musical fondé sur le cerveau droit. Né avec des dégâts au cerveau, aveugle et autiste, Tony, à l'âge de 21 ans, est incapable de lacer ses chaussures mais, par contre, il peut se souvenir parfaitement de plus de 7'000 chansons. Sa capacité à jouer et chanter des improvisations jazz incroyablement complexes compense son manque d'intelligence. Sa mémoire musicale est si extraordinaire qu'il peut jouer n'importe lequel de ces chants dans tous les styles imaginables, et cela sans aucune faute. Il peut passer sans transition de la musique classique aux plus récentes compositions de la pop moderne. Quand sa mère lui offrit son premier clavier électronique, elle espérait le stimuler autant que possible. Mais elle fut d'abord assez déçue de ne l'entendre produire que quelques notes au hasard et en quelques rares combinaisons. Cependant, six semaines plus tard, il exécutait les trois premières notes de «*Twinkle, twinkle little star*», la première manifestation de son don pour la musique.

Jouer d'un instrument exerce une influence profonde sur le musicien lui-même. Quand c'est possible, il vaut la peine d'apprendre à le faire. Et il n'est pas nécessaire d'être autiste, artiste ou même intelligent pour aimer jouer de la musique: Tony n'avait ainsi aucune compétence antérieure. Les notes qu'il avait semblé produire au hasard et sans leur donner un sens avaient été pourtant le stimulant nécessaire à l'éclosion des richesses latentes de son cerveau droit. Toute personne avec un lobe temporal droit développé est de nature musicale et artistique. On peut donc cultiver cet important aspect du cerveau droit en jouant d'un instrument. Et il n'est pas besoin d'être un bon interprète pour tirer avantage des fréquences sonores car, en produisant simplement des sons, on provoque déjà des changements profonds dans le cerveau. Jouer de la musique crée le bonheur et le contentement, qualités essentielles pour un esprit et un corps sains. A noter que chanter et faire de la musique paraît avoir un effet anti-âge comme l'attestent des artistes tels que Tina Turner, Barbara Streisand, David Bowie, Cliff Richard et Diana Ross, pour ne citer qu'eux parmi bien d'autres: ils semblent avoir cessé de vieillir depuis de longues années.

3. *La santé par le toucher*

Le toucher a bien plus d'impact que tout autre contact, verbal ou émotionnel. Comme la peau est l'un des plus riches réservoirs aussi bien d'hormones que de cellules immunitaires, le toucher peut s'avérer le plus efficace de tous les sens. Des expériences faites sur des enfants prématurés ont montré que leur prodiguer des câlins trois fois par jour - ce que l'on appelle une «stimulation tactile kinesthétique» - suscite une prise de poids quotidienne de 49%.

Les agents de croissance - tels que les hormones de croissance - sont présents en abondance sur la peau. L'Ayurveda propose des auto-massages quotidiens qui relâchent dans le sang comme une «douche» de substances chimiques à valeur thérapeutique, ce qui se révèle utile tant pour prévenir que guérir des maladies. Ces techniques de massage enlèvent aussi de la peau et des tissus des acides gras nocifs et d'autres déchets toxiques - améliorant ainsi la circulation autant que la souplesse des articulations, ce qui en fait encore un mode efficace d'inversion du processus d'artériosclérose (le durcissement des artères). Ces techniques sont connues sous le nom de «friction sèche» et d'«Abyanga» (un massage à l'huile quotidien).[10]

On commence par se frotter tout le corps avec une brosse de poil naturel, sèche, ou avec un bon gant de crin. Cela active la circulation sanguine, renforce et rajeunit la peau et contribue au drainage de la lymphe. La friction aide aussi à ouvrir les pores de la peau, ce qui va rendre plus efficace le massage à l'huile subséquent. Ce dernier se pratique de 5 à 10 minutes (de la tête aux orteils) en utilisant des huiles de sésame, de coco ou d'olive (ces huiles, non traitées et pressées à froid, pouvant se trouver en magasin diététique). Le massage va faire sortir les toxines du corps et renforcer la circulation: il devrait se conclure avec un bain ou une douche bien chauds.

Une autre méthode importante de l'Ayurveda pour le bien-être du corps est la *thérapie Marma*.

La thérapie Marma

Les Marmas sont des points faisant la jonction entre la conscience et le corps: l'Ayurveda en compte 108 où l'énergie du *Prana* - la force de vie - est très fortement concentrée; on les nomme aussi les points d'acuponcture. Il y a sur le corps trois zones principales de ces points de jonction; on les appelle les Maha-marmas et elles contrôlent toutes les autres fonctions du corps. On peut les masser en douceur - avec de l'huile de sésame pressée à froid et non traitée si l'on est de type *Vata* ou *Kapha* ou avec de l'huile d'amandes douces si l'on est de type *Pitta* - en pratiquant un mouvement circulaire dans le sens des aiguilles d'une montre, cela pendant quelques minutes (inutile de presser). Le but est d'assurer entre le corps et l'esprit une saine relation permettant une solide santé. Il vaut ainsi la peine de masser un peu d'huile durant deux ou trois minutes sur:
- *l'espace médian entre les deux sourcils*. Cela induit un état de calme et de vigilance apaisée qui déclenche de profonds changement biochimiques dans l'ensemble du corps.

---

[10] Cf. *«Timeless Secrets of Health and Rejuvenation»*

- l'*espace au centre de la zone au dessus du coeur*. Cela aide à équilibrer les émotions telles que la colère, l'impatience et la tristesse.
- l'*espace au dessus de l'estomac*. Cela améliore la digestion et l'appétit tout en éliminant les fausses envies.

D'autres marmas importants sont la plante des pieds. Lorsqu'on les masse doucement, on équilibre le système nerveux dans son ensemble et l'on stimule toutes les autres fonctions du corps. Pratiqué le matin, le massage marma des pieds contribue à renforcer les activités sensori-motrices; appliqué le soir, il active dans le cerveau le centre d'endormissement ce qui assure une nuit ininterrompue de sommeil d'une bonne qualité (ce qui est particulièrement indiqué pour les enfants - et les adultes - qui peinent à trouver le sommeil). A mentionner encore les marmas situés sur la nuque, dans la paume des mains, au creux des coudes, au pli des genoux et autour du coccyx.

Ils peuvent tous être massés avec un peu d'huile pendant deux ou trois minutes ou aussi longtemps que cela reste agréable. Les mouvements circulaires se font sans pression aucune car les marmas sont des points très sensibles. Les personnes de type *Vata* et *Kapha* tirent surtout avantage de l'huile de sésame alors que les personnes *Pitta* souffrant de trouble cutanés devraient plutôt employer des huiles de jujube, de coco ou d'amande. L'efficacité de ces huiles de base peut être renforcée par l'ajout d'huiles essentielles, comme celles utilisées en aromathérapie, en fonction de chacune des *doshas*.

Huiles essentielles Vata: basilic, géranium rosat, orange, lavande, neroli, patchouli, encens

Huiles essentielles Pitta: bois de santal, lavande, menthe, jasmin et ylang-ylang

Huiles essentielles Kapha: eucalyptus, moutarde, girofle, camphre, marjolaine, genièvre et bergamote

Si l'on ne sait laquelle est pour soi la meilleure, utiliser le test musculaire des kinésiologues pour le savoir ou prendre un pendule si l'on est particulièrement adepte de la radiesthésie.

Les techniques corporelles

Nombreuses sont les diverses techniques corporelles dont on dispose aujourd'hui pour restaurer les équilibres d'énergie aussi bien dans l'esprit que dans le corps. Pour citer les plus usuelles, on peut s'intéresser au Shiatsu, à l'aromathérapie, à la réflexologie, au massage métamorphique, à la technique Bowen, à l'ostéopathie, à la thérapie sacro-crâniale, au rolfing, au Trager, au massage thaïlandais, à la thérapie bio-dynamique, à la kinésiologie appliquée, au Tuina, au massage tibétain, au Chi Nei Tsang, ou à la thérapie neurale ...

Je me suis aperçu que des gens différents réagissent différemment à ces différentes techniques: ce qui convient chez l'un n'est que de peu de secours chez l'autre. Dès lors, si l'on ne sait quelle méthode risque d'être la plus favorable, laissez l'intuition vous guider en demandant simplement si la technique envisagée peut vous être bénéfique. Si votre première impulsion est favorable, il est probable que cela soit la bonne. Cherchez alors un praticien compétent et d'expérience. Votre corps s'améliorant, il pourra être judicieux après quelque temps de passer à une autre méthode pour travailler d'autres manques et corriger d'autres déséquilibres.

L'efficacité de toutes ces techniques se trouvera grandement accrue si leur pratique est précédée par un nettoyage du foie, des reins et du côlon car des calculs biliaires peuvent se trouver dans le foie ou la vésicule, des calculs dans les reins, ou des déchets accumulés dans les intestins: tous peuvent être source majeure de désagréments, de douleurs ou de troubles corporels.[11] Ces blocages une fois enlevés, l'énergie se remet à circuler librement dans le corps, ce qui aide le thérapeute à faire les ajustements physiques estimés nécessaires.

J'ai appris une technique d'auto-guérison de valeur profonde et générale, le Chi Lel qui est un art thérapeutique fort ancien venant de Chine. Le Chi Lel est un ensemble de pratiques relevant du Chi Kong et remontant à plus de 5'000 ans : elles sont restées secrètes jusqu'à peu, sauvegardées dans un petit groupe de familles et de temples. En 1980, ces méthodes de guérison furent rendues publiques et, depuis - dans le monde entier -, elles ont bénéficié à plus de huit millions de personnes affectées par toutes sortes de maladies, souvent considérées comme incurables.

Le Centre Chi Kong *Huaxia Zhineng,* près de Pékin, est le plus grand des hôpitaux travaillant sans médicaments dans le monde. Il a traité déjà plus de 100'000 patients affectés de quelque 180 maladies diverses, ceci avec un taux de succès de 95%. A l'aide d'une technologie aux ultrasons très contemporaine, on a pu constater que le Chi Lel

---

[11] Cf. *«Timeless Secrets of Health and Rejuvenation»*

désintégrait et faisait disparaître d'importantes tumeurs, cela en moins d'une minute. Des gens paralysés depuis de nombreuses années retrouvaient leur mobilité, des aveugles la vue, des sourds l'ouïe. Plus remarquable encore, le Chi Lel semble aussi soigner l'âme.

La pratique du Chi Lel est à la portée de chacun. Un livre, une vidéo et des enregistrements audio sont disponibles pour un enseignement de ces techniques.[12] Aux Etats-Unis, on peut suivre des stages de courte durée pour apprendre ces méthodes. Les personnes que la maladie amène en fin de vie mais qui sont encore capables de faire le voyage de la Chine peuvent s'attendre à récupérer leur santé au Centre Chi Lel aussi vite qu'elles se remettraient d'un simple rhume.

4. Le goût, source intime de plaisir

Le sens du goût ouvre sur un des plus agréables domaines de l'existence, «manger» - ce qui pour tous est aussi une obligation de vie. On a prouvé que trouver du plaisir à se nourrir est un élément essentiel au maintien d'une bonne santé. La satisfaction venant de goûter et consommer des aliments est déclenchée par la sécrétion d'«hormones de plaisir», dont les *endorphines* - la morphine normalement produite par le corps en tant qu'analgésique - ainsi que l'*interleukine* et l'*interféron* - les médicaments anticancéreux naturellement développés par le corps. Ne plus jouir d'un repas entraîne une insuffisance dans la sécrétion de ces hormones essentielles et cela peut conduire à des maladies allant d'une simple grippe à des tumeurs malignes; cela peut aussi se traduire par une mauvaise digestion, un métabolisme ralenti, des problèmes de poids et une perte de vitalité et d'énergie.

Situé sur la langue, le sens du goût règle la sécrétion par le corps des enzymes digestifs en annonçant au cerveau la quantité et le type exacts des nourritures ingérées; en retour, le cerveau indique les nutriments alimentaires dont le corps a besoin. On trouve sur la langue six sortes de papilles pour distinguer six goûts de base différents - le *doux*, l'*acide*, le *salé*, l'*âcre*, l'*amer* et l'*astringent*. La raison d'avoir six types de papilles est de permettre au corps de faire l'expérience des six goûts au moins une fois par jour. En consommant de manière régulière des repas offrant

---

[12] Aux Etats-Unis, prendre contact avec *Benefactor Press,* 9676 Cincinnati-Columbus Road, Cincinnati, OH 4524;

tf: +01 513 777-0588, fax: +01 513 755-5722.

les six goûts, on pourvoit le corps de tous les nutriments utiles dont il a besoin. La nourriture n'a aujourd'hui plus guère de goût au naturel car les aliments sont trop souvent issus d'une culture utilisant des engrais chimiques, des aliments ensuite raffinés, traités et complétés par des conservateurs ou des goûts artificiels, tous processus qui en diminuent ou détruisent la valeur nutritive.

Le corps n'a pas de système permettant de calculer les calories ou de fixer les quantités exactes faisant une dose quotidienne d'acides aminés, de vitamines, de minéraux ou d'oligoéléments. Malgré ou peut-être à cause de ce «manque», la vie humaine a su se perpétuer durant un million d'années. Le corps sait parfaitement ce dont il a besoin pour maintenir ses équilibres. Si l'on n'était pas trompé par des nourritures avançant «masquées» par des artifices, on ne souffrirait que rarement de manques nutritionnels car l'on saurait instinctivement quel type et quelle quantité de nourriture peut soutenir une saine croissance.

Si, par exemple, le corps exige de satisfaire un goût d'amertume - l'amer ayant d'importantes propriétés purificatrices du sang -, on se tournera naturellement vers la consommation de légumes verts de goût amer, tels que l'endive, la laitue romaine ou d'autres végétaux à feuille. Le corps peut aussi avoir envie de tonique, d'un zeste de citron ou d'épices comme le fénugrec ou le curcuma. Le café et le chocolat sont aussi des aliments essentiellement amers mais ils sont pratiquement immangeables sous forme naturelle. On les traite alors en rajoutant du sucre et du lait pour les rendre doux et désirables. Cela va conduire à une surconsommation d'aliments amers et provoquer une forme d'empoisonnement: le corps met alors en route une réaction immunitaire (que l'on confond généralement avec un surplus d'énergie). Une telle situation ne survient que parce que les papilles, trompées, ont cru avoir affaire à un aliment doux alors qu'il est amer en réalité; elles en ont donc «accepté» la consommation en excès.

Le défaut d'un ou de plusieurs goûts dans une alimentation suscite un déséquilibre nutritionnel pouvant causer des désagréments quand ce ne sont pas des maladies. Par exemple, quelqu'un de type *Pitta* qui ne consomme qu'une nourriture alliant le doux, le salé et l'acide en laissant de côté les aliments amers, âcres et astringents va réagir par des envies de nourritures comblant ces manques. Or ses papilles, comme elles n'ont l'habitude que de trois goûts, vont se référer à eux seuls pour demander davantage encore d'aliments doux, salés ou acides - tels des hamburgers, des frites et du ketchup. Ce qui ne répond pas au manque manifeste des trois autres goûts et provoque une diminution accrue des nutriments de base: résultat, une addiction plus forte encore à certains aliments et substances néfastes.

L'Ayurveda, qui comprend le rôle de ces six goûts, en déduit combien chaque individu devrait consommer de telle saveur (chaque type de constitution personnelle étant différent, les besoins en nourriture le sont aussi). Un apport régulier des six goûts fondamentaux permet au corps d'extraire de son alimentation la quantité juste des nutriments de base - vitamines et minéraux, par exemple -, ce qui assure le maintien de toutes ses fonctions et la prévention des carences les plus diverses. Quand il est en équilibre, le corps trouve d'instinct les aliments pouvant l'aider à maintenir cet état - ce qui rend inutiles les règles diététiques. Pour atteindre ce stade là, il peut cependant être judicieux d'adopter quelques comportements simples quand on mange.

Les règles simples du bien manger

Le sens du goût est donc responsable de la jouissance des aliments. Les problèmes de poids et d'autres déséquilibres physiques trouvent leur source dans la perte de ce sentiment de jouissance alimentaire. Si l'on pouvait apprécier simplement ce que l'on mange, l'obésité n'existerait pas. Les quelques techniques ci-après pour une attention accrue à la nourriture permettent d'en optimiser le plaisir; cela assure une meilleure digestion, un meilleur métabolisme et une amélioration de l'énergie et de la vitalité.

- **Chaque fois que l'on boit ou mange quelque chose, même en très petite quantité, toujours s'asseoir.** La nourriture ne peut se digérer correctement qu'en la consommant en position assise. Manger couché empêche le sang et la lymphe d'irriguer correctement le système gastro-intestinal. Manger debout ou en marchant prédispose aux indigestions.

- **Durant un repas, ne rien faire d'autre que manger: donc ne pas regarder la télévision, ni écouter la radio, lire ou conduire une voiture.** L'existence de papilles sur la langue a pour but premier d'envoyer des messages au cerveau portant sur le type et la quantité de nourriture entrant dans le système digestif. Ce qui permet au corps de produire le taux adéquat d'enzymes permettant la digestion. Sans cette capacité, on sécréterait des enzymes sans discernement, un gaspillage que le corps ne peut se permettre.

Quand on s'intéresse à tout sauf à ce que l'on mange, les papilles ne réussissent pas à entrer en contact suffisamment «conscient» avec la nourriture ingurgitée pour discerner ses divers goûts. Cela réduit la production des enzymes digestifs appropriés à chacun de ces goûts et restreint l'action d'AGNI, le feu digestif. En outre, cela désoriente le corps car il ne va plus savoir quand le point de saturation est atteint pour tel ou tel de ces goûts, le sucré ou le salé par exemple. Résultat: des envies alimentaires vont apparaître en lien direct avec les aliments mal digérés et mal assimilés, un lien que renforce le manque d'hormones de plaisir - ces dernières étant pourtant présentes lorsque l'on mange en pleine conscience. Comme manger est un acte de jouissance, il vaut la peine de s'y consacrer entièrement. La règle d'or est la suivante: est bénéfique tout ce que l'on fait avec joie et en conscience; est nocif tout ce que l'on fait sans plaisir et sans y porter attention.

- **Ne manger que le ventre vide** pour ne pas perturber le plaisir de la nourriture. Lorsque l'estomac est encore plein ou en processus de digestion, les papilles perdent leur sensibilité, un moyen de prévenir un surplus de consommation alimentaire. Une sensation naturelle de faim n'advient que l'estomac vide. Par contre, les envies alimentaires et les fausses faims naissent lorsque les règles fondamentales de la nutrition se voient violées sur le long terme et qu'existent des déséquilibres émotionnels. Ces deux causes peuvent pousser à passer outre ou supprimer les signes de satiété donnés par l'estomac ou les papilles. Le besoin impératif de manger sur un estomac en pleine digestion est souvent lié à la présence de calculs biliaires dans le foie et la vésicule; cette envie disparaît généralement avec les calculs après quelques nettoyages du foie.

- **Ne pas prendre une nouvelle bouchée avant que la dernière ait pris le chemin de l'estomac.** Manger est un moyen unique de pratiquer la patience et l'attention. Mâcher un aliment jusqu'à ce qu'il soit suffisamment malaxé pour devenir un liquide au goût sucré assure une jouissance de sa nourriture qui maintient l'attention sur le moment présent - ce qui est la clé de tout vrai bonheur. Ainsi le Mahatma Gandhi recommandait aux gens de «boire» leur nourriture et de «manger» leurs boissons. Manger et boire de cette façon est certainement l'un des moyens les plus puissants de dépasser les problèmes émotionnels de la vie quotidienne.

- **Ne pas parler la bouche pleine**. S'exprimer avec de la nourriture en bouche entraîne son ingestion avant sa complète mastication - et l'on passe ainsi à côté du plaisir de manger. Parler ne devrait donc se faire qu'une fois la nourriture ingérée.
- **Ne prendre que le volume équivalant à deux poignées de nourriture lors d'un premier service.** Cela remplira à deux tiers l'estomac, le volume restant permettant de mélanger la nourriture aux sucs gastriques et de l'envoyer plus loin dans le système intestinal. Si la faim persiste, attendre cinq minutes: si la sensation continue, alors se resservir. Sortir de table avec un reste de faim est la meilleure méthode pour entraîner sa volonté, sa détermination et la confiance en soi. Bourrer l'estomac provoque des indigestions, de la somnolence, de la léthargie - et des envies de nourriture ...
- **S'assurer que les six goûts sont au menu une fois par jour au moins**. C'est un moyen efficace de réduire les envies alimentaires et de prévenir les carences nutritionnelles. Il faut aussi faire attention à ne pas manger plus de trois ou quatre ingrédients et à ne pas consommer plus d'un type de féculent ou de protéines au cours d'un même repas.

Un goût meilleur

Il y a deux moyens d'améliorer le travail des papilles en les «lubrifiant» et les rendant plus sensibles à une meilleure appréciation de la nourriture:

1. Si la langue est blanche ou porteuse de dépôts jaunâtres, la nettoyer chaque matin au réveil avec un grattoir ou une cuillère à soupe, opération à reprendre le soir avant de se coucher. On retire ainsi des papilles des couches collantes d'AMA (où prolifèrent des millions de bactéries).

2. Prendre une ou deux cuillerées d'huile de tournesol ou d'huile de sésame et la garder dans la cavité buccale en la faisant tourner entre et à travers le dents, cela durant trois ou quatre minutes chaque matin - le processus pouvant se répéter en soirée au coucher. L'huile tire à elle et absorbe les toxines et microbes logés dans la gorge, les amygdales, les oreilles, les yeux, le sang ou le thorax. Recracher et rincer la bouche à l'eau fraîche. Quand la langue est propre et que les papilles sont libres, on tend à ne pas faire d'excès car le niveau de satiété

naturel ou la satisfaction alimentaire sont atteints plus aisément. Les gens mangeant trop ou fumant ont généralement des papilles fonctionnant mal. Ils ont besoin d'un niveau de «goût prononcé» pour se satisfaire de nourritures dès lors plus excitantes et plus fortes - ce qui risque d'entraîner des envies alimentaires et une addiction aux substances les plus diverses.

5. *Le sens de l'odorat*

Le sens de l'odorat est étroitement lié à celui du goût. 80% de la saveur attribuée à la nourriture est d'ailleurs due à l'odorat. L'appréciation de la nourriture dépend donc aussi de ce sens. L'odorat influence directement l'hypothalame, le cerveau du cerveau, d'où sont gérées la plupart des fonctions corporelles. C'est dire que développer un sens de l'odorat fort peut avoir une influence sur toute la physiologie humaine. L'Ayurveda cherche à améliorer le sens de l'odorat pour induire une plus grande appréciation de l'existence et pour renforcer les résistances naturelles du corps à la maladie, cela par le biais des arômes jugés les plus appropriés à chaque type de constitution. Ces arômes vont inciter le développement par le corps des substances chimiques naturelles qui sont capables de guérir et d'améliorer le bien-être général de la personne.

De quelques techniques pour améliorer l'odorat

Masser en douceur l'intérieur de la cavité nasale avec un peu d'huile de sésame, deux fois par jour. Pour cela utiliser un coton tige ou, plus simplement, le petit doigt. Cela lubrifie les récepteurs du nez et développe tant la conscience que la sensibilité de l'odorat; en même temps, cela réduit la susceptibilité aux rhumes. Si l'on voyage en avion, on peut pratiquer ce massage plus souvent afin de réduire le décalage horaire et de prévenir le mal des voyages.

L'usage d'huiles aromatiques envoie des messages spécifiques à l'hypothalame quant au rééquilibrage des *doshas*:

Vata répond à un mélange de senteurs chaudes, douces et acides à la fois telles qu'un ensemble fait de basilic, d'orange, de géranium rosat et de girofle, pour ne pas mentionner d'autres épices.

Pitta répond à un mélange de senteurs douces et fraîches telles celles d'un ensemble fait de bois de santal, de rose, de menthe et de jasmin.

Kapha répond à un mélange de senteurs chaudes mais avec une touche plus épicée, telles qu'un ensemble fait de genièvre, d'eucalyptus, de camphre, de girofle et de marjolaine.

En général les arômes floraux équilibrent *Vata* et *Pitta*, les mentholés, *Pitta* et les musqués *Kapha*.

A noter que l'on peut utiliser ces arômes en les ajoutant sous forme d'une ou deux gouttes à son huile de massage. On peut aussi user d'un diffuseur d'essences ou les mélanger à une base d'huile de jujube pour en faire des parfums.

CHAPITRE 8

La sagesse spirituelle - l'ultime leçon de la nature envers l'homme

Découvrir la vibration de l'amour

Le but premier de l'homme ici-bas est de découvrir, vivre et exprimer l'amour, au sens le plus noble de ce terme. L'amour est la clé ouvrant le trésor des données faisant le potentiel d'inscription du Ciel sur cette Terre - un paradis d'inimaginable splendeur et beauté. L'homme se trouve ici-bas pour bien autre chose que simplement passer d'un moment de prédation des ressources à un autre pour s'offrir une certaine aisance ou un peu de bon temps. Or tout ce qui se déroule ici-bas a un impact automatique et simultané sur le reste de l'univers physique comme sur les autres dimensions de la réalité. Chacun des êtres vivant sur d'autres plans de l'existence universelle attend d'ailleurs avec impatience le jour quand l'humanité vivra son éveil spirituel collectif.

La nature soutient ce processus. Elle fait office de miroir parfait renvoyant aux hommes l'image de qui ils sont, de ce qu'ils font - à eux-mêmes comme aux autres - et de ce qu'il est nécessaire pour eux de changer à chaque instant. S'ils ne savent s'aimer, les hommes risquent de trouver la nature bien ennuyeuse, de faible soutien pour ne pas dire menaçante. S'ils s'aiment, la nature saura prendre soin de tous leurs besoins, un peu à la manière de parents aimants qui se préoccupent du nécessaire de leurs enfants.

Nous avons tous entendu parler de personnages aussi foncièrement malheureux et bardés de colère qu'un Adolf Hitler ou un Joseph Staline: leur immense puissance destructrice a transformé en enfer leur vie propre comme celle d'un grand nombre de leurs contemporains. Mais plusieurs d'entre nous avons aussi rencontré des personnalités manifestant des formes de puissance tout autres, en particulier le pouvoir de répondre à la vibration de l'amour. Mère Meera, par exemple, est l'expression d'un pur amour inconditionnel. En tant qu'Avatar (soit une incarnation divine), elle rayonne d'une des plus puissantes formes de l'amour qui soit, toute de chaleur et pénétration. Le service qu'elle rend à l'humanité va bien au-delà de notre compréhension car la valeur de son engagement profond (entièrement vécu en silence) ne peut être vraiment saisi par l'intelligence des hommes.

Il y a bien d'autres exemples, hier ou aujourd'hui, d'individus qui ont su maîtriser la fréquence de l'amour, que ce soit Jésus Christ, Sri Aurobindo, le Mahatma Gandhi, Albert Schweitzer, Mère Theresa ou Bruno Groening, pour n'en citer que quelques-uns. De son vivant - et même maintenant - la Princesse Diana a aussi pu susciter des vibrations d'amour dans plus d'un coeur. Des millions de gens ont trouvé en ces modèles une inspiration à prendre en exemple. Le monde serait très différent s'ils n'avaient tous contribué leur «touche d'amour» au processus d'éveil de l'humanité. Sans eux, peut-être, nous nous serions déjà détruits nous-mêmes.

Moins connues et moins comprises sont les contributions à ce processus qu'ont pu faire les grandes civilisations d'autrefois, celles des Incas et des Mayas, des Indiens d'Amérique ou des Egyptiens de l'Antiquité, cultures qui ne s'épanouirent parfois que brièvement sur notre planète mais suffisamment pourtant pour soutenir la fréquence vibratoire de l'amour dans diverses parties du monde. Leur émergence fut nécessaire pour préparer le jour où l'humanité entière découvrira l'essence de l'amour et s'élèvera à un semblable niveau de développement - sinon plus haut. Les grands maîtres du passé nous ont amenés à un présent où les humains actuels semblent nager dans un grand bassin en s'accrochant à la bouée d'instructeurs et de systèmes d'apprentissage extérieurs.

Nous avons tous intégré un savoir sur le monde matériel que nous ont imparti des professeurs et des structures éducatives s'appuyant sur diverses disciplines. Mais découvrir qui *nous* sommes vraiment ne peut dépendre de personne d'autre que de nous-mêmes. Tant que nous nous jugions dépendants ou impuissants, des guides extérieurs étaient nécessaires pour baliser notre vie. Mais la période du lien enseignant/enseigné touche à son terme. Ce temps une fois dépassé, l'homme va devoir trouver en lui les leçons mêmes de la vie.

En tant qu'espèce humaine, nous nous sommes distancés de la nature en nous prétendant supérieurs à elle. On nous a enseigné qu'il fallait nous battre pour soumettre la nature et survivre. Prédateurs des animaux - dont nous avons fait des esclaves et des bêtes de boucherie abattues sans pitié ni respect - nous nous sommes alors coupés du reste de la nature. Brûlant les forêts, polluant les airs et les eaux, nous nous sommes aussi privés de l'accès à la sagesse des plantes, des fleurs, des arbres ou des insectes quand ce n'est à celle des montagnes ou des fleuves. Bien peu d'entre nous reconnaissons que les indigènes américains ou d'autres membres de civilisations passées ont su communiquer avec tout ce qui vivait sur cette terre un peu comme nous parlons à des amis ou des parents proches. Ces gens ne se concevaient ni supérieurs ni inférieurs à la nature; ils se sentaient simplement les égaux des animaux, des fleurs, des oiseaux ou des arbres les environnant. Leur profond respect pour toutes les formes de la vie ne faisaient que refléter le profond respect qu'ils avaient d'eux-mêmes ou des uns et des autres.

La conscience imprègne chacune des fibres de la création. Tout ce qui *est* a pour fondement la conscience. Cependant, puisque la plupart des hommes ignorent qui ou ce qu'ils sont, ils ne font - au risque de ne jamais pouvoir découvrir leur identité vraie - que de se voiler d'une ignorance qu'ils projettent sur les objets ou les êtres qui leur sont extérieurs - comme si les chats, les chiens, les vaches, les fourmis, les fleurs, les arbres, les cellules du corps ou les atomes n'étaient pas eux conscients de l'existence de l'homme. Ce manque de communication envers la nature, voulu par l'homme, n'a fait que renforcer sa conviction d'être incapable d'entrer en contact avec d'autres êtres, animaux ou plantes. Pourtant il est de la nature de la conscience d'être conscient ! Et cela s'applique à tout ce qui existe.

La conscience, c'est la clé

La Conscience Universelle, que souvent l'on nomme Dieu, est l'«ingrédient» essentiel de toute chose: elle ne peut s'avérer plus valable ou plus importante dans une de ses manifestations que dans une autre - indépendamment du fait qu'elle utilise, ici, la structure complexe du cerveau humain ou, là, le système nerveux relativement simple de la fourmi. Toutes les formes de l'existence partagent l'intelligence de la conscience. Sa présence dans notre corps permet que nous vivions une vie physique autant que sa présence dans le corps d'une fourmi lui assure d'exister, elle aussi.

L'intelligence de l'ADN d'une fourmi ou celle d'une amibe n'est guère différente de la nôtre. En effet, l'intelligence de la conscience opérant dans une cellule de fourmi doit en savoir presque autant pour survivre qu'une cellule humaine. Les deux sortes d'ADN ont dû enregistrer de vastes quantités de données non seulement pour gérer les fonctions complexes des corps auxquels elles appartiennent mais aussi pour se situer dans l'entrelacs des liens qui unissent le microcosme au macrocosme - et cela à travers les millions d'années de l'évolution de la planète. Tout cela est nécessaire tant pour la vie et la survie des hommes que celles des fourmis.

On tend à croire que les animaux, les plantes ou les insectes ne sauraient être conscients de tout cela. Mais, à vrai dire, la plupart d'entre nous n'en sommes guère plus conscients. Nous nous référons à des concepts scientifiques pour expliquer la réalité mais c'est bien cela qui nous a retenus d'en faire l'expérience directe. De fait, les plantes, les minéraux, les insectes, les oiseaux, les sources, les océans ou les montagnes sont bien mieux conscients de leur existence et des relations les tenant ensemble car ils n'ont pas un cerveau logique leur permettant d'analyser leur monde.

La réalité, dans son essence, ne peut être saisie par l'intellect. Tous les cadres rationnels ou théoriques se révèlent toujours trop étroits pour décrire l'ampleur et la complexité du moment présent, ne fût-ce que dans un grain du créé. Récemment, des chercheurs australiens ont découvert les premiers *biosenseurs* capables de déterminer si un patient risquait une indigestion ou une attaque. Une goutte de salive ou de sang était le seul élément corporel nécessaire à un tel diagnostic. C'est dire qu'une goutte de sang contient l'ensemble des données informant le corps entier. Même la plus petite des particules constituant l'atome contient le modèle de tout le cosmos car elle doit connaître l'histoire complète de l'univers pour savoir de quoi elle relève et ce qu'elle doit accomplir. Sans ce savoir intrinsèque à toute chose, l'univers s'écroulerait comme un château de cartes - et nous avec. Cette configuration ou cette sagesse, c'est ce que l'on appelle la «nature».

Quand nous disons «la nature sait s'organiser au mieux», nous la considérons comme un être à part entière, une forme d'intelligence consciente. Les espèces animales, les plantes, les fleurs, les insectes, les minéraux et les atomes mêmes ont donc leur forme propre d'âme ou d'intelligence. Les contes de fées décrivent ainsi les manifestations diverses d'êtres dont nous refusons la réalité. En reléguant au rayon de l'«irréel» les fées, les esprits de la nature et les anges, c'est notre incapacité à les voir ou à communiquer avec eux que nous trahissons. En nous efforçant au réalisme et à la science, nous affirmons solennellement: «je ne saurais croire que ce que je vois!» mais c'est bien le contraire qui est vrai: «je ne saurais voir que ce que je crois». Mon cerveau ne m'autorise à percevoir que ce que je connais déjà, que ce que je crois réel et vrai; les autres données passent automatiquement à la corbeille. Ce qu'enregistre mon esprit conscient ne fera donc que confirmer ce dont je suis convaincu d'être vrai.

Il est alors temps de laisser tomber *tous* les systèmes de croyance dont la portée, si limitée, ne suscite que châteaux en Espagne. Compter sur ce que l'on pense être réel et vrai, c'est vivre dans un passé dont la pertinence n'est jamais sûre dans un «maintenant» qui, lui, est la *seule* réalité. Le présent se renouvelle à chaque instant, il est insondable, insaisissable et incompréhensible aux souvenirs venant du passé. Or les systèmes de croyance ne sont que le souvenir de ce que nous avons appris ou vécu - récemment ou autrefois. L'expérience est toujours première et le concept cherchant à en rendre compte ne vient jamais qu'après. Puisque la compréhension intellectuelle ne peut pas revivre un vécu, elle est, de fait, toujours en dehors de la réalité.

Les animaux savent des choses que nous ignorons

Les animaux, par contre, semblent bien plus malins que nous le sommes. Ils ne se comportent pas comme si la mort était le terme de leur existence. Ils ne se préoccupent donc pas de savoir où et comment ils mourront: ils n'organisent pas de grandes funérailles pour leurs congénères quand ils disparaissent, si puissants ou si forts eussent-ils été. En outre, les animaux n'épargnent pas pour le moment où ils ne pourront plus subvenir directement à leurs besoins. Les animaux, les arbres et les plantes ne partagent pas la peur de la mort qui pousse l'homme à se battre pour un bout de terrain ou pour affirmer son pouvoir et sa richesse. Plutôt, ils sont en contact direct avec la source de leur être, ce qui rend inutile pour eux toute religion cherchant à expliquer comment leur âme est d'essence divine.

Les animaux, les plantes, les insectes, les forêts, les nuages, les ruisseaux, les mers, le soleil, la lune et les étoiles sont tous liés entre eux par un élément qui leur est commun, la conscience. Si nous ne sommes pas attentifs à notre propre conscience, nous ne percevons de la réalité que son apparence physique à trois dimensions et passons à côté d'une connaissance qui lui est sous-jacente - et ressemble fort à la nôtre. Nous pouvons ne pas être sensibles au formidable travail entrepris aux plans les plus profonds par chacun des aspects de la création mais, sans leur apport, la roue de l'évolution cesserait de tourner. Certes, nous pouvons nous croire supérieurs aux animaux, aux plantes, aux minéraux - et même à d'autres hommes! Mais cette vision déformée de la réalité est aussi à la racine des problèmes socio-économiques que rencontre l'humanité contemporaine.

Nous sommes égaux et unis à toute chose - sans aucune supériorité. Les animaux vivent cette unité. Ils opèrent dans la vibration de l'amour même lorsqu'il doivent tuer des congénères. D'instinct, ils savent qu'en faisant croître ou décroître leur nombre ou celui d'autres espèces, ils contribuent à l'équilibre écologique, à l'harmonie et à l'évolution du tout. Un de leurs desseins principaux est de nous enseigner comment faire pareil, même si cela signifie le sacrifice de leur propre vie pour nous aider, nous les hommes. Un chien ayant trouvé un maître qu'il a appris à aimer lui restera attaché de manière inconditionnelle même après avoir été mal traité. Quoique les vaches, les poules et autres animaux sachent bien de quelle façon et depuis quand l'homme use et abuse d'eux, la plupart acceptent encore leur sacrifice. Certains animaux ne tolèrent pourtant plus ces abus et préfèrent quitter la planète par le biais de maladies qui les rendent impropres à la consommation humaine. Il faudra peut-être encore quelque temps pour que les scientifiques reconnaissent que, par exemple, les maladies frappant le cheptel ne sont que la manifestation de la profonde détresse des animaux affectés: ils réagissent un peu à manière des hommes dont les difficultés psychologiques entraînent l'apparition de problèmes psychosomatiques.

La disparition collective d'espèces entières d'animaux nous conduit à apprécier ce que nous croyions aller de soi. On ne savait les prendre en compte de leur vivant; morts, on se met à les aimer. A vrai dire, sans les animaux, notre planète serait bien solitaire ! Or ils s'effacent en grand nombre parce qu'ils n'ont plus rien à tirer de leur présence ici-bas - sinon une dernière leçon à nous offrir. Bien des gens prennent aujourd'hui conscience de cette tragédie et ressentent le drame des animaux qui actuellement ont la plus grande difficulté à partager la planète avec nous autres humains. Plus de la moitié des espèces qui ont fait de la Terre leur habitat au cours des millénaires ont déjà disparu et nombre de celles encore présentes se trouvent en danger ou en voie d'extinction. L'important changement de vibrations qui s'ensuit pour la planète affecte profondément l'humanité tout entière. Et il y a là beaucoup à apprendre.

Un message venant des baleines et des dauphins

Parmi les espèces animales les plus développées ayant fait le choix d'abandonner cette planète, on trouve les baleines, les dauphins - et les vaches. Les baleines et les dauphins représentent les plus avancés des êtres vivant ici-bas. Contrairement aux humains qui doivent encore construire à partir de l'extérieur tout ce dont ils ont besoin, les baleines et les dauphins tirent d'eux-mêmes leur nécessaire. Les baleines ont un passé de quelque 500 millions d'années en ce monde - dont elles assurent la mémoire. Sans elles, toute forme de vie s'éteindrait de la planète. Les dauphins sont aussi avancés que les baleines mais ne se trouvent sur la terre que depuis 35 millions d'années.

Les baleines et les dauphins sont des mammifères, et non des poissons, ce qui explique le potentiel extraordinaire de leurs liens avec leurs partenaires humains. Ils diffèrent de nous en ce sens que les deux hémisphères de leur cerveau fonctionnent à pleine capacité alors que nous ne faisons appel qu'à cinq ou dix pour cents du potentiel du nôtre et encore qu'un hémisphère à la fois. Leur énorme capacité cérébrale et leur conscience du tout dans son unité, cela 24 heures sur 24, permet à ces êtres de garder un contact étroit avec l'ensemble des formes prises par la vie ici-bas. Comme ils ont un accès direct aux dimensions les plus hautes (le royaume de l'esprit), ils peuvent aussi concrétiser leurs pensées de façon instantanée.

Les baleines et les dauphins réalisent la forme la plus haute des fréquences de l'amour existant sur cette Terre. D'ailleurs, la plupart des hommes leur manifestent de la sympathie, un peu comme à des frères et soeurs (ce qu'ils sont) et c'est pourquoi nager avec des dauphins ou des baleines est devenu une telle attraction. Nombre de dauphins sont de merveilleux guérisseurs des âmes et, simplement quand on les touche, ils aident les hommes à résoudre les problèmes émotionnels et psychologiques les troublant au plus profond d'eux-mêmes.

Or, sans égard pour leur corps physique, les dauphins et les baleines se jettent en grand nombre dans les filets des pêcheurs ou s'échouent sur les rivages marins. En s'enlevant ainsi la vie, ils nous rappellent que nous faisons pareil envers nous-mêmes chaque fois que nous tuons des animaux, sur terre ou dans les mers, dans les forêts ou notre environnement naturel. Les dauphins et les baleines se laissent sacrifier ou se sacrifient eux-mêmes pour nous signifier un passage de témoin, celui de la responsabilité d'être les gardiens de la planète.

C'est dire que la fréquence de l'amour doit maintenant devenir la force dominant toutes nos pensées, toutes nos actions. En s'effaçant à titre collectif, les dauphins et les baleines - mais aussi les vaches, les tigres ou d'autres espèces en voie de disparition - font passer directement dans notre subconscient le message de donner toujours plus de force et de puissance à l'amour qui se love au creux de nos propres coeurs: il est maintenant de notre pouvoir de soigner, restructurer et réaménager la Terre. Nous avons donc accès à des ressources sans limites mais c'est bien à chacun de nous de réclamer cette part d'héritage. Plus nous sommes confiants qu'il en va bien ainsi, plus facilement nous recevrons ce savoir en abondance et mieux nous saurons organiser les changements de la vie ici-bas. Les transformations extérieures dont nous sommes témoins aujourd'hui ne sont que le reflet des mutations internes que nous vivons au présent. La «tragédie de la vache» peut offrir un certain éclairage à ce processus de changement.

Les vaches *sont* peut-être bien sacrées

Parmi les animaux qui nous entourent, les vaches sont les plus intelligents et gentils. Elles ont développé et rayonnent une fréquence d'amour élevée tout en se montrant très sensibles à la façon dont on les traite. Leur regard innocent et leurs gestes placides sont inoffensifs. Cependant ce n'est qu'en Inde, où la religion les tient pour sacrées, qu'on les traite avec le respect dû aux humains. Dans la pratique courante du monde dit civilisé, les vaches sont des machines à produire de la nourriture et une source de cuir - même si cela n'a rien à voir avec les buts de leur existence. Leur abattage pour la vente à l'étal des bouchers est la chose la plus dégradante qui puisse leur arriver. Pourtant, bien traitées, elles se plient sans peine au service des hommes.

Les vaches ont un effet positivement fort sur leur milieu. Lorsqu'on considère une vache comme un être important et de valeur dans le monde créé par Dieu, alors sa gentillesse et sa bonté passent à nos neurotransmetteurs - ce qui induit une réaction profonde de guérison dans nos corps. En les regardant simplement, on peut ainsi normaliser avec succès un taux de pression sanguine trop élevé, équilibrer les sécrétions d'hormones ou calmer le corps et détendre l'esprit. Mais les vaches font bien davantage que d'apaiser leur environnement: leur amour inconditionnel des hommes a en effet permis au monde d'éviter les plus sérieuses catastrophes.

Les vaches nous nourrissent de leur vibrations d'amour - ce que, symboliquement parlant, elles manifestent par la production de lait. Cependant le lait donné par des vaches enfermées dans de vastes halles sans lumière ni environnement naturel se révèle impropre à la consommation humaine - d'autant plus si ces animaux sont gorgés d'hormones de croissance ou d'antibiotiques et que leur traite se fait mécaniquement plutôt que de main d'homme. Ce lait *pollué* est responsable de bien des maladies contemporaines, en particulier celles affectant le coeur, les reins et les articulations. Aujourd'hui, un nombre croissant et alarmant de personnes se montrent d'ailleurs incapables de décomposer les protéines ou les sucres du lait (le lactose); elles tendent alors à développer des allergies au lait et aux produits laitiers.

Bref, des vaches que l'on emprisonne et rend malheureuses ne savent plus produire un lait de qualité. En temps normal, une vache fabrique un lait sain et nourrissant pour le veau nouveau né qu'elle affectionne ou pour la famille qu'elle a «choisi» de soutenir. Mais, quand ce lait n'est plus marqué à la vibration de son amour, quand il est au contraire souillé par les mauvais traitements, la peur et la captivité, il devient nocif pour les humains.

Ce qui est vrai pour le lait des vaches l'est aussi pour leur viande, dont la consommation peut conduire à des maladies aussi terribles que le SIDA. Une de ces affections est une maladie du cerveau irréparable, la maladie de *Creutzfeldt-Jakob* dont l'équivalent chez les bovins est dit de «la vache folle», soit l'*encéphalopathie spongiforme bovine* (ESB). Le traitements médical de l'ESB est impuissant car on ne connaît pas vraiment la cause de la maladie, si bien que la diagnostiquer est impossible. Elle se répand dans la chair - si ce n'est dans le lait - de l'animal apparemment sain.

Comme pour bien d'autres maux, y compris le SIDA, l'homme tend très vite à accuser un virus d'avoir déclenché l'infection lui faisant peur. Alors qu'il est bien plus probable que, par rapport à leurs congénères élevées de manière naturelle, les vaches malades de l'ESB se soient lentement empoisonnées au contact des engrais chimiques, remèdes, hormones et autres farines animales dont on les a gavées. Tout animal alimenté en continu de substances et fourrages non-physiologiques, contraires aux besoins de l'espèce, ne peut que souffrir de mutations génétiques provoquant finalement une maladie mortelle.

Apprendre à la dure

La disparition «involontaire» et en masse de vaches jetées au bûcher est un message qui nous est destiné, en fait un don de leur part. Les vaches sont le miroir du traitement que nous nous infligeons en ingérant viandes polluées et drogues empoisonnées. Les personnes prêtes à déchiffrer ce message changeront d'attitude tant pour les vaches que pour d'autres animaux; elles refuseront de contribuer à un *karma* individuel et collectif fondé sur le meurtre gratuit. D'autres continueront à blâmer les gouvernements, les savants ou les paysans de tuer des vaches dont la seule valeur est fonction de leur rapport en lait, viande et argent.

Nombre de personnes justifient leur position en se référant à un mythe obsolète: la viande est indispensable à la vie des hommes. Pourtant la majorité des habitants du monde vit sainement sans en faire usage. Quand j'étais jeune, je croyais que la viande rendait vigoureux et fort. Le résultat du régime carné auquel je me soumis fut qu'en peu de temps je me retrouvais affligé de maux divers, dont certains relativement débilitants. Je n'ai plus consommé depuis ni viande, ni poulet, ni oeufs, ni poissons et cela fait plus de trente ans que je me sens aussi jeune, sain et fort que jamais.

Les vaches - qui symbolisent l'amour - n'ont jamais eu pour intention de causer la mort des hommes ni de les rendre malades. Elle se sentent d'ailleurs «incomprises» car leur dessein sur cette Terre est bien différent: leur rôle est de maintenir les équilibres écologiques pour promouvoir bonheur et harmonie entre tous les êtres vivants. L'abattage quotidien et en masse de millions de vaches représente un bien triste moyen de mettre un terme à leur existence, un sort que des animaux de si haute vibration ne méritent certainement pas.

Les animaux, comme les humains, ont besoin d'amour et de respect pour vivre. Puisqu'ils sont nos égaux, ils aspirent à être traités comme tels. Lorsque sera consolidée en nous la fréquence d'amour qui deviendra la force principale justifiant nos pensées et actions, alors les animaux pourront partager avec nous leur grande sagesse spirituelle et leurs liens avec d'autres dimensions.

Le respect de toute vie

Lors de ma première visite au Maroc, j'ai vu un groupe de dromadaires déambulant dans le désert. Un chamelier me dit alors combien sensibles sont ces animaux et pourquoi ils ont besoin d'être traités avec soin et respect. Il m'affirma aussi que si un chameau n'oublie jamais qui l'a monté, il se souviendra à plus forte raison de qui l'a maltraité. Même quarante ans après, par crainte d'un nouvel abus, il lancera une ruade à son ancien agresseur - s'il ose approcher. De pareille façon, un chameau reconnaîtra toujours qui l'a monté avec respect et restera fidèle à cette personne, loyal et obéissant pour le reste de ses jours.

Les animaux aiment encore les hommes mais bon nombre sont aussi terrorisés par l'espèce humaine. Cette crainte les met sur la défensive et les rend agressifs ou hostiles. Avant que l'homme ne se mette à les rudoyer, il y a quelque 25'000 ans, les animaux pouvaient être très amicaux et même le lion et le buffle se montraient pacifiques. Or, à chaque bête inutilement tuée quelque part dans le monde correspond une peur accrue de ses congénères A la différence des hommes, les animaux peuvent ressentir ce qui arrive à tout autre animal de par le monde.

Les plantes sont tout aussi avancées. Elles peuvent «émettre» sur des phénomènes à la manière de stations de radio. Même les rochers - le squelette de la terre - emmagasinent de grandes quantités de données dont l'accès et l'usage sont accordés à ceux qui vivent sur les hautes vibrations de l'amour. Les pierres constituant les Grandes Pyramides d'Egypte, l'Acropole d'Athènes ou la muraille de Stonehenge - sans parler des sites sacrés des anciennes civilisations américaines tels que Machu Picchu au Pérou - en savent davantage sur l'univers que nous ne saurions l'imaginer. Comme des «puces d'ordinateur», elles ont été choisies pour leur grande densité, leur stabilité, leur ordre structuré et leur durabilité.

Les cristaux sont en particulier des dépôts de mémoire très développés. Ils ont une si forte capacité à engranger de vastes quantités de données qu'ils remplaceront finalement les puces informatiques. Pour le moment, nous ne savons utiliser industriellement les quartz qu'en horlogerie ou dans les technologies de la communication. Mais c'est bien pour leur capacité à stocker et traiter l'information plus vite qu'avec les ordinateurs couramment disponibles qu'on va bientôt en apprécier la puissance. On pourra même envisager d'y sauvegarder des données pour les récupérer sans autre technologie que la seule force de la pensée.

A mesure que nous reconnaissons et vivons notre union à la Terre, nous pouvons réaliser notre véritable statut ici-bas et avoir aussi accès aux connaissances secrètes qui ont fait la grandeur des civilisations de l'Antiquité. Leurs «technologies mentales» étaient souvent bien plus développées que les meilleures de nos techniques modernes. Ces anciens savaient ainsi comment construire et matérialiser des objets par la seule pensée. Et, ironie du sort, il est probable que *nous* avons été ces gens-là dans des vies antérieures - sans en avoir gardé le souvenir conscient. Peu à peu, cependant, nous commençons à entrevoir ce qu'est la vraie nature des choses.

Comme tout bon observateur peut le constater, l'homme n'est pas le seul être intelligent de la planète: en fait, toute ce qui participe de l'univers participe aussi d'une forme d'intelligence. «Etre» implique l'intelligence car, sans elle, l'être ne saurait jamais exister. L'«être» est partout même si nos sens ne peuvent en rendre compte: il est dans le grain de sable comme dans l'amibe ou le lion. Les micro-éléments constituant un morceau de caillou ouvrent sur des espaces intérieurs avec la même vigueur que le font pour elles les cellules de notre corps. Tout se coordonne et se lie grâce à la force omniprésente de la conscience - ou de l'Être - et chaque élément sous ses divers aspects joue un rôle important dans le jeu de la création. Nous ne sommes pourtant en rien supérieurs à l'eau que contient la terre ou aux molécules d'oxygène qui participent de l'air: sans elles, d'ailleurs, nous ne serions guère plus qu'un amas de cellules sèches ou en décomposition.

Chaque aspect de la création a son rôle propre pour permettre à la planète de durer - un rôle ni plus grand ni plus faible que le nôtre. La clé de l'illumination et de l'éveil se trouve dans la simple réalisation - aux plans de l'intuition et de la connaissance - que tout ce qui existe a sa nécessité. Le «Connais-toi toi-même» des Anciens implique aussi que nous savons pourquoi nous sommes ici et ce qu'est notre rôle dans l'univers. Lorsque nous nous percevons comme les simples égaux de tout ce qui fait le reste du monde, la félicité de l'Un commence à émerger en nous, seule capable de traiter toutes les formes et manifestations de l'existence avec un profond respect et un grand amour. C'est là le seuil de l'humilité et de la paix intérieure, en fait le passe ouvrant aux secrets de la vie.

La Terre a connaissance de toute chose

La Terre est consciente de tout ce qui se passe dans le monde. Elle peut lire les gens qui la parcourent aussi bien que nous savons puiser dans un livre. Elle peut programmer et enregistrer tous nos mouvements tel un ordinateur. Les données qu'elle engrange sont dans les rochers, le sol, l'eau, le feu et l'air même. Rien n'est perdu. En respectant strictement les lois de la nature, la Terre Mère nous rend ce que nous lui avons donné. Quand on l'ignore ou la néglige, elle en fait tout autant pour nous. Si nous l'aimons et la respectons, elle nous assurera santé, abondance et sagesse. Puisque nous participons de la même source, la conscience universelle, rien ne saurait nous séparer d'elle.

L'état de la Terre ne fait que refléter l'état de notre conscience collective. Le malade contamine de ses maux la Terre comme la personne saine en renforce l'immunité naturelle. Tout ce qui se déroule hors de nous se passe aussi en nous car la conscience est pareille en dedans comme en dehors. Les menaces que nous percevons dans la nature résultent des menaces que nous infligeons, à nous comme aux autres. De la même manière, l'abondance des ressources naturelles est le miroir de notre abondance intérieure. Plus généreux nous deviendrons, et plus libre sera la Terre de nous offrir le nécessaire et le superflu.

Pour le moment, la conscience collective de l'humanité est encore faite d'un mélange de valeurs multiples allant de la rage de détruire à l'amour inconditionnel - ce qui conditionne une grande variété des phénomènes naturels de la planète. Notre manque d'unité et d'intimité avec la nature est la source de tous les conflits et désastres nous affectant. Il est alors temps d'abandonner tout sens de supériorité envers la nature ou les autres êtres; il est temps de reconnaître qu'êtres de conscience, nous sommes unis et égaux avec tout ce qui a aussi vie dans l'univers.

Le pouvoir de guérison de la Terre Mère

La Terre Mère souffre d'une fièvre généralisée à cause des polluants qu'elle accumule dans ses poumons, ses veines et sa chair. Nous avons tous contribué à la mise à sac des forêts tropicales pour faire place à des pâtures d'élevage, fabriquer du papier ou trouver des bois de construction. Nous contribuons aussi à la contamination des eaux profondes, des rivières et des océans chaque fois que nous achetons des produits contenant des toxines chimiques. Tous les jours nous polluons l'air et suscitons des pluies acides ou d'autres formes de destruction de l'environnement. Nous exploitons les ressources naturelles de la Terre, le pétrole, l'or, les minéraux ou les pierres précieuses et semi-précieuses, ces dernières lui étant nécessaires pour préserver son équilibre électromagnétique. Les dépôts cristallins équilibrent en effet les forces électromagnétiques que connectent entre elles des lignes de Lay. En extrayant ces minéraux du sein de la Terre, l'homme perturbe ce réseau énergétique planétaire - ce qui induit l'apparition de points de charge favorisant les «accidents», de voitures ou d'avions par exemple. Nous avons perdu le respect de la Terre Mère et l'avons traitée comme une esclave. Mais elle n'est pas plus malade ni sans défense qu'une personne frappée d'un simple accès de fièvre: la planète fait alors une poussée de fièvre qui, comme pour les hommes, va la libérer de ses poisons et l'aider à se guérir.

A première vue pourtant, la Terre n'a rien qui la fasse ressembler à un être vivant. Or, la vie ne pouvant se prolonger qu'à partir du déjà vivant, et chaque fragment de la vie du corps venant de la planète, il en résulte que la Terre ne peut qu'être vivante elle aussi. Les lois de la nature qui contrôlent la planète en tant qu'organisme sont alors celles qui règlent aussi notre organisme. Les os structurent notre masse corporelle et les tissus ou les vaisseaux sanguins qu'elle contient de la même façon que les pierres et les rochers portent la masse de la Terre avec ses fleuves et ses océans. Les atomes constituant une poignée de sable n'ont pas moins de vie que ceux faisant notre coeur ou notre cerveau. Si Dieu est en tout et partout, il/elle habite autant les particules des atomes se manifestant sous forme de pierre que ceux faisant un microbe, autant l'air que nous respirons que les cellules d'un éléphant. Qu'un atome de carbone, d'oxygène ou d'hydrogène se trouve dans une morse de fruit, dans le fond de mon oeil ou dans un morceau de bois, cela ne lui donne en rien plus ou moins grande vie.

Les activités incroyablement complexes se déroulant dans les structures d'un seul atome reflètent celles qui gèrent cette communauté de destin qu'on appelle notre corps ou bien celles qui donnent sens à l'univers tout entier. Des trillions de particules faisant l'atome - le *tau*, par exemple, qui est un cousin de l'électron, en plus lourd - se dégradent en d'autres particules, cela en moins d'un trillionième de seconde. Dans le même atome, toutes ces particules entrent en réaction avec des trillions d'autres pour se combiner en un nombre infini de possibles, permutations et applications qui sont le moteur incessant de la création comme de la destruction de monde visible. Chaque atome a un pouvoir infini dans la mesure où il n'existe jamais seul, ce qui toujours le relie à l'ensemble de l'univers. Une intelligence infinie permet de contrôler et suivre la complexité de ces activités dans leur relation avec tout ce qui se passe dans la création.

Pour donner sens à la vie, une forme suprême de l'intelligence - que bien des peuples ont nommée Dieu - doit être présente dans la plus petite des particules circulant au coeur de chaque atome. En effet, la plus petite des erreurs à ce niveau d'existence a le potentiel de détruire tout le cosmos. Notre planète est donc loin d'être inerte et sans vie. Cette même forme d'intelligence suprême, présente dans la plus petite des particules, l'est aussi dans l'univers pris comme un tout, un ensemble qu'elle porte à des stades d'évolution toujours plus élevés. Elle joue de sa puissance non seulement pour restaurer les équilibres de notre globe mais aussi pour impulser des formes bien plus avancées de la vie que tout ce qui a pu exister jusqu'ici.

La planète est vivante

Nous fondant sur la croyance obsolète que la matière ne saurait être dotée de vie ni de conscience, nous n'envisageons même pas que la planète puisse être aussi vivante que nous le sommes. Tous les gens qui se croient un simple corps physique, dépourvu d'âme ou d'esprit, tendent à penser que la planète est aussi une masse de matière sans réalité d'Être. Pourtant nombre de personnes commencent à reconnaître aujourd'hui qu'à chaque objet physique répond un aspect non physique - son corps de conscience ou son Être; ce sont elles qui vont toujours plus développer un sentiment de respect, d'admiration et d'amour pour ce grand Être qu'on appelle la Terre.

N'est-il pas admirable en effet que chacun des myriades d'atomes participant miraculeusement du vaste espace occupé par notre planète soit à sa juste place et au juste moment pour permettre le service de la vie dans son ensemble ? La nature n'a pas commis d'erreur en concentrant des atomes de même type dans certaines zones afin d'en faire des filons d'or, d'argent ou d'émeraude. Elle en a utilisé d'autres pour nourrir les plantes ou équilibrer la composition de l'air que nous et les autres êtres vivants respirons en quête de l'oxygène essentiel à l'existence. Une organisation capable de coordonner entre eux et sans faute un nombre quasi infini d'atomes est assurément plus que super-intelligente! Et nous ne pouvons même pas commencer à imaginer ce qui doit se passer dans l'Esprit prêt à garder trace du nombre exact de photons contenus dans les divers rayons du soleil afin que chaque plante, chaque fleur soit pourvue juste de ce qu'il lui faut pour croître et trouver l'intense couleur lui appartenant.

Pour que la Terre reste habitable, chaque infime morceau de la planète doit trouver son équilibre; c'est pourquoi l'Être Terre, c'est-à-dire la Terre Mère, dans sa suprême intelligence, se préoccupe des plus petits détails avec la plus grande précision. Les espèces variées de microbes, d'insectes, de plantes, d'animaux et d'humains (dans leurs différentes races) participent du même ensemble et chacune est aussi importante et nécessaire que l'autre. Ensemble, elles permettent l'émergence de formes plus avancées de la vie et en favorisent l'évolution. Et la Terre ne tolère d'ingérence dans cet ordre universel que très partielle, si bien qu'à saturation toxique elle réagit en provoquant une crise.

Comme notre corps, la planète a été conçue pour surmonter les crises et les bouleversements. Ces derniers l'aident à corriger les déséquilibres qui pourraient lui avoir été infligés; quant aux crises, elles déclenchent les puissantes réactions de son système immunitaire. On peut considérer ainsi que des fluctuations de température et de climat de plus en plus imprévisibles ne font que manifester les processus de nettoyage que lance la planète en fonction de l'activité solaire.

Chez l'homme, une fièvre s'accompagne souvent de frissons comme de chaleur intense. Il s'agit là d'un programme de secours, naturel, appelé à prendre le dessus lorsque les lois d'origine ne réussissent plus vraiment à maintenir les équilibres nécessaires à la vie. Il n'est pas correct de penser que les changements dramatiques du climat et les désastres ainsi provoqués sont le signe d'une désintégration générale - même si les groupes ou les individus directement concernés peuvent les vivre comme des expériences de totale destruction. Ces moments de crise sont plutôt l'expression des efforts globaux faits par la Terre pour se débarrasser du stress, des tensions et des polluants que lui a fait subir l'humanité depuis des âges lointains.

Toute transformation terrestre se fait en faveur de la vie

Si nous pouvions comprendre ce que sont les changements en cours sur la planète, nous ne paniquerions pas ni ne chercherions à résister aux efforts faits par la Terre pour se purifier. Nos craintes et tensions vibrent des fréquences d'une énergie destructrice qui joue un rôle perturbateur pour le champ magnétique qui soutient l'équilibre de la planète. Cela ne fait qu'inutilement renforcer les effets de désintégration associés au processus de nettoyage. Quand on contrarie une fièvre - alors que le corps en a besoin pour activer le grand nombre de cellules immunitaires et d'anticorps nécessaires à évacuer toxines, microbes et autres agents infectieux -, on ne fait qu'enfoncer les toxines plus avant dans le corps au risque d'en suffoquer une bonne part. Cette situation, aggravée par la poursuite d'un mode de vie déséquilibré, sous l'influence de craintes et de stimulations exagérées, ne peut qu'aboutir à de nouvelles crises toxiques, plus sérieuses encore. Cela pourra prendre la forme d'un cancer, du SIDA ou d'une sclérose en plaques - toutes maladies qui exigent un processus de purification de plus en plus fort. Quant à la Terre, comme nous la bombardons constamment de nos «missiles» de colère ou de peur et que, par millions, nous violons ses lois au quotidien, elle se doit de réagir par des mesures draconiennes afin de dissoudre les effets de la cacophonie des hommes.

Il ne s'agit pas de craindre la Terre, le soleil ou la vie en tant que tels mais de réaliser plutôt que c'est la rupture constante des lois de la nature qui cause les problèmes auxquels nous sommes confrontés dans le monde d'aujourd'hui. Bien des savants et beaucoup d'experts assurent que le réchauffement climatique met en danger la vie sur notre planète. On pourrait alors croire que la planète est mauvaise posture. Il y a erreur car la planète, et nous avec elle, passons simplement par une crise menant à la guérison.

Plus nombreux sont les gens qui croient ou soutiennent les effrayantes théories disant que la planète est en déclin rapide, pires sont les effets collatéraux que manifeste le processus de guérison lui-même. Toute émotion de peur vécue par chaque individu nourrit de vibrations de crainte et de négativité le réseau global des énergies et augmente par là les défis que la plupart des hommes auront à relever lors des processus de régénération à venir. Lorsque Darwin analysa le comportement des animaux et des plantes, il formula une loi expliquant les modalités de survie dans la nature, la sélection du plus fort. Cette même loi s'applique aux changements de notre époque: ici, cependant, «fort» signifie *courageux, honnête, spirituel, sain de corps et d'esprit* ainsi que *respectueux des lois naturelles*. C'est pourquoi, quant à la situation générale, il serait tout bénéfice que nous adoptions un point de vue plus constructif que celui exprimé par les théories scientifiques contemporaines ou les pronostics des devins et médiums.

La migration des pôles

De plus en plus de monde, y compris parmi les scientifiques, parlent des dangers que le soleil fait courir aux hommes, des assertions dont l'énonciation même mine la propre valeur. Le soleil en effet oriente toute croissance. Or, si nous créons une aversion collective au soleil, ces vibrations de crainte vont interférer avec les fréquences électromagnétiques de l'astre et, finalement, perturber les modalités fondamentales de la croissance sur la Terre.

Le soleil peut capter et absorber chacune des vibrations émises ici-bas. Les formidables changements que l'on a notés récemment dans ses entrailles restent un mystère pour la plupart des savants. En décembre 1994, la NASA a lancé *Ulysse*, un engin pour mesurer l'activité magnétique du soleil. Les scientifiques ont découvert à leur grande surprise que les relevés magnétiques faits aux pôles nord et sud du soleil montraient des valeurs identiques, comme si le soleil avait perdu sa polarité. En outre, l'augmentation de l'activité solaire va croissant pour atteindre des niveaux sans précédent. L'énergie solaire, en brûlant et se consumant, envoie dans l'espace - à la terre aussi - de fortes quantités de rayons gammas. Les modifications de la composition des rayons du soleil semblent en résonance directe avec les changements (positifs) encourus par la conscience collective. La NASA prévoit même une interférence majeure de ces phénomènes avec nos réseaux électriques pour 2012/2013, ce qui provoquera un effondrement généralisé des activités utilisant de l'énergie électrique.

Les explosions d'énergie dans le soleil affectent immédiatement les zones polaires de notre planète. Elles ressemblent à de fortes déflagrations nucléaires dont les chocs électriques s'impriment au plus profond de l'espace. Les pôles terrestres sont eux des aimants puissants capables d'accueillir cette énergie. Grâce à la force magnétique, ils en font un arc autour de l'équateur ou la dirigent vers le coeur du globe. Actuellement cependant, les pôles ne sont pas situés dans leur juste position géographique: par conséquent, ils ne peuvent recevoir toute l'énergie leur arrivant. C'est comme si, dans leur alignement actuel, les pôles ne pouvaient jouer un rôle de «paratonnerre» afin d'éviter le court-circuit qui pourrait éteindre la planète. Pour éviter l'anéantissement, les pôles doivent alors se déplacer. En fait, ils ont déjà commencé à le faire.

Le 4 juin 1996, les savants ont noté d'importantes déviations du champ magnétique terrestre. Depuis, les pôles magnétiques ont poursuivi un déplacement couvrant de cinq à treize degrés, soit, en termes de distance physique, un changement allant de 1000 à 2000 kilomètres. Plus récemment, les médias annoncèrent le pôle magnétique nord comme étant situé en Sibérie. Même si la presse quotidienne et les journaux scientifiques disent le phénomène très inusité, la migration des pôles n'est pas si rare sur notre planète. Elle se fait tous les 12'500 à 13'000 ans, soit une fréquence relativement serrée si on la rapporte à l'âge de la Terre. Parfois, les pôles se sont inversés complètement alors que, à d'autres moments, ils se sont retrouvés sur l'équateur. Cela explique pourquoi on trouve des restes de coquillages marins à peu près partout dans le monde, au haut des Rocheuses ou à 3'800 mètres dans les fonds du lac Titicaca. La science trouve ainsi bonne part de son information sur la migration des pôles par le biais d'échantillons sédimentaires obtenus par carottage du sol des océans et analysés comme on le ferait des lignes de croissance des arbres.

Cette fois, le déplacement des pôles risque d'être très important. Quand la migration s'enclenchera - en fait, elle a déjà commencé -, les gens sur terre devront s'ajuster aux nouvelles énergies pour ne pas risquer l'épuisement. Certains sont déjà éreintés: il s'agit des personnes encore incapables de s'harmoniser avec la nature; elles «s'empoisonnent» de leurs propres pensées et voient leur corps ravagé par leur inadéquation aux nouvelles énergies, d'autant plus que ces dernières amplifient encore les effets de toutes leurs expériences, qu'elles soient mentales, physiques ou émotionnelles. C'est dire que la migration des pôles rend nos réflexions et paroles terriblement puissantes. La colère, la jalousie, la haine, l'agressivité et la peur deviennent toutes des coups de pistolet que l'on se tire dans le pied pendant que les liens corps/esprit génèrent eux de multiples formes de symptômes avec leurs maladies. Si nous répondons au soleil et à notre environnement avec crainte ou avec une énergie de dégoût, ce sont de puissantes vagues destructrices que nous invitons à balayer nos corps. En surface, il peut sembler que le soleil est cause des cancers de la peau mais, pour être plus précis, c'est la peur de ses rayons qui induit le chaos génétique amenant le développement de cette maladie.

Une autre manière de formuler cela est de dire que l'amour, l'intégrité et la confiance seront bientôt reconnus comme les seuls moyens de réussite efficace dans la vie, et cela inclut acquérir une santé parfaite, l'abondance et la sagesse spirituelle. Le soleil aide l'humanité à s'ajuster à des formes de vie nouvelle qui ne s'encombrent pas de la pollution ni du mépris des lois de la nature. L'astre n'est certes pas notre ennemi même si beaucoup de gens semblent le croire. La migration des pôles va faire que des forces énormes vont submerger le globe. Les violentes tempêtes qui font rage dans diverses parties du monde risquent de s'amplifier encore. On sait que l'élément feu a des qualités alliant parfois le feu et l'eau. Les énergies du soleil croissant en intensité donnent ainsi force à l'élément eau - qui développe alors des propriétés considérables de purification. Quoique au premier abord cette puissance apparaisse essentiellement destructrice, son effet réel est d'élever la fréquence vibratoire de la planète à des niveaux tels que chacun ici-bas n'aura plus d'autre motivation que l'amour.

Les experts attribuent la fonte des calottes polaires, dans l'Antarctique en particulier, au réchauffement du climat mais ce phénomène, comme bien d'autres liés au climat, n'est qu'un des éléments du processus de restructuration profonde qui emporte la Terre. Bref, notre milieu est tellement intoxiqué que nous ne réussirons à rétablir les équilibres de la planète qu'en combinant nos efforts avec ceux du soleil et de la Terre.

La situation globale de la phase actuelle de transition exige des rayons du soleil une composition très différente de celle qu'ils ont connue jusqu'ici. Les zones où la couche d'ozone est plus faible permettent à ce spectre lumineux, nouveau et différent, de pénétrer de sa radiation l'atmosphère terrestre. Nous en subissons tous l'influence. Quand on expérimente un autre spectre lumineux, nos corps en traduisent l'effet sous forme chimique au plus profond de notre physiologie, cela jusqu'au coeur des atomes. Il en découle des effets important pour nos gènes. En fait, notre ADN va peu à peu muter de sa forme actuelle à deux brins en une structure à douze brins ou plus - avec la nécessité de grands ajustements pour nos corps.

Pénétrer dans le monde nouveau

Les personnes prêtes à faire le saut quantique que demande l'entrée dans l'ère nouvelle de tous les possibles - celle que réglera avant tout la fréquence de l'amour - passent à présent par des transformations considérables: physiques, émotionnelles et spirituelles. Cette période de changement peut inclure le chaos et l'insécurité, exiger la rupture de liens anciens et remettre en question le sens d'une existence vraie. Aujourd'hui, la plupart des gens constatent que leurs structures physiologiques traversent d'inhabituelles périodes d'«ajustement», en particulier s'ils ont travaillé les domaines de la spiritualité. Cela se traduit par des troubles digestifs ou l'apparition soudaine de symptômes maladifs rapidement disparus, tous des signes montrant que le corps est en «transition» - plongé dans des périodes de bouleversement et de restructuration que caractérise l'instabilité.

D'anciennes valeurs de vie deviennent obsolètes alors que de nouvelles n'ont pas encore pleinement trouvé leur place. C'est un peu comme si nous vivions dans un «no-man's land». L'identité de notre ego se sépare de celle de notre âme et nous hésitons encore à décider ce qui est le Soi réel. La nature même, au travers des gigantesques déséquilibres affectant le climat et les saisons, semble se faire le reflet de nos peurs, de notre confusion et de nos incertitudes. L'instabilité météorologique, le réveil de volcans éteints ou des glissements de terrain massifs semblent indiquer que Mère Nature est toujours active et présente. Elle déclenche les tremblements de terre, tsunamis et autres cyclones qui montrent tant notre vulnérabilité que l'inanité de mesures de sécurité fondées seulement sur l'argent, le béton et la désignation des sorties de secours !

Pour rompre notre dépendance à la seule sécurité physique et apprendre plutôt à prendre appui sur les lois naturelles, quelques mutations fondamentale sont nécessaires. La Terre change parce que nous-mêmes nous changeons (collectivement parlant). Si elle est le miroir du chaos et de l'agitation qui actuellement nous secouent, elle reflète aussi les avancées spirituelles considérables que nous avons menées jusqu'ici - un développement dont nous ne sommes pas tous conscients. Assurément, la Terre ne veut pas nous apeurer. Comme pour le soleil, les dauphins ou les vaches, son dessein est de perpétuer la vie - de toutes les façons possibles. Elle désire sa complète guérison, cette dernière permettant aux hommes de passer à des plans de conscience plus élevés. Son destin de planète est de se transformer en un important centre de communications pour toutes les formes de vie peuplant l'univers. Pour mener à bien cette tâche immense, la Terre doit encore balayer les obstacles variés qui empêchent la pousse de saines récoltes d'amour, de progrès et de bonheur.

Notre planète traverse donc un moment d'extraordinaire transition pour puiser à une source d'énergie restée jusqu'ici inaccessible. En l'atteignant la terre verra toutes les pollutions contaminant son atmosphère, ses eaux et ses sols disparaître en peu de temps. L'«élévation» de la conscience humaine à de plus hautes dimensions (la quatrième et la cinquième) dévoilera ce qu'est notre vraie nature spirituelle et notre profonde ingéniosité. Alors nous nous suffirons à nous-même, tant pour l'énergie que pour d'autres ressources. Nous découvrirons que tout ce que peut évoquer la pensée se matérialisera immédiatement - dès que la réflexion en aura été faite.

Des gens comme Sai Baba qui, à certains moments de leur existence, ont pu créer à partir de l'éther tous les objet qu'ils pouvaient désirer, témoignent du fait que l'accès à ces autres dimensions de l'existence est une modalité pratique du réel. Quand, par la puissance de la pensée, il faisait naître un gros diamant, une montre ou des cendres, il questionnait les fondations de nos vues et de notre vécu matérialistes. De telles démonstrations nous enseignent que tous nous sommes uns avec l'esprit, c'est-à-dire avec l'essence de toute chose; elle nous apprennent que nous sommes capables de toute création par l'esprit dès que nous soulevons le voile de l'ignorance et évacuons l'illusion de notre séparation d'avec la nature. Les humains se reconnaîtront alors comme les vrais gardiens de la Terre plutôt que ses maîtres.

Quand s'enclenchera le principal processus de changement, la mutation sera très rapide - un peu comme l'on passe d'une chaîne de télévision à une autre: en mettant son poste sur une longueur d'onde différente, on obtient une image autre. Le monde est lui aussi différent selon ses différents états de conscience. Notre état de conscience présent ne nous autorise à voir le monde qu'en deux et trois dimensions. Cela n'implique pas qu'il s'agisse là de la *seule* réalité. Le monde existe simultanément sur divers plans et selon d'autres modalités temporelles - soit un nombre infini de possibles. Dès que nous saurons percevoir une longueur d'onde autre que celle commune à la plupart d'entre nous (7,21 cm), nous vivrons d'autres aspects du réel relevant du même univers.

La raison pour laquelle tout est si pénible dans le monde tri-dimensionnel qui est le nôtre est la lenteur que prend la réalisation de nos idées et désirs. Quand leur concrétisation se fait attendre ou exige des efforts, nous sommes frustrés et inquiets - ou même hostiles envers tous ceux qui auraient pu nuire à la réalisation de nos objectifs. L'exploitation et la destruction des ressources naturelles comme la pollution que cela entraîne pour notre environnement - pour ne parler des divers conflits qui s'ensuivent - s'enracinent dans notre incapacité à donner immédiatement corps à nos désirs. Cette caractéristique de la pensée de vouloir s'accomplir dans l'instant relève en fait des plus hautes dimensions auxquelles on va bientôt avoir accès. La principale des technologies sera alors la «technique de l'esprit»; dès lors, ne faisant plus sens, la lutte pour l'acquisition de biens matériels ou pour le contrôle de la vie disparaîtra. Quand cela adviendra reste finalement de notre unique ressort: c'est pourquoi rien ne peut être prévu!

Il est temps de choisir

C'est *maintenant* le moment de choisir la promotion de la vie sur Terre plutôt que sa destruction. La Terre offrira amour, respect et protection à tous ceux qui s'engagent à s'aimer et prendre soin de leur corps d'humanité, leur plus précieuse possession. Ils seront «initiés» au monde de la sagesse spirituelle. Certains y verront le «retour du Christ», d'autres «l'aube de l'Âge de la Lumière», «la descente du Paradis sur Terre», le début de «l'ère du Verseau», ou «la Fin du monde» - en tout cas celle de l'ignorance. Peu importe le nom donné à cette nouvelle époque: la chose importante est que la Terre deviendra le véritable foyer de tous ceux se montrant prêts à vivre et exprimer l'amour.

Ce sera alors pour l'humanité le temps le plus essentiel qu'elle ait jamais vécu: les choix faits aujourd'hui affecteront son avenir plus profondément que tout ce qu'elle a expérimenté jusqu'ici. Nous sommes en plein apprentissage: il s'agit de découvrir comment user au mieux de son corps, de son coeur, de ses amis, des animaux, des plantes, de toutes les formes de la vie et de la planète. Ce faisant, on renforcera la fréquence d'amour tant en soi qu'autour de soi - en fait le travail le plus important que chacun puisse accomplir en ce moment du temps. Il y a déjà des millions de personnes qui ont reconnu le besoin et le pouvoir de servir. Sur l'Internet même, et d'autres réseaux de communication de masse, on peut trouver des gens qui, sans retour pécuniaire, proposent à de nombreux souscripteurs des informations extrêmement valables et utiles, y compris dans le domaine spirituel. Leur seul objectif: élever la vibration d'amour chez ceux qui la reçoivent. Ces *travailleurs de l'amour* ou *de la lumière* trouveront leur récompense, ample et évidente, après la *Grande Transition*.

Bien des gens ont le sentiment que travailler sur soi est chose difficile car cela exige beaucoup de patience et de discipline. La vérité est autre cependant. En effet, tout ce que nous entreprenons ici-bas relève d'un travail personnel - même si la plupart d'entre nous n'en avons pas conscience. Les pensées, les émotions, les attitudes, les désirs se déroulent tous sur des plans différents mais simultanés. Dans le corps, par exemple, ils prennent la forme de neurotransmetteurs induisant de profondes réponses physiologiques. Dans l'éther, ils deviennent de puissants champs d'énergie capables d'influencer le corps, les autres et l'environnement. Par conséquent quand nous évacuons l'inutile de nos armoires ou de nos logis ou quand nous rangeons le jardin et la cave, c'est bien à tous les niveaux d'existence que nous faisons de l'ordre. Si un coin d'habitation reste toujours en désordre, sale et plein des objets délaissés dont on n'arrive pas à se séparer, c'est qu'une partie de notre corps ou de notre esprit a besoin que l'on s'occupe d'elle. L'état de notre milieu reflète l'état de notre corps et de notre esprit. Si l'environnement du moment ne nous convient plus, c'est que l'on a progressé en termes physiques, émotionnels et spirituels: il est alors besoin de créer un nouvel environnement pour refléter ce «nouveau» soi.

L'agitation domine chez beaucoup de personnes aujourd'hui - cela se traduit par le désir de changer de maison, d'emploi, de partenaire. Si vous vous sentez de la même eau, il vaut peut-être mieux vous laisser porter par le courant sans vous accrocher à de vieilles certitudes ou à ces anciens principes qui disent comment vous *devriez* vivre votre vie. Que l'accroissement de votre bonheur soit la clé de votre existence ! Le bonheur vient sans peine quand on se focalise sur le service, celui des autres, de son corps ou de la nature - de toutes les manières possibles. Par exemple, si vous voyez traîner des détritus par terre, vous avez le choix soit de les ignorer en vous disant que d'autres sont responsables de les ramasser, soit de vous baisser pour les prendre et les amener à la corbeille la plus proche. Si vous décidez de ramasser les déchets négligemment laissés par d'autres, vous apprenez à renforcer votre sens de l'humilité, à dépouiller votre ego de ses fausses fiertés et, au plan éthérique, à créer aussi un ample champ d'énergie qui aidera d'autres gens à faire de même (ce qui rappelle l'effet du centième singe évoqué plus haut).

En prenant soin de son corps - c'est-à-dire à le garder propre et le nourrir correctement - mais aussi en écoutant, pour en tirer parti, ses messages les plus subtils, c'est bien d'un instrument divin dont on bénéficie: il en résultera le désir d'aider les autres à faire de même. C'est ce qu'on entend par un véritable service. La Terre paraîtra alors sous un jour nouveau car ceux qui font le choix de la fréquence d'amour - en nettoyant une plage ou en soignant un proche - recevront en retour le meilleur de ce que la nature peut offrir. Le paradis est simple perception d'une réalité que l'on peut créer en se mettant au diapason de la fréquence de félicité qu'appelle la vie, celle de l'amour. Les temps présents et l'expérience qu'ils offrent d'une transformation globale permettent de développer la vibration d'amour plus facilement et plus rapidement que cela n'a jamais été possible.

Acquérir la sagesse de la Nature

Le corps est la clé de l'âme. En tirant le meilleur parti de son corps, sagement et avec gratitude, on en fait le plus grand des enseignants et le meilleur des amis. Il faut lui donner air et nourriture, mais aussi les rayons du soleil qui le soignent, les couchers de soleil qui l'apaisent, les habits en fibres naturelles qui épousent ses formes, les odeurs qui le transcendent, sans parler des massages aux huiles, du nettoyage de ses organes ou des bons environnements développant son potentiel. Que la peur ne soit jamais la motivation de l'action! Nous sommes tous dignes de recevoir le meilleur de la vie.

Passons du temps dans la nature, touchons les arbres et les plantes, sentons la présence de la Terre sous nos pieds, remplissons nos poumons du souffle de la nature. En fait, la Terre mère prospère au contact amoureux de nos pas et trouve valeur à notre présence ici-bas. Elle a besoin de nous en tant que canaux de l'énergie divine et souffre du blocage d'un seul de ces conduits. Pour elle, tous sont importants. Les gens repliés sur eux-mêmes, coupés de sa présence, plutôt que de continuer à nuire à l'environnement, ont aujourd'hui l'occasion de s'ouvrir à la Terre - tant sur les plans physique, émotionnel que spirituel. L'expérience de la souffrance et de la maladie leur ouvre une porte aux retrouvailles avec les lois de la nature. Ainsi, une tumeur cancéreuse tend à aider à neutraliser les vibrations négatives (*karma*) qu'une personne a pu accumuler au cours de cette existence ou des précédentes. En même temps, cette méthode draconienne de brûler du *karma* ancien contribue à élever de manière significative la fréquence vibratoire de la planète même.

Une chose est sûre: la nature n'est jamais à la recherche de châtiments, toujours à celle des modes de guérison les plus adéquats. Chacun est aimé et désiré, qu'il joue actuellement le rôle d'un saint, d'un mendiant ou d'un criminel. Toute personne travaillant son *karma,* selon ses modalités propres, mérite respect et admiration. Et le jugement n'a là rien à voir car il ne sait pas reconnaître une réalité supérieure qui va souvent à l'encontre de l'évidence du moment.[13] Ceux qui s'engagent dans les métiers les plus 'humbles' - tels que récurer les toilettes ou récolter des déchets - sont souvent des âmes qui aident l'humanité bien plus qu'on ne peut l'imaginer.

Pareillement, les jeunes qui vivent dans la rue, se droguent ou se montrent hostiles sinon dangereux, sont souvent des êtres avancés au merveilleux potentiel. Comme ils ne savent comment répondre chez eux à une nature émotionnelle et sensible face à un monde âpre, matérialiste et cruellement compétitif, ils cherchent à noyer leur souffrance dans des ressentis physiques nourris de drogue, de sexe et de violence. En fait, ils amplifient et dramatisent les puissant concepts, valeurs et croyances qui dominent encore nos sociétés modernes même s'il sont déjà obsolètes. Il

---

[13] Cf. Andreas Moritz: «*Lifting the Veil of Duality - your Guide to Living without Judgment*»

est dès lors important que les générations plus âgées leur offre du respect, de l'amour et de la considération pour faire le «sale boulot», celui de fissurer et déséquilibrer les schémas bloqués et rigides qui font le conditionnement de nos sociétés. Tout jugement, dans ces conditions, est inapproprié car tout ce qui a été agi de façon négative autrefois vit aujourd'hui le temps et la possibilité de s'en détacher pour recommencer à neuf.

Converser avec la Nature

Peut-on s'imaginer dialoguer avec les plantes ? Certes car elles répondent à nos pensées, à nos sentiments, à notre toucher en sécrétant des phéromones spéciaux (des agrégats de type hormonal) qui diffusent des ondes avertissant de notre présence leur environnement immédiat. Suivant la qualité de nos pensées et sentiments, ces composés chimiques peuvent induire des réactions amicales ou hostiles auprès d'autres plantes, arbres, insectes ou animaux. Dès qu'avec respect nous caressons une fleur ou lui parlons gentiment, c'est bien tout l'environnement qui se trouve informé de la présence ici et maintenant d'un ami de la Terre.

L'aura d'un être humain en bonne santé rayonne jusqu'à quelque cinquante mètres de lui. Notre aura change de couleur, de forme et d'ampleur en lien non seulement avec nos idées et nos émotions mais aussi avec les aliments que nous ingérons, l'air que nous respirons et les vêtements que nous portons sans parler de nombreux autres facteurs d'influence. Quand nous traversons un champ ou une forêt, les plantes, les fleurs et les arbres sont littéralement touchés par notre aura. Si nos vécus de peur et de colère en changent la couleur et la forme, les plantes et les animaux proches qu'affecte son rayonnement peuvent alors réagir par la crainte et la défensive. Un ressenti de bonheur et de satisfaction, par contre, ne peut induire dans notre environnement qu'un profond sens de paix. Déambuler en forêt, nager en mer, se nourrir d'aliments frais, contacter la nature, tout cela aide à nettoyer les distorsions subies par notre aura et à rendre son équilibre tant à notre corps qu'à notre esprit. Il est à rappeler que les douches froides sont particulièrement propices au nettoyage des émotions négatives et des pensées désagréables qui polluent notre aura.

Les végétaux sont des êtres évolués auxquels a été confié un important dessein pour cette Terre. Leur mode de communication est le silence et l'homme a besoin d'un esprit apaisé et tranquille pour en entendre le «vocabulaire» muet. Quand nous prenons conscience d'être simplement leurs égaux, nous pouvons recevoir et canaliser leur sagesse. A vrai dire, les plantes peuvent nous communiquer ce qu'elles savent pour nous aider sur le chemin de notre conscience la plus haute. Elles répondent alors à notre appréciation en redonnant énergie et direction à nos liens avec la Terre. Cela peut susciter un effet profond de guérison en notre corps, notre âme et notre esprit.

On peut planter les fleurs et les végétaux comestibles de sorte qu'ils produisent des effets suffisamment puissants pour soigner des maladies. Ils aiment «entendre» de la musique et sont sensibles à nos pensées et à nos émotions. Si une semence de légume est placée sous la langue durant neuf minutes, elle va «lire» les fréquences des maux et des manques qui nous affectent. Il faut ensuite la planter (sans l'arroser pourtant pendant ses trois premiers jours en terre) pour qu'elle croisse et devienne un médicament personnalisé capable de réduire les manques et maladies détectés à l'origine. Pour renforcer l'effet thérapeutique de la plante, il est recommandé, de temps en temps, de marcher pieds nus autour d'elle car les végétaux engrangent les informations qui leur parviennent par le sol - ici foulé par la personne souffrant de déséquilibres spécifiques.

Les légumes et les fruits s'offrent généreusement à la consommation humaine comme à celle des animaux - particulièrement si on les respecte pour ce qu'ils sont. Leur but est de se répandre et, en les mangeant, nous contribuons à en disperser la semence en divers lieux - leurs graines ne pouvant être digérées. En tout cas, c'était là le plan originel de la Nature. Et, même aujourd'hui, il y a encore des formes d'agriculture utilisant le fumier animal pour fertiliser de nouvelles récoltes. Le vent et la pluie, eux aussi, emportent les graines pour les déposer ailleurs, aidant ainsi la diffusion de plantes, de fleurs et d'arbres nouveaux dans des régions ne les connaissant pas nécessairement.

Les fruits et légumes deviennent résistants à nos enzymes digestifs lorsqu'ils ne sont cultivés que pour des raisons de profit commercial. Cela est aussi vrai pour les plantes cultivées dans des serres restreignant leur contact avec le milieu naturel. Quand en outre on les arrose d'engrais et de pesticides, leur aura se rétracte et leur vitalité diminue. Quand un champ est pulvérisé de pesticides, les végétaux - horrifiés - cherchent à fuir les lieux. Cela laisse les plantes à la merci de la chimie car, les équilibres une fois rompus, ils ont besoin d'artifices chimiques pour ne pas être mangés par des insectes ou des escargots ni se faire détruire par des maladies.

Par contre, entrer en dialogue avec la nature peut s'avérer bien plus efficace pour maintenir en vie la végétation et les animaux. Comme indiqué dans le chapitre 2 ci-dessus traitant d'expériences menées avec des plantes, l'attitude que nous adoptons envers elles peut considérablement changer les modalités de leur croissance. La vibration d'amour peut tout changer en or ! Cela s'applique aussi aux animaux. Même lorsqu'il faut abattre un animal pour le manger, faute d'autre nourriture, il nous offrira volontiers sa vie si on le remercie de nous sauver l'existence - nous aidant à retrouver notre force la plus juste possible. C'était là routine habituelle, par exemple chez les Peaux Rouges, lorsque d'autres sources de nourriture venaient à manquer.

L'imagination construit la réalité personnelle

Dès que l'on dirige une attention d'amour vers un objet ou vers quelqu'un, on s'en retrouve rechargé et revitalisé. En regardant derrière la façade des apparences physiques, on se rend compte de la grande intelligence qui travaille en chaque chose et chaque personne. Imaginons ainsi que le Grand Esprit assure à chaque fleur fraîcheur et beauté et acceptons en confiance que tout ce qu'invente l'imaginaire est bien réel. *Le manque d'imagination est à l'origine de toutes les limitations qu'on impose à la vie*. Si, en effet, on ne peut imaginer le Grand Esprit dans la fleur, c'est que, pour soi, il n'existe pas.

L'imagination est le plus splendide des outils à notre disposition pour créer et réussir toute chose en cette vie. Un ingénieur automobile ne peut monter une autre voiture s'il est incapable de l'imaginer. Un informaticien ne pourra inventer un logiciel plus rapide et plus performant que s'il peut lui donner forme - en sa tête. Un parolier donne naissance à des chansons nouvelles parce que, par l'imagination, il explore les chemins sans fin de l'univers musical.

Tout ce que l'on crée naît de l'imagination. Et on est libre d'imaginer ce que l'on veut. Pour réussir ce que l'on imagine, il suffit de faire confiance à l'imagination pour permettre la réalisation de ses intentions. Soyons reconnaissants de tout ce que crée l'imagination car la gratitude est le paiement énergétique fait pour ce que l'on reçoit. Comme tout est premièrement créé au plan des énergies avant de pouvoir se manifester dans la densité de la matière, l'accomplissement de nos désirs dépend finalement de la confiance que l'on se fait à soi-même.

Si l'on doute de ses capacités à communiquer avec les plantes ou les animaux, ces incertitudes nous coupent des liens que nous pouvons entretenir avec la nature. Le doute ne fait que renforcer la croyance qu'a l'homme de n'être fait que pour dialoguer avec ses seuls semblables. Ce n'est là pourtant qu'une limitation que nous avons intégrée durant nos jeunes années pour l'accepter comme unique vérité.

Le doute trouve sa source dans la peur et la peur restreint nos capacités à imaginer. Nous souvenons-nous cependant des temps de l'enfance quand imaginer paraissait chose toute simple? Certains se rappelleront même avoir vu des anges, des fées ou des visages les saluant nichés dans les arbres ou les fleurs; d'autres se souviendront avoir entendu des voix murmurer dans le vent ou avoir vu le sourire des nuages alors que chantaient à leurs oreilles des gouttelettes de pluie. Cela n'aurait donc aucune réalité ? Un esprit rationnel dirait: «Si la preuve ne peut en être faite, une chose ne saurait exister car seul ce qui relève de la science peut prétendre à la réalité. Si les enfants se laissent emporter par leur imagination, c'est qu'ils ne savent pas encore ce qu'est le monde réel. Qui peut sérieusement croire que les anges chevauchent les arcs-en-ciel ou que les lutins dansent autour des champignons ?» La réponse est que ceux qui peuvent imaginer ces êtres éthériques-là - ou d'autres - sont aussi les personnes pouvant non seulement ressentir ou voir leur présence mais aussi en tirer un enseignement.

Il y a toutes sortes de présences angéliques à chacun des niveaux de la création. Sans leurs vibrations et énergies spécifiques, une fleur, une carotte ou un corps humain s'effondrerait en un tas de matière amorphe. La différence entre un cachet de vitamines C et une orange est que, dans la pilule, les anges n'habitent point mais qu'en nombre ils donnent force à l'orange. Le cachet peut contenir les ingrédients typiques de la vitamine C mais il n'a aucune vitalité ou si peu. La force de vie de toute chose ne dépend que de la présence d'entités angéliques, heureuses et libres. Ce sont des anges et des esprits de la nature joyeux qui font corps avec une orange non traitée alors que ce même fruit, aspergé de produits chimiques, va emprisonner les êtres éthériques, les enchaîner ou les condamner à vivre dans des cages (éthériques). Déprimés, ces êtres-là ne sauraient rayonner une grande lumière - ce qui explique l'aura restreinte que dégage l'orange traitée.

C'est dire que le «mot de passe» ouvrant le monde *réel* est donné par notre imaginaire. Si bien que, lorsque nous changeons en nous-même, c'est aussi le monde extérieur qui se transforme. Il y a exactement autant de mondes dans l'univers que de gens pour les penser. Chacun de nous vit dans son propre état de conscience et, en conséquence, imagine un monde autre que celui créé par le voisin. Certes, la plupart d'entre nous ayant subi le même endoctrinement scolaire, nous sommes tous plus ou moins d'accord sur ce que le monde est censé être ou paraître. Ces conventions ne cachent pas le fait que nous vivons tous notre propre réalité personnelle.

Si l'on imagine le monde comme le lieu du chaos, soit un espace effrayant privé de tout espoir de survie, on s'insérera exactement dans un tel univers. Il vaut alors mieux - et en suscitant une réalité tout aussi vraie - imaginer que le monde nous pose le défi d'un potentiel énorme qui, cultivé, s'épanouira en paradis. C'est *notre approche* de la vie qui fait toute la différence.

Il est alors temps pour nous de maintenant nous réveiller et de revendiquer nos droits d'origine, la pleine réalisation des desseins qu'implique notre venue sur cette Terre. Chacun de nous a un objectif de vie - unique et différent; pour lui donner forme, il nous faut bonne santé, pleines ressources et sagesse spirituelle. A nous d'utiliser notre imaginaire pour créer le paradis ici-bas. Pour mieux y arriver, il vaut la peine d'intégrer les leçons des «*Douze Portes du Paradis sur Terre*», telles que décrites dans le chapitre suivant. Relisez-les régulièrement, sans hâte ni volonté d'aboutir. Une fois mis dans notre conscience, ces principes de base pour une vie réussie et épanouie créeront pour nous, et directement, la nouvelle réalité du monde en gestation - soit le paradis sur terre.

CHAPITRE 9

Les douze portes du paradis sur terre

En ouvrant et en traversant les douze portes de la cité céleste en cette terre, telles que décrites ci-dessous, tout individu, groupe social, gouvernement ou nation peut accéder à une existence sans problèmes faite d'abondance et de liberté sans limites.

1. La Porte de l'Unité

L'Unité correspond à un état de conscience qui ignore la peur. Elle représente le point de référence le plus naturel et le plus puissant pour situer l'existence des choses et des gens dans leurs liens mutuels les plus étroits. Tous en effet nous partageons la même conscience, l'intelligence qui contrôle les diverses formes de vie à travers l'univers dans son ensemble. Le monde naturel (avec ses multiples et différentes espèces, ses diverses particules, ses types d'énergie variés) se comporte comme un ensemble cohérent où l'amour et l'intention relient et unissent toute chose. Vous et moi trouvons notre source dans la même conscience spirituelle. Nous sommes comme les fleurs d'un même buisson ou les vagues individuelles qui rident un même océan. La seule chose qui nous sépare les uns des autres est la peur que nous portons de ne pas savoir que nous sommes «un», tous d'origine semblable.

Le besoin de compétition n'existe en effet que dans notre mental apeuré. Un esprit confiant sait qu'il y a un temps et un lieu pour chacun de nous et, donc, qu'on ne peut être qu'au bon endroit et au bon moment - toujours. Savoir vivre «l'être un» avec tout, que ce soit une chose ou une personne, rend inutile la compétition ou les réactions de défense - tant en termes matériels et physiques que verbaux ou émotionnels. Le besoin de protection ne fait qu'exprimer nos vibrations de crainte projetées à l'extérieur, vibrations que d'autres peuvent interpréter comme hostiles. Susciter la peur provoque dans la vie habituelle des oppositions conflictuelles. Pourtant, si l'unité reliant tous et chacun reste consciente, la peur reste impuissante à nous diviser.

Quand on se met à valoriser aussi bien soi-même que toutes les formes de vie à notre entour, on intègre spontanément les lois de la nature pour bénéficier de leur soutien. Tous nos besoins sont alors automatiquement pris en compte. Nous tendons souvent à dire «mauvais» certains des phénomènes affectant nos existences; pourtant, ces mauvaises choses s'avèrent presque toujours un bien car un problème n'est jamais qu'une occasion de croissance déguisée. Il n'y a pas à définir ce qui est bon ou mauvais pour nous: en effet, la vie nous offre toujours le meilleur pour conduire notre développement personnel même si, sur le moment, cela peut sembler plutôt dommageable.

Aujourd'hui cependant, il est temps de ne puiser à la vie que ce qui nous plaît ou nous rend heureux et contents. Une rivière ne saurait remonter à sa source. Le courant de la loi naturelle ne peut nous porter que si nous considérons comme nos égaux la nature et les autres. Tout appartient à chacun de nous car nous sommes tous l'expression de la conscience universelle. L'unité est l'état d'existence naturel qui permet à la rivière de la vie de nous traverser. C'est ainsi qu'elle peut nous donner la force, la nourriture et la sagesse nécessaires au développement de notre âme, ici et maintenant.

En gardant en conscience que toute chose relève fondamentalement du «Un», on peut se libérer des peines nées de limitations restrictives. Ainsi, avant même de venir au monde de la matière, on a pu vouloir s'incarner en noir, jaune ou blanc - pour en tirer une leçon de transformation. Par ailleurs, le choix d'une profession signale les enseignements que notre âme doit aussi intégrer au cours de l'existence actuelle. Que l'on soit artiste, homme de science, écrivain ou mendiant, nous sommes tous parties intégrantes du même «arbre de vie». Et la conscience qui rassemble tout, objets ou personnes, ne fait pas de différence entre les couleurs, les professions ou les croyances de chacun de nous. Appartenir à telle religion, tel parti ou telle nation n'a aucune importance par rapport à *être soi-même*. Les limites, règles et règlements n'ont rien à voir avec notre âme essentielle ni avec son Soi supérieur. Le fait d'*être* suffit à nous lier à toute chose: il s'agit simplement de se souvenir comment retrouver la conscience perdue de notre unité. Dès lors, quand on regarde autour de soi les choses et les gens, il est judicieux d'imaginer l'unité latente qui nous imprègne tous. Alors disparaîtra l'illusion de séparation qui rend nos existences si pénibles.

Nombre des atomes constituant un bijou peuvent en un instant pénétrer le corps qui le porte - en ce moment. Ils pourront ainsi se substituer aux atomes qui font présentement nos yeux, notre peau, notre coeur ou l'air que nous respirons. Cet air, d'ailleurs, qui se trouve entre nous et le livre que nous feuilletons, nous relie et nous unit aussi à ce document. Le courant de la vie s'écoule à travers toute chose, «vivante» ou inerte, et tient tout ensemble. En reconnaissant ces connexions universelles, nous pouvons tirer avantage de ce lien devenu conscient avec tout ce qui existe pour orienter selon nos désirs le flot de la vie qui nous traverse.

La peur de faire faux ou de blesser un proche disparaît lorsque nous nous ouvrons au courant de la vie qui nourrit tout et chacun. Dès que nous prenons conscience de notre unité sous-jacente, la peur recule. Or, se débarrasser de ses peurs, c'est se libérer. Ce sentiment de liberté aide le coeur à s'ouvrir et un coeur ouvert diffuse l'amour et réconcilie les différences. L'amour guérit les vieilles blessures, dissout les haines et la discorde, impulse le bonheur en chacun - y compris chez celui qui donne son amour. Et rien de ce qui coupe encore du bonheur ne vaut la peine d'être vécu. Par conséquent, que l'unité devienne la priorité de nos existences: voyons-la en chaque pierre, chaque insecte, chaque nuage, chaque ondée, dans le soleil comme en nous. Il ne s'agit jamais que de raviver le souvenir de notre lien intime à la rivière de la vie.

Ouvrir la première porte
«J'ouvre la Porte de l'Unité en portant une attention accrue à l'unité sous-jacente qui me relie à tout - les gens, les objets et la nature même. Je reconnais qu'il y a un dessein supérieur dans tout ce qui m'affecte et que c'est bien le courant de la vie qui s'écoule à travers moi comme à travers l'ensemble de la création. Cette connexion profonde rend d'égale importance, utiles et valables, toutes les formes de la vie. Puisque cette unité rend cohérentes aussi toutes les diversités, je n'ai plus de raison d'avoir peur, de me laisser intimider ni de me défendre. Je peux me concentrer sur l'essentiel, accroître le bonheur de la vie. J'en deviens un canal d'amour inconditionnel et contribue ainsi à la meilleure harmonie du monde. Je demande alors que l'unité devienne l'expérience première de mon existence».

2. La porte de résolution de tous les problèmes

Lorsque nous sommes confrontés dans la vie à un problème apparemment insurmontable, nous perdons généralement la vision d'ensemble. Or, les problèmes ne sont pas là pour nous faire souffrir. Ils sont des enseignements cachés cherchant à nous indiquer où nous avons fauté et ce que nous pouvons faire pour corriger nos erreurs.

Les problèmes rencontrés dans la vie signalent des résistances au flux de l'énergie vitale. Notre première réponse à une difficulté donnée est généralement de l'ignorer, de la refouler ou de la combattre. Puis, si le problème persiste, on tend à en blâmer aussi bien les autres que les circonstances - quand ce n'est pas soi-même pour l'avoir provoqué. Quand un bébé pleure sans cesse, on peut se trouver à lui crier de cesser d'être une «peste» ou bien à le gaver de nourriture pour qu'il «la ferme».

Si l'on ressent une douleur à la tête ou ailleurs dans le corps, on tendra à régler le problème en prenant un cachet. Si la douleur revient, on ira chez le médecin pour «arranger» la situation - un peu comme l'on passe au garage faire réparer sa voiture. On peut aussi faire un emprunt pour guérir une plaie d'argent. Si un partenaire ne semble plus se comporter comme à l'habitude, on peut envisager de le quitter ou d'en divorcer. Un avortement règle une grossesse non désirée, des armes de destruction massive un conflit entre pays ennemis.

Il semble à première vue logique de croire que les problèmes rencontrés par un individu ou une collectivité trouvent leur cause en des circonstances extérieures que l'on ne peut pas contrôler ou influencer. C'est pourtant en nous, individuellement ou collectivement, que toutes les difficultés nous affectant au quotidien ont leur raison d'être. Le «fil rouge» qui lie les symptômes d'un problème à sa cause reste cependant invisible à la plupart d'entre nous. C'est pourquoi le sentiment domine que toute difficulté est d'origine extérieure. Même si la peau et le sang sont des aspects très différents de notre corps, la peau (au dehors) se craquèle, vieillit et meurt quand le sang (au dedans) devient toxique: l'extérieur de notre corps est le miroir de ce qui se passe en son intérieur. Si un problème nous touche, on peut être sûr d'y avoir contribué d'une manière ou d'une autre.

En fait, tous nous attirons à nous les problèmes qui sont les nôtres. En prendre conscience est chose importante en ces périodes de transformation globale. Lorsque nous avons un quelconque souci ou lorsque nous projetons nos peurs sur des événements à venir, nous manifestons sous forme de difficultés personnelles des aspects de nous-mêmes restés en friche ou laissés sans guérison.

Quand un problème - qui est toujours une occasion de changement déguisée - n'est pas reconnu comme une opportunité à suivre, il va nous accompagner où que nous allions et colorer toute relation nouvelle mise en place comme tout changement d'activité professionnelle. Fuir ses difficultés, ou les ignorer, ne conduit qu'à les relancer. A vrai dire, cette persistance représente aussi leur avantage premier car, dès que prises en compte - leur message étant intégré -, ces difficultés disparaissent d'elles-mêmes et permettent le dégagement de nouvelles perspectives.

Toutes les expériences de vie dites «négatives» portent en elles un objectif caché qu'il nous appartient de découvrir. Plus le problème est important, plus significative est sa raison d'être, plus son message est profond. Les problèmes n'existent qu'en fonction de nous: ils nous «harcèlent» pour nous rappeler que la vie poursuit des buts plus larges que ceux que nous percevons dans l'instant. Ils peuvent ainsi nous secouer jusqu'au tréfonds de notre être pour rendre conscients des changements nécessaires. Notre monde étant fait d'oppositions bipolaires, une difficulté est toujours grosse de sa solution. Si nous voulons voir la lumière, il nous faut accepter l'obscurité car ce sont les ombres qui, en ce qui nous concerne, définissent la lumière.

Des siècles durant, l'homme a appris que, les problèmes étant maléfiques, il faut les éviter. C'est pourquoi, il les considère d'habitude comme inutiles ou dangereux. C'est là un préjugé malheureux car les difficultés dessinent la feuille de route fixant notre destination. Le *premier pas* à faire pour résoudre un problème est d'abandonner cette notion fausse que quelqu'un ou quelque chose cherche à nous nuire de l'extérieur. Le *deuxième* est de reconnaître que tout problème relève de notre sens de l'incertitude. En cas de maladie, cette hésitation peut déboucher tant sur une crise majeure que sur une situation sans danger. C'est à nous d'en décider car le *troisième pas* consiste à simplement *être*, c'est-à-dire de vivre dans *l'attention*. En effet, dès qu'on prend conscience de l'incertitude qui accompagne une difficulté, dès que l'on *est* avec elle, alors les peurs qu'elle suscite commencent à se dissoudre et, avec elles, la nécessité même du problème.

Les difficultés nous enseignent toujours la patience et la présence à l'instant. Les problèmes peuvent aussi jouer le rôle de freins lorsque nous voulons aller trop vite ou que nous nous épuisons. En ralentissant le pas, en acceptant de faire face à la difficulté plutôt qu'à l'éviter ou dire qu'elle n'existe pas, on développe un ressenti de «rien ne se passe». Or ces moments de suspension du mouvement et de l'incertitude quant aux réalités vécues permettent de transcender les peurs, les limites et les faiblesses. En fait, ils sont eux-mêmes une partie essentielle du processus de résolution des problèmes: il y a toujours de la lumière au bout du tunnel. En traversant la peur engendrée par la difficulté, c'est-à-dire en l'assumant du début à la fin, on en ressort enrichi, avec une meilleure confiance en soi et une ouverture vers des perspectives de vie nouvelle plus vastes que jamais.

Par exemple, si votre partenaire contrôle votre existence, étouffe votre liberté de choix ou critique chacun de vos mouvements, vous devez réaliser - cela fût-il pénible - que ce comportement de rudesse est le reflet exact de l'attitude que vous adoptez envers vous-même. Pour réprimer vos propres sentiments, pour rester dans le schéma de votre propre dévalorisation, pour ne pas exercer de maîtrise sur vous-même, vous avez donc choisi inconsciemment pour partenaire l'être qui révèle ces aspects de votre personnalité subconsciente. En acceptant de tirer parti de cette période difficile de votre existence et en réalisant que ces problèmes relationnels ne sont que les vôtres, le besoin qui vous presse de changer de partenaire va automatiquement se dissoudre. Vous aurez une meilleure image de vous qui déclenchera des comportements de soutien non seulement de la part de votre partenaire mais aussi de celle de tous les membres de votre entourage. Si votre partenaire ne réussit pas à retravailler de semblable manière ses propres difficultés, le risque de séparation subsistera. L'essentiel cependant c'est que vous-même aurez fait un saut qualitatif d'importance dans votre propre développement en tant que personne.

Albert Einstein considérait les problèmes comme des incitations à changer le mode de ses réflexions. Il affirmait: «On ne peut résoudre un problème en s'appuyant sur les modalités de pensée qui l'ont fait naître». En changeant la forme de nos pensées - une possibilité de chaque instant -, on peut donc priver un problèmes de ses causes. Cela ouvre le champ des possibles par rapport au progrès de nos vies. Pousser la *Porte de résolution de tous les problèmes* n'implique cependant pas de se débarrasser à jamais de toute difficulté; c'est plutôt en nous changeant nous-mêmes que l'on transforme nos réponses aux problèmes. Alors on trouvera un nouvel espace et une nouvelle énergie pour gérer efficacement ses problèmes; mieux: pour en apprendre le meilleur.

Ouvrir la deuxième porte

«J'ouvre la Porte de résolution de tous les problèmes de la vie en réalisant que chacun d'entre eux représente une occasion personnelle unique de changer des croyances limitatives ou des schémas émotionnels restrictifs. Je reconnais qu'en faisant l'expérience complète d'un problème, du début jusqu'à sa fin, je deviens un être plus fort, plus

capable et plus autonome. Ma gratitude va à toutes les occasions de progrès que la vie m'a ainsi offertes, même sous la forme de problèmes.

Comme les difficultés m'aident à gérer mes peurs, je me rends compte qu'il n'y a aucun avantage à les régler à la hâte. Quand je rencontre un problème personnel, c'est en le vivant pleinement que je prends conscience des peurs et croyances limitatives qu'il suscite en moi. C'est ainsi que je peux relâcher complètement l'emprise de mes craintes. Si j'ai peur du noir et que je garde la lumière allumée même en dormant, je commencerai par éteindre quelques secondes - volontairement - pour prendre meilleure conscience de mes peurs et en ressentir l'effet émotionnel en mon propre corps. En appliquant ce principe à toute situation difficile de l'existence, je libère peu à peu toutes les peurs accumulées en cette vie ou de précédentes.

En affirmant ne pas vouloir prendre de raccourcis quand il me faut régler un problème ou une maladie, je sais mes peurs disparaître et, avec elles, les difficultés courantes de mon existence. Je développe alors une attitude «amicale» envers les problèmes car ils se révèlent les meilleurs enseignants que j'aie jamais eus. Je suis conscient que chaque difficulté de l'existence contribue à me rendre plus autonome, plus heureux et plus libre».

3. **La porte de la maîtrise du temps**

Le message est ici : cessons d'être les esclaves du temps ! Le temps n'est qu'une jauge, la mesure de nos perceptions du changement. Certains phénomènes se transforment en un millionième de seconde, d'autres prennent une vie entière à le faire. Or nous, en tant qu'observateurs, nous *sommes* et toujours nous *serons* et, puisque *l'être* se vit dans le *maintenant*, qui est éternel, notre être est vraiment intemporel.

Le sentiment que le temps nous pousse et nous contrôle vient de l'illusion que nous risquons d'en manquer. Si c'est là l'expérience que l'on en a, on peut craindre d'avoir perdu le sens de l'intemporel, humble moment d'éternité, pour se retrouver sous l'influence de la peur de l'inconnu. Or l'intemporel donne sens à l'Unité tandis que la crainte de l'inconnu induit l'illusion de la séparation. Notre esprit alors risque de ne s'intéresser qu'aux événements écoulés ou à venir plutôt que de trouver ancrage dans le seul moment présent. Il en résulte la sensation que, les événements se rapprochant, le temps va se rétrécissant: il semble de plus en plus difficile de tenir ses délais, de plus en plus angoissant d'attraper un avion - ce qui entraîne une sécrétion d'hormones de stress destinées à aviver le ressenti d'un temps que l'on perçoit comme fuyant de toutes parts. Quand on dit: «Je n'ai jamais suffisamment de temps pour moi-même» ou bien «Le temps est trop court», il y a des chances qu'ainsi s'annonce l'imminence d'un problème qui va forcer à ralentir l'allure et à modifier sa compréhension du temps.

On métabolise *son* expérience du temps un peu comme on assimile la nourriture qu'on ingère ou l'air que l'on respire. La perception que l'on a du temps devient ainsi la réalité qui structure la personne. Si vous faites partie des gens qui aimeraient bien avoir plus de temps à disposition mais semblent incapables d'en «dégager», il faudra peut-être changer de priorités car c'est votre bonheur qui est en cause. Mettez-vous en avant même si cela vous paraît fort égoïste ! Les gens que «mène» le temps tendent à s'angoisser, à négliger leur santé, leurs besoins spirituels ou leurs relations; ils vont jusqu'à oublier leur libre arbitre, soit leur capacité de choisir. Il y aura toujours du temps pour tout - si vous vous en accordez suffisamment - et le temps que vous passez avec vous-même est un investissement que vous faites sur votre devenir. Cet engagement dissout l'illusion que le temps contrôle votre existence.

Tout d'ailleurs prend son temps. Si l'on essaie d'accélérer les choses, de forcer le moment, il y a de bonnes chances pour que l'on perde rapidement le temps que l'on pensait avoir gagné. Quelqu'un peut argumenter que plus vite il aura fini un projet, plus il aura de temps à disposition pour en entreprendre un autre. C'est ce qu'on nomme la «gestion moderne du temps» ! Mais l'illusion d'épargner du temps ne fait qu'accélérer la vitesse du tapis d'exercice sur lequel on court sans avancer: résultat, on devient l'«esclave d'un temps-machine». Pour obtenir au travail un poste à responsabilité plus élevée, on va vous demander de produire mieux et de réussir vos tâches plus vite que précédemment: davantage de responsabilités n'implique-t-il pas toujours une charge de travail accrue ? Finalement, la technologie moderne, censée accélérer le progrès, réduit le temps disponible pour *vivre* sa vie.

Les avantages tirés des méthodes prônant des gains de temps ne valent guère la peine d'être mentionnés: on les mesure surtout en termes de hausses de salaire censées donner accès à des objets bien incapables de remplacer la vitalité, la santé ou le bonheur perdus pour cause des pressions sur l'horaire - le stress alors s'ensuit.

Les gens qui au contraire prennent le temps de se soucier de leur santé, de leur bien-être affectif et de leurs besoins spirituels, ceux qui s'offrent des moments dans la nature, méditent régulièrement, jouent d'un instrument de musique ou s'impliquent dans des jeux d'enfants, ceux-là peuvent se voir récompensés par un moment de félicité quand s'immobilise le temps. La vie ne consiste pas à vivre au plus vite pour accomplir une tâche le plus rapidement possible; la valeur de l'existence découle plutôt du bonheur qu'induit l'exécution d'une tâche donnée - faite à son rythme.

Les vrais créateurs n'ont aucune notion du temps car la créativité n'est accessible que lorsque l'on se retrouve centré sur le seul moment présent - là où le temps ne fait plus sens. Comme l'acte créateur est lui-même porteur d'une grande joie, il n'y a aucun besoin de se projeter dans des temps à venir ou d'entretenir les réminiscences d'un passé se voulant enchanteur. Vivre au présent permet ainsi la maîtrise du temps. Et cette maîtrise implique une libération de toutes les limitations. Ces limites ne se manifestent que lorsque l'on «tombe» de l'éternel présent pour se retrouvé pris dans les exigences d'un monde dit «réel», celui où dominent l'argent, la compétition et le temps-machine. Or ce monde «réel» manque des saveurs qui peuvent nous satisfaire, celles de la joie créatrice.

La porte de la maîtrise du temps permet de concentrer son attention sur une seule chose, l'entreprise du moment, qu'elle soit petite et sans importance ou intense et de grande portée. Si donc votre esprit vagabonde dans le futur, ramenez-le gentiment à l'ici et au maintenant. Que vous conduisiez votre voiture, animiez un séminaire, peigniez un tableau, distribuiez du courrier, ramassiez des baies ou arrachiez des mauvaises herbes, restez concentrés sur ce que vous faites: *ce que* vous entreprenez est finalement bien moins important que *comment* vous le faites.

Une méditation régulière peut aider à cultiver l'habitude de vivre au présent. Le souffle conscient, animant tant la méditation que la capacité d'attention à l'action entreprise, aide à se focaliser sur l'instant. Apprenons à *écouter* les autres plutôt que simplement leur *parler*. Un peu de recul par rapport à une situation permet de prendre conscience de chaque stade de son progrès. Peindre un tableau - même en amateur - permet aussi de se centrer. Immergez votre vie dans le silence plutôt que le bruit : alors disparaîtront les urgences du passé comme les pressions du futur.

Ouvrir la troisième porte

« La prochaine fois que je me sens pressé par le temps, je ferai un instant de pause pour fermer les yeux et ressentir l'effet de cette pression sur moi, mon corps, mes relations, mon sens du bien-être et mon bonheur. Pour ouvrir la Porte de la maîtrise du temps, *je me fixe de nouvelles priorités de vie même si d'autres peuvent s'en étonner. Je comprends que mon bonheur et celui de ma famille, de mes amis et de mes collègues dépend du temps que je me consacre : je ne peux faire bénéficier mon environnement de ma présence qu'heureux et satisfait. Dès lors, je contemple et apprécie chacune de mes activités - importante ou négligeable - comme une occasion unique de faire l'expérience d'un présent hors du temps, seule source de bonheur. Inutile pour moi de courir car la hâte ne fait que m'arracher de ce moment de félicité intemporelle. En fixant mon attention sur chaque instant nouveau quand il pénètre mon champ d'expérience, je deviens le maître du temps et vis mon existence au mieux - sans craindre ni les événements du passé ni ceux de l'avenir. Je suis comme le moyeu au centre d'une roue: inchangé et immobile mais responsable cependant de tous ses mouvement, qu'ils soient orientés vers le passé ou le futur. Je réalise que j'ai devant moi tout le temps du monde car à chaque instant je vis vraiment l'intemporel ».*

4. **La porte de l'abondance**

Autant la richesse que la pauvreté sont des projections nées de l'esprit. La misère extérieure reflète notre pauvreté intérieure comme l'abondance extérieure se fait le miroir de notre richesse intérieure. L'importance de nos biens matériels, argent y compris, ne représente pas une mesure fiable de l'abondance de la vie. Bien des gens aisés souffrent ainsi d'un « état d'esprit de manque » reconnaissable à leur soif à constamment engranger davantage de biens. L'agitation qui exprime qu'ils n'ont jamais suffisamment fait d'eux de vrais pauvres puisqu'ils sont incapables de profiter de leurs richesses. Ils possèdent moins que quelqu'un de démuni capable, lui, de tirer satisfaction du peu qui lui appartient. La peur de perdre ce qu'ils ont accumulé rend les riches dépendant d'objets matériels qui peuvent prendre ou perdre de la valeur à tout instant.

L'abondance véritable est chose tout autre: un état de conscience ignorant la crainte de perdre quoi que ce soit. L'abondance existe chez celui qui n'éprouve aucun besoin d'amasser, ni argent ni possessions.

Son sentiment d'aisance vient de la profonde confiance qu'il a de toujours recevoir ce dont il a besoin et ce qu'il désire. D'ailleurs, si un de ses souhaits n'est pas exaucé, il sait qu'il y a de bonnes raisons à cela. Il ne se soucie jamais de l'avenir mais donne librement car il sait que cela lui viendra en retour d'une manière ou d'une autre. L'être d'abondance, où qu'il soit et quoi qu'il fasse, est en lien direct avec le fleuve de la vie qui, lui, ne s'arrête jamais. La pauvreté ne prend forme que lorsqu'il se coupe du courant de l'existence, c'est-à-dire quand il rompt le lien à son Soi intérieur. Se prendre en charge, se faire confiance, s'apprécier permettent alors de restaurer l'abondance de la vie.

L'abondance devient réalité vécue lorsque donc l'on cesse de vouloir amasser biens ou argent - même si avoir accès à beaucoup d'argent *peut* refléter aussi une abondance intérieure. Si la peur seule motive notre épargne, c'est le sentiment de pauvreté qui va prendre le dessus. Mettre des moyens de côté pour un juste objectif peut être signe de prudence et avoir un effet «enrichissant». Certains épargnants se sentiront toujours pauvres cependant car ils craignent que leur avoir ne puisse durer; d'autres se sentiront heureux et riches pour n'avoir gardé que quelques fonds. C'est la différence entre une conscience de pauvreté et une conscience d'abondance.

Un nouveau-né allaité au sein maternel n'a aucun sentiment de pauvreté même s'il ne possède rien. Le secret est que si l'on cesse de vouloir posséder, les biens viennent à nous. L'abondance ne peut apparaître que dans une conscience d'abondance. S'accrocher à son argent simplement parce qu'on le possède signale qu'on l'a déjà perdu car il n'est plus une source de plaisir et d'énergie; il contribue plutôt à épuiser ses forces. Si l'on épargne par crainte de ne pas avoir suffisamment dans le futur, la conscience de l'abondance va se trouver en danger. L'argent devient alors le but de l'existence et l'on n'a plus qu'une peur: le voir disparaître.

L'argent est une forme d'énergie, saine et productive tant qu'elle coule. Mais si l'on se fixe sur ses finances, l'énergie va se trouver bloquée: on aura peut-être le sentiment d'être riche mais, de fait, la pauvreté dominera car plus on tient à son argent, plus grande est la peur de le perdre. C'est là le signe que l'aisance matérielle ne peut plus être une source de bonheur.

Pour accéder à une véritable abondance, outre le service de ses propres intérêts, il peut être judicieux de consacrer partie de ses biens à aider les autres, même sous forme d'actions minimes. Cela permettra à l'énergie de circuler à nouveau et de gagner en force. Lorsque l'on donne quelque chose à une bonne cause - et sans esprit de retour - le coeur s'en trouve enrichi et l'abondance accrue. L'argent peut ainsi devenir un vraie source d'abondance pour la vie.

C'est donc notre attitude mentale envers l'argent qui représente l'instrument le plus approprié pour attirer cette forme d'énergie dans notre existence. L'abondance est chose naturelle lorsqu'on abandonne toute volonté de possession matérielle - ce qui ne veut pas dire qu'il faille se débarrasser de tous ses biens. L'abondance sera toujours là quand il le faudra. Le courant de la vie passe à travers nous lorsqu'on cesse de s'y opposer. Toute résistance ne représente que la peur de manquer. Quand l'argent et les biens matériels sont rares, il y a là l'occasion de faire face à ses craintes de dénuement - et de les surmonter. En acceptant un certain temps de n'avoir que peu de choses mais d'en apprécier pleinement la valeur, on développera le sens de l'abondance intérieure (qui se répercutera d'ailleurs sur l'abondance extérieure). Ainsi se fait l'expérience de l'abondance à tous les niveaux, tant ceux de la santé et de la richesse que celui de la sagesse.

Ouvrir la quatrième porte

«J'ouvre la Porte de l'Abondance en devenant un canal pour l'abondance de l'univers. Je réalise que la pauvreté traduit ma résistance à intégrer cette abondance dans mon existence. Quand grandissent en moi le sens de ma valeur intrinsèque, l'estime que je me porte ou la capacité de m'apprécier, alors l'abondance peut venir à moi de tous les coins et recoins de l'univers. Plus je fais confiance à la loi d'équilibre entre donner et recevoir, plus j'offre à partir de mon coeur et plus je reçois amour, appréciation, occasions d'action et biens matériels. Je prends aussi conscience que l'argent et les possessions ne sont pas la cause mais bien le résultat de l'abondance que manifeste ma vie. C'est certes ma capacité à me dessaisir de tout ce que je possède qui m'assure la liberté de donner et de recevoir ce qu'il me faut pour accomplir les desseins les plus élevés de l'existence. La vraie abondance est la totale confiance que j'ai d'être maintenant au bon endroit et au juste moment car alors je sais que je suis - et toujours serai - porté par le courant de la vie: lui connaît tous mes besoins et souhaits, où que je sois et quoi que je fasse. Tel est l'état d'abondance.»

5. La porte de la réussite

Le succès traduit le résultat spontané d'une action qui rend heureux et satisfait. Toute personne a un objectif particulier et, pour l'atteindre, joue au long de sa vie un ou plusieurs rôles spécifiques. Le dessein de chacun n'est pas plus ou moins important que celui de n'importe qui d'autre. Avant de naître, l'âme de chaque individu s'est engagée à poursuivre un objectif spécial, ce que l'on appelle le *Dharma*. Bien des personnes passent l'essentiel de l'existence à chercher leur *Dharma*, ce qui peut se révéler une expérience déroutante et difficile. Par contre, les gens qui sont au diapason de leur *Dharma* se montrent équilibrés et pacifiques. Pour incarner son *Dharma* et vivre ses objectifs ici-bas, il faut s'aligner sur la puissance infiniment créatrice de la loi naturelle. Cet alignement est la véritable clé de la réussite d'une existence.

Le succès structure la personnalité de celui qui est capable de manifester et communiquer la sagesse de la nature; il fixe les conditions physiques et émotionnelles d'un développement tendant à des états de conscience plus élevés. Ce type de réussite se caractérise par des formes de créativité uniques qui peuvent assurer non seulement le bonheur mais aussi une constante inspiration. L'acquisition des seuls biens matériels n'est pas nécessairement un signe de réussite. Si, pourtant, elle s'accompagne de la diffusion autour de soi de sentiments d'harmonie, de bonheur et d'abondance, elle peut prendre son vrai sens pour l'existence.

L'intensité d'un succès véritable est proportionnelle à la force de joie que suscite la menée à son terme d'une tâche ou d'un projet donnés. Mais la joie et le bonheur naissent davantage de l'acte créateur lui-même que de l'atteinte d'un objectif. Pourtant la plupart des gens mènent leur vie en se *fixant des buts* sans valoriser le plaisir suscité par l'«acte créateur» qui a conduit à ces objectifs. Ils tirent certes quelque satisfaction à avoir achevé une activité précise mais ce plaisir est généralement de brève durée. Par contre, si on s'en tient aux *processus*, on ouvre à son potentiel créateur de nouvelles perspectives entraînant des bénéfices à long terme - but atteint ou non.

En mettant son attention sur chacun des moments d'un travail entrepris, on fait un appel spontané à la créativité - même s'il faut parfois quelque temps pour que cela se manifeste vers l'extérieur. En termes pratiques, si vous étudiez à l'école ou à l'université, votre performance sera considérablement accrue quand, plutôt que de vous fixer sur vos notes et évaluations, vous cherchez à tirer profit du processus d'apprentissage même. Si vous aimez votre travail mais décidez d'en changer pour gagner davantage, il se peut que vous sacrifiez la qualité à la quantité et que vous introduisiez ainsi un stress important dans votre existence. Le plaisir au travail est chose essentielle pour assurer votre bien-être physique, mental ou spirituel. Pour l'intégrité de votre personne, il vaut mieux que vous choisissiez un emploi que vous appréciez.

L'argent seul ne saurait résoudre vos problèmes. Si vous travaillez à la chaîne en usine, il vaudrait la peine assurément de déplacer votre attention de l'argent à recevoir en fin de mois vers ce que vous faites à chaque instant. Vous serez surpris du nombre de choses que vous en apprendrez - sur vous-même, sur votre emploi et sur votre vie.

Ces enseignements viennent sous des formes diverses. Comme chacun sur terre est en constant apprentissage, on peut tenir pour évident que l'on est toujours au bon endroit et au juste moment. En vous concentrant sur l'action du moment, au lieu de vous fixer sur un but loin devant vous, vous définisssez un lien conscient avec votre Soi supérieur et cela peut déclencher un torrent d'idées créatrices: ainsi vous pourriez soudain avoir une idée pour améliorer tel produit ou tel service, ce qui vous sera reconnu sous la forme d'un éventuel avancement. La vraie créativité exige une attention sans partage. Ecouter de la musique en travaillant va certes renforcer l'hémisphère droit de votre cerveau, son côté artistique, mais cela va aussi vous diviser l'esprit et affaiblir le corps. Les gens qui se distraient ainsi le font généralement parce qu'ils n'aiment pas leur emploi. Mais cela ne fait que renforcer leurs frustrations. Les grèves et autres formes de manifestations sociales signalent le profond malaise qui résulte d'une réussite incomplète car elle n'a été définie qu'en termes d'objectifs à remplir. Le mal-être collectif souligne aussi l'usage inefficace fait de nos potentiels créateurs.

Chacun a accès à la même source infinie d'intelligence créatrice - qu'il soit boueux, constructeur, juriste ou chef d'Etat. Du point de vue du Créateur, nul n'est «meilleur» qu'un autre. L'infinie puissance créatrice de l'univers est disponible pour tous et à tout instant de la journée. Mais, tant que la cible reste un but à atteindre, l'accès au réservoir de la créativité du monde est fermé ou à peine entrouvert. La formule selon laquelle «l'énergie suit la pensée» s'applique aussi à la créativité et au succès. Si nous ne pensons qu'à la fiche de paie, nos forces créatrices ne sauraient prendre la place qui leur est due et notre *Dharma* - le dessein de notre existence - restera en friche.

Bien sûr que la créativité est plus facile là où existent de nombreuses stimulations extérieures. Mais, parfois, si nous nous retrouvons avec un emploi routinier, terne et et épuisant, c'est peut-être pour nous inciter à développer des traits de créativité inhabituels. Comme la nécessité est mère de l'invention, le génie créateur de l'homme risque de mieux s'exprimer dans des situations où le problème demande une solution innovante et là où le statut quo n'est pas satisfaisant. Répondant à un vif besoin intérieur de création nouvelle, des occasions d'innovation vont alors apparaître et conduire à un meilleur alignement sur les exigences de notre *Dharma*, une source de créativité unique pour la vie.

Les vrais porteurs de réussite, les personnes qui ont fait la différence dans l'évolution du monde, sont rarement intéressés par les buts assignés à leurs activités créatrices. Leur succès est plutôt venu du processus créateur entrepris, de la joie qu'ils ont tirée du partage avec d'autres de leur compétences et de leurs réflexions. En lien constant avec leur propre créativité, ils ont réussi ce qui pour d'autres relève du miracle. Beethoven, Einstein ou Michel-Ange ne cherchaient ni la renommée ni la gloire: ils aimaient simplement ce qu'ils faisaient; ils étaient en syntonie avec leur *Dharma*.

Comme ces grands esprits, nous avons tous une vocation unique qui ne demande qu'à se manifester. En offrant un service au monde, petit ou grand, on amorce le besoin de réussir sa vie toujours mieux. La loi intemporelle de l'offre et de la demande - du don et du recevoir - est le secret de toute réussite comme celui de l'abondance. C'est en offrant librement et généreusement, sans attente de retour, que l'on réussit et prospère vraiment. Plus il y aura de personnes touchées positivement par vos actions, vos produits ou vos services, plus épanouissant sera le succès vous affectant vous-même.

Ouvrir la cinquième porte

«J'ouvre la Porte de la Réussite en trouvant et en vivant mon dessein naturel, soit mon Dharma, et pour cela je prends les mesures suivantes:

Chaque fois que j'entreprends quelque chose, je vérifie si mon attention porte sur le produit (l'objectif) ou sur le processus y conduisant. Si je vois que l'argent est un moyen d'arriver à mon but, je me demande si je retire quelque plaisir à en gagner.

Je considère le développement de mon bonheur comme la première motivation dans tout ce que j'entreprends. Si je suis malheureux au travail, j'explore et applique les moyens me permettant d'améliorer le produit, mon environnement, mes relations avec mes collègues ou tout ce qui me frustre dans ma profession - que cela induise une hausse de salaire ou non. Si mon emploi reste une source de stress, de fatigue ou de dépression, je me réserve chaque jour un peu de temps pour envisager où et comment entreprendre une activité professionnelle qui soit plus satisfaisante.

J'abandonne l'idée que seules la lutte et la peine peuvent conduire au bonheur et au bien-être. J'ai plutôt foi en un succès qui se réalise sans peine dès que je suis bien avec moi-même.

Je réalise que mettre mes compétences au service des intérêts d'autrui autant que des miens contribue à la réussite durable de mon existence.

Je sais qu'en concentrant mon attention sur l'action du moment présent j'en peux tirer grandes joie et satisfaction car l'effort et le stress n'ont aucun rôle à jouer dans l'action créatrice.»

6. La porte du non-jugement

Tout effort fait pour corriger ou améliorer quelqu'un d'autre vient de la croyance qu'une telle mise aux normes est chose nécessaire. Or le besoin de juger l'autre montre un manque d'amour. L'amour ne peut juger, seulement pardonner: en cela il «passe par dessus» l'erreur de l'autre. Si l'amour ne peut juger, c'est qu'il perçoit tout et chacun dans la lumière de l'Un. L'amour ne peut co-habiter avec le jugement ni le jugement exister là où prévaut l'amour.

Quand nous jugeons quelqu'un pour ce qu'il nous a fait, à nous et à d'autres, nous admettons de manière inconsciente ne pas avoir suffisamment d'amour pour nous-même au présent ou ne pas avoir été aimé suffisamment dans le passé. En jugeant l'autre, c'est nous-même que nous jugeons. En d'autres termes, aimer un autre, c'est aussi s'aimer soi-même. Notre vision du monde reflète le regard que nous portons sur nous. Dès lors, quand nous critiquons les erreurs commises par notre partenaire, nos étudiants, nos enfants ou nos amis, ce sont en fait nos propres fautes que nous mettons en avant, notre propre manque de compassion. Repérer les fautes de quelqu'un d'autre, s'en préoccuper, exige un point de vue lui-même «fautif», c'est-à-dire une approche se fondant sur les limitations et les défauts de l'ego. Par contre, une personne vivant l'amour comme la force principale qui lui permet de saisir le monde ne verra pas dans l'erreur une injustice mais plutôt un appel à la compassion ou une demande d'amélioration de la situation.

Le jugement manifeste une direction - comme tout ce que nous faisons dans la vie au quotidien. Il se concrétise lorsque quelque chose en nous n'a pas trouvé sa place et reste confus, flou ou ambivalent. Comme souvent nous craignons de faire face à des problèmes laissés sans solution et comme aussi nous évitons de prendre conscience de nos faiblesses, nous tendons à rejeter nos difficultés sur autrui. C'est dire que lorsque l'on se sent poussé à juger et critiquer son voisin, on peut se demander ce qui, à l'intérieur de soi, nuit au bonheur et à notre satisfaction d'être. Tout jugement naît de ce que nous pensons être; il reflète la valeur que nous nous attribuons. Ne serait-ce pas que nous critiquons les gens riches, heureux ou mieux placés parce qu'ils possèdent ce que nous n'avons pas et bénéficient de ce que nous nous interdisons d'obtenir ?

Il vaut la peine de se rappeler que, dès que nous évoquons quelqu'un, nous lui envoyons des formes-pensées. La simple lecture dans un journal du compte-rendu d'un accident - ou la vision d'une personne au journal télévisé - peut provoquer en nous des réflexions positives ou négatives envers autrui. Si ces pensées s'avèrent négatives, on va, dans notre «bibliothèque personnelle», les classer avec les expériences négatives de même type vécues dans le passé (en cette vie ou de précédentes) au risque de gonfler hors de toute proportion le jugement passé sur quelqu'un en particulier. Les formes-pensées négatives forment des dépôts dans nos corps, émotionnel et mental, et vampirisent notre énergie; on peut vérifier cette baisse de vitalité par la kinésiologie (les tests musculaires par exemple).

Plutôt que de chercher ce qui ne va pas chez l'autre, il vaut mieux s'intéresser à ce qui chez lui mérite reconnaissance. En effet, tout être humain est vibration de l'esprit densifiée en matière. Et, chez quiconque, l'esprit, lui, reste toujours pur, aimant et divin. Certes, en s'incarnant, l'esprit perd le souvenir de sa nature divine car les lois du *Karma* façonnent désormais la conscience que l'homme en peut avoir. Quoi qu'une personne entreprenne en fonction de ses actions passées, il s'agit toujours d'un effort pour neutraliser les données de son *Karma* et, indirectement, pour élever la fréquence vibratoire de la planète tout entière. On ne peut que s'en réjouir. L'âme en son essence reste pure - même si ses «obligations» karmiques la forcent, dans sa manifestation humaine, à commettre des actions épouvantables. Chaque âme, venant de l'Esprit, s'est engagée à relever le défi du «nettoyage» de son *Karma*, contribuant ainsi à l'amélioration de toutes les formes de vie dans l'univers; dès lors, son action est digne de notre amour et de notre plus grand respect.

Tant que nous apprécierons une partie de nous-même, nous aimerons aussi quelque chose chez les autres: les semblables s'attirent. Essayons alors de nous concentrer sur les moyens de redresser, enrichir et soutenir la vie d'autrui plutôt que de la déprécier. Cherchons ainsi ce qui peut nous satisfaire, nous, et attardons-nous sur cet outil de notre bien-être. On constatera alors qu'en peu de temps cette même qualité d'être va se diffuser aux autres. En effet, les perceptions restent toujours cohérentes, aussi bien dans le positif que dans le négatif. La manière dont on perçoit les choses de l'existence n'est que le reflet de nos pensées; nos réflexions sont le miroir de ce que nous désirons voir exister. C'est pourquoi, pour changer le monde et les autres, il suffit de changer ses propres choix de vie. Et cela peut se faire immédiatement.

Ouvrir la sixième porte

«J'ouvre la Porte du non-jugement *en améliorant mon bien-être de toutes les manières possibles. Je réalise que c'est là le seul moyen de voir les autres sous un jour plus positif et de laisser tomber le besoin de juger. Je reconnais qu'il n'y a aucun plaisir à tirer d'une constante opposition aux gens et aux choses car y succomber ne fait que m'affaiblir. Je fais donc la paix avec moi-même en abandonnant le désir de changer autrui. Je prends conscience que chacun d'entre nous a développé une forme unique d'insertion dans l'existence afin d'y apprendre les leçons de la patience, de l'amour inconditionnel, du pardon, de la compassion, de l'acceptation et du service. Je comprends que la loi disant: «Vous récolterez comme vous avez semé» suffit parfaitement à corriger les fautes des gens, au temps qui lui appartient; elle n'a aucunement besoin de mes jugements pour s'appliquer. Je fais de l'accroissement d'amour ma priorité essentielle car, en aimant, je laisse tomber aussi ma volonté de changer autrui. Je m'accepte tel que je suis, ici et maintenant, et cela m'aide à accepter les autres comme ils sont. Ainsi, je contribue directement à la paix et à l'harmonie générales.»*

7. La porte de «la priorité la plus haute»

Le principe de «la priorité la plus haute» est particulièrement bien évoqué par la phrase: «*Cherchez d'abord le Royaume des Cieux et tout le reste vous sera donné en sus»*. Inutile de s'arrêter à l'infime! Fixons-nous toujours des buts plus grands que nous-mêmes ! Pensons large plutôt qu'étroit car ce sont bien nos pensées que l'univers manifeste.

Restrictions et limites n'ont aucun rôle à jouer dans le jeu de la conscience. Elles relèvent de la crainte; or les pensées de peur empêchent de se percevoir dans la liberté, la réussite et l'abondance. Notre nature profonde est sans limites, bruissant de ressources infinies. C'est notre conscience, pleinement intelligente et créatrice, qui a su mener la conception et la réalisation de ce corps, d'un dessin unique à chacun et d'une structure aussi complexe - si ce n'est plus - que celle de l'univers. On peut penser que nos mères nous ont créés en leur sein mais c'est bien l'intelligence de notre conscience, soit notre âme, qui a magnétisé ces aspects de la matière et de l'énergie pouvant adéquatement contribuer à la constitution d'un embryon capable de se développer en un enfant puis en un adulte. Notre conscience, sans limites, gère et effectue chaque année le remplacement de trillions de cellules dans notre corps - une tâche que l'esprit le plus pointu ou l'ordinateur le plus performant seraient bien incapables de mener à bien. Par contre, c'est la conviction de nos propres limites et de notre impuissance qui suffit à provoquer de fortes restrictions et difficultés au niveau de notre corps physique. En fait, ce malentendu né des projections de notre intellect est à la source de nos malheurs et maladies.

Notre époque demande que nous abandonnions les idées fausses selon lesquelles nous ne sommes pas assez compétents pour s'avérer dignes de la vie. Or, c'est assurément notre conscience la plus haute et la plus vaste qui pénètre toutes les formes de l'existence, animées ou non. Nous sommes la «sève» de la vie qui amène sa nourriture à toute chose. Nous méritons de vivre le ciel sur terre car nous sommes vraiment d'essence divine. C'est notre droit fondamental de recevoir ce qu'il y a de mieux. Il est donc temps de nous rappeler qui nous sommes.

Le Royaume des Cieux n'est pas une notion ésotérique, mystique ou simplement religieuse; c'est une prise de conscience de ce que nous sommes, tous et chacun: un réservoir d'amour inconditionnel et de bonheur infini. Dès que l'on reconnaît et vit cet immense potentiel de félicité, les divers possibles qu'il évoque vont trouver un point d'accrochage en tout et en chacun. Le paradis sur terre combine le vécu de la quatrième dimension - où prévalent l'amour et la lumière spirituelle - avec notre réalité en trois dimensions qui est celle de la matière ici-bas. Les temps nouveaux se caractériseront par la «descente» de la lumière de l'esprit dans cette matière, ce qui enrichira notre conscience et déconstruira tout «le mal» commis sur terre au cours des millénaires écoulés.

Comme nous sommes maintenant tous invités à canaliser et veiller sur cette lumière de l'esprit, il nous faut, au lieu de nous couper de cette vocation, y répondre en intégrant l'attente du ciel. Pour cela, cherchons la vérité ultime en tout ce que nous entreprenons. Ne nous satisfaisons pas de petites vérités ou de systèmes de croyances restreints ! Puisque la vérité coule d'abondance en nous, il est vain de vouloir la trouver hors de notre tréfonds le plus intime. En se contentant de demi vérités et de connaissances restreintes, on se met en danger comme le prouve la médecine conventionnelle axée sur les seuls symptômes. Quand on soulage simplement le symptôme d'un mal, on prend le risque d'en intensifier la cause. Ne nous satisfaisons pas des demi-mesures mais aspirons plutôt au savoir le plus complet. Si, aujourd'hui, ce dernier reste inaccessible, reprenons demain l'effort sans jamais tomber dans le compromis.

Le principe de la priorité la plus haute est si puissant que, lorsqu'on l'applique, il peut ouvrir sur une vie sans problèmes. Mais en s'arrêtant à des connaissances incomplètes, on limite la force vitale et en épuise inutilement l'énergie. L'idée que l'ablation chirurgicale d'une tumeur guérit d'un cancer ne répond qu'aux exigences d'une médecine des symptômes et laisse intacte la racine du problème. L'attention combinée que le docteur et le patient offrent à un symptôme spécifique peuvent même en renforcer les effets - épuisant par là aussi bien les ressources en énergie du malade que celles du soignant.

L'idée que la disparition du symptôme de la maladie en signe la guérison est certes une pensée forte: elle peut créer sa réalité propre - une forme-pensée. Cette dernière, une croyance à vrai dire, peut se maintenir dans le corps mental de la personne tout au long de son existence. Elle va se manifester sous forme de maux physiques à répétition qui peuvent mener le malade et son médecin à recourir à la «solution facile» du soulagement - en tout cas jusqu'à ce qu'une forme-pensée plus large prenne le dessus pour dire que la guérison n'existe que réalisée à tous les niveaux, intellect, corps et esprit. Les formes-pensées négatives peuvent entourer certaines personnes d'une carapace énergétique si solide que, même si une cure alternative existe, elles seront incapables d'en tenir compte. Il s'avère très difficile de prendre conscience des schémas de pensée rigides qui règlent le corps mental quand on s'est trop longtemps identifié à ce système de croyance. Alors, ce n'est qu'en «prenant du recul», c'est-à-dire en devenant l'observateur de ses propres pensées, que l'on peut, petit à petit, modifier ses vieilles habitudes et ses croyances obsolètes.

Pour sortir de la fausse sécurité d'une réalité trompeuse, il faut d'abord se concentrer sur l'idéal le plus élevé que l'on se donne et en voir partout le reflet. Quand on le néglige, au contraire, ce sont les problèmes et difficultés qui deviennent omniprésents. Ce que notre âme désire de nous dans son expérience de la vie, c'est que l'univers entier nous habite car nous *sommes* un avec tout ce existe. Puisque tout dépend d'une seule et même source d'intelligence, il est alors vain de vouloir se battre pour obtenir le meilleur de l'existence. S'en rendre simplement compte permettra à tout ce dont nous avons besoin ou envie de venir nous combler. Le réaliser traduit la grande puissance des formes-pensées: elles peuvent en chasser d'autres, négatives, encombrant le mental, en particulier les plus dépréciatives et critiques de soi.

Pour passer la *Porte de la priorité la plus haute*, il faut aussi partager avec autrui ce que l'on a soi-même appris. La raison pour laquelle nous jouissons de certains talents et compétences est leur mise au service d'autrui - et de nous-même. Il est précieux pour nous et notre environnement de donner généreusement de tout l'utile qu'a révélé notre existence car cet environnement n'est jamais que l'extension de notre propre Soi. Si l'on s'accroche à ses biens, ses sous ou ses savoirs, on coupe le fil de la vie qui nous relie à notre nature sans borne. Il en découle la formation d'une fausse identité fondée sur le pouvoir extérieur et la richesse matérielle afin de se sentir quelqu'un. Ces limitations d'être rendent aussi impossibles «le penser large». Par contre, en partageant avec le monde ce que, pour nous, nous avons acquis, on ouvre la barrière de la richesse et suscite une avalanche d'occasions à saisir; on s'assure ainsi le meilleur des gains possibles. En se fixant sur le bien idéal, en cherchant le meilleur en tout et en tous, c'est en fait soi-même que l'on apprécie toujours mieux. Il en résulte la disparition des situations de conflit puisque, vouloir connaître les erreurs des autres devenant inutile, il suffit de trouver en eux le meilleur de leurs qualités. En retour, et de façon spontanée, notre propre estime de soi trouve à s'améliorer.

Donc, si l'on désire quelque chose, il faut d'abord la trouver et l'apprécier chez autrui avant qu'elle ne se réalise pour nous aussi. Si l'on cherche amour et admiration, commençons par aimer et admirer notre prochain - sans demander pareils sentiments en retour, cette requête ne conduisant qu'à la déception sinon à la colère. Quand nos désirs ne trouvent pas à se réaliser, c'est que l'on a bloqué notre capacité à recevoir en exigeant pour soi ce que l'on veut enlever aux autres - une forme du «penser étroit». On est la vision que l'on porte sur le monde, si bien qu'il ne peut y avoir de monde différent de celui que l'on souhaite aux autres.

Nos idées du monde ne peuvent se dégager de leur source, notre soi limité, notre ego. Dès lors, c'est en changeant d'opinion sur ce que l'on désire voir être que le monde se transforme en conséquence. Tout ce que l'on peut apprécier et valoriser chez les autres, on est aussi capable de l'apprécier en soi: tout ce que l'on sait partager avec autrui trouve aussi renforcement en soi. Ne nous retenons donc pas ! Apprécions-nous à la plus haute valeur possible pour, sans effort, commencer à tout partager, ce qui va transformer autant le monde que nous-même - et cela selon nos désirs et volontés.

Ouvrir la septième porte

«En acceptant avoir été le créateur de mon propre corps et de mon intellect, je réalise que je peux les transformer à ma guise. De même que je peux causer mes propres maladies et soucis, je suis aussi capable de façonner la meilleure des santés ou les opportunités les plus adéquates pour mon existence. Je suis alors d'accord de prendre la responsabilité de tout ce qui m'arrive, de positif ou de négatif. La manière dont les autres me valorisent correspond exactement à l'appréciation que je m'accorde à moi-même. En adoptant le principe de la priorité la plus haute, je commence à me considérer pour ce que je suis vraiment - un champ infini de puissance créatrice prêt à être cultivé pour atteindre l'idéal du paradis sur terre. Quand, en tout et en tous, je vois le bien et le potentiel du meilleur, je m'éloigne des difficultés pour n'en être plus que le témoin pendant que disparaissent tous les manques - de partout où porte mon attention. Je peux créer un monde meilleur car je peux aussi façonner un moi meilleur. C'est mon choix de préférer la vie à son apogée plutôt que de me résigner à n'en jouir qu'en partie. Le ciel sur la terre n'est que la reconnaissance de mon potentiel. Il ne me faut donc pas chercher l'éveil ou espérer des temps meilleurs car je n'ai besoin que d'une chose: ouvrir les yeux et constater que je suis - ici et maintenant: le Royaume des Cieux m'habite déjà. Un esprit d'amour infini est la perception la plus haute que je puisse avoir de moi-même et des autres. Le reste n'est que détails pris en charge par l'univers de l'Esprit.»

8. La porte du silence

La puissance se niche au coeur du silence et non dans l'action, contrairement aux apparences. L'action même reste faible, chaotique et sans direction à moins que le silence ne soit d'abord établi. Le moment avant de lancer une flèche, l'état de repos précédant son envol, est ainsi le vrai déclencheur de sa dynamique. Une fois lâchée, la flèche va frapper sa cible avec force.

Le silence est le fondement de l'action et tout ce qui se déroule dans le monde passe par des cycles d'activité et de repos. Il y a toujours un moment de pause, une période de silence, entre les phases d'une action. Nous ne pouvons respirer que parce qu'il y a deux moments de suspension du souffle, l'un juste après l'inspir, l'autre immédiatement après l'expir. Nous ne pouvons entendre des sons que si nous gardons le silence. Le silence de la nuit alterne avec les bruissements du jour. Sans l'expérience régulière d'une nuit de sommeil réparateur, notre corps ne saurait fonctionner correctement durant la journée. Pour notre stabilité psychologique et affective, et éviter d'être troublé, nous dépendons encore de nombreux rythmes biologiques dont le bon fonctionnement est aussi lié à notre vécu en termes de repos et de silence.

Quand la tranquillité manque en nos existences, on perd le sens de l'orientation. Il faut à un gratte-ciel des fondations solides pour ne pas osciller ni s'effondrer en cas de tempête. Il en va de même pour nos actions: elles se révéleront inefficaces si l'on néglige de leur assurer d'abord un bon fondement sous forme de tranquillité et de silence. Le silence représente la phase du repos dans la vie que le monde actuel, tout à sa hâte, ne s'accorde plus. Mais en négligeant les temps morts de l'existence, on coupe la branche sur laquelle on se tient. Quiétude et délassement sont essentiels à la vie, la base d'une réussite durable. Le silence permet d'ordonner tant les cellules du cerveau que celles du reste du corps; il est aussi le plus important moyen de communication entre les gens. Si deux personnes ne désirent que parler - une forme d'action - et qu'aucune n'est prête à écouter - une forme de silence -, la confusion, le malentendu et le conflit s'ensuivront. Pour arrêter les conflits de la vie, il nous faut avant tout intégrer les leçons du silence.

Où règne le silence, règne aussi la paix. Un esprit apaisé ne vit ni division ni impatience: il se trouve au diapason du monde et ne rencontre plus d'obstacles car il est alors trop puissant pour être brisé dans son élan. Les actions de quelqu'un sont faciles à miner ou contrer; son silence, lui, ne peut être réduit ou manipulé. Un esprit dispersé et bruyant fait grand tapage mais n'accomplit rien ou pas grand chose. Le monde contemporain des affaires est en majorité vidé d'énergie (il souffre de *burn out)* parce qu'il ne se donne pas le temps de recharger les corps et les esprits par un vécu de silence. Quand on marche, on s'appuie sur une jambe pendant que l'autre reste en suspens. Le progrès, de même, combine les deux phases de l'action et du repos. Un progrès réel et sans problèmes ne peut se faire en ne privilégiant qu'une de ces deux phases. L'alternance du repos et de l'action rend la vie possible; négliger l'un ou l'autre la détruit.

Si l'on désire grandement améliorer son existence - en termes de santé, beauté, relations, travail, loisirs ou de bien-être général -, il faut s'accorder au moins une heure de silence par jour. En effet, outre le repos venant du sommeil, on a aussi besoin de prendre en compte le silence de façon plus consciente.

Par exemple, on peut toucher la puissance intérieure du silence par la méditation. Il faut en choisir la forme la plus appropriée à ses dispositions. La méditation sur le souffle conscient (décrite plus haut) est une pratique simple et efficace pour assurer un profond silence. Quelle que soit la méthode utilisée, l'aise d'une pratique sans efforts est nécessaire pour assurer de bons résultats; en effet, ce serait un contresens que de devoir investir énergie et concentration pour induire la quiétude de l'esprit. Je conseille habituellement de méditer de 15 à 20 minutes, matin et soir, avant de manger.

Tout le monde peut pratiquer la technique du souffle conscient car il est impossible de la mal conduire. Il est bon de se rappeler que tout ce qui se présente durant un temps de méditation - pensées, émotions - relève des besoins de l'instant; cela peut changer totalement dès l'expérience suivante. Mon principal conseil: se relâcher et prendre les choses comme elles viennent. Le silence vient naturellement quand on cesse d'être dans l'action. Et cela signifie donc abandonner aussi tout effort de chasse aux pensées !

Un autre moyen de s'imprégner du silence est de consacrer du temps à la nature, par exemple en s'asseyant en forêt là où personne ne pourra déranger. En fermant les yeux, et sans faire rien d'autre, on porte son attention sur les bruits du monde environnant. Les sons de la nature alternent toujours avec des moments de silence. En percevant cette alternance, on peut «recharger ses batteries» aux temps du silence naturel.

Parfois, l'on peut désirer passer une journée entière dans le silence sans avoir à parler (sans que cela n'offense personne). On peut alors prendre conscience de la quantité d'énergie que l'on gaspille en bavardages inutiles. Quand on fait cet exercice pour la première fois, un flot de pensées tumultueuses et chaotiques risque de nous submerger l'esprit. C'est un bon signe qui indique que le silence disperse l'énergie nerveuse dominante pour dénouer stress et tensions. Des formes-pensées vieilles et rigides sont ainsi relâchées par le mental tandis que des conditionnements karmiques peuvent même se voir neutralisés. L'exercice montre en tout cas que papoter épuise notre énergie bien plus que toute autre activité ! Une fois que l'expérience du silence se change en un vécu régulier, l'esprit pénètre plus avant dans le royaume de la vacuité consciente; consommer de l'énergie en paroles et pensées «futiles» devient alors de moins en moins nécessaire.

Apprendre à se sentir à l'aise durant ces moments de quiétude conduit automatiquement à penser de manière plus précise, à avoir l'esprit clair aussi dans l'action car le silence débarrasse le mental de ses encombrements. Chaque pensée se fait flèche ciblant le silence pour atteindre vite et spontanément les résultats escomptés. La seule préparation nécessaire pour induire une meilleure réussite et efficacité comme un bonheur plus intense est de prendre le temps du silence. Tout le reste est secondaire. Une action portée par le silence rend la vie fluide et facile. Celle qui l'ignore engendre stress, tensions et difficultés.

La loi du moindre effort que la nature applique brillamment tant à la croissance d'une plante qu'à la course des étoiles est le principe même de toute action ancrée dans le silence. Les fleurs ne font pas de bruit en poussant. Dans l'immensité de l'univers, le monde tourne sans bruit autour du soleil. Les activités qu'entoure le silence sont parfaites. En prenant ce principe pour base de vie, on verra son monde personnel se transformer en paradis.

Ouvrir la huitième porte

«J'ouvre la Porte du silence *en consacrant chaque jour beaucoup de temps au silence. Je réalise que tout ce que j'entreprends dans cette vie exige une structuration par le silence pour devenir efficace et satisfaisant. Puisque le silence s'avère souvent plus puissant que l'action, je considère qu'investir en lui peut m'ouvrir toutes espèces d'occasions pour améliorer mon existence de multiples façons. La méditation peut ainsi m'apporter un esprit tranquille comme peuvent le faire le yoga, la contemplation d'un coucher de soleil, l'assise ou la marche dans la nature - sans parler d'offrir partie de mon temps au silence. Une musique agréable et douce peut aussi me faire entrer dans*

la quiétude. Dès lors, faire place au silence dans mon existence est l'une une de mes principales priorités pour ne pas saborder ce qui est le flux de la vraie vie. Le silence est assurément le moteur de toute action: il me garde en santé et me donne un esprit alerte et clair. Le silence me permet de me confronter à moi-même et de trier ce qui en moi ne m'appartient pas. Je dédie ainsi ma vie au silence et l'honore où que je sois. Je sais l'inutilité du bruit - qui tout au plus suscite le désordre dans ma vie. Le silence, lui, transforme le chaos en amour et en unité. Je suis donc naturellement engagé au silence.»

9. La porte de la conscience corporelle

Le corps est l'instrument le plus important de développement d'états de conscience élevés. C'est aussi le plus précieux des cadeaux que nous ayons reçu et, à ce titre, il mérite le plus grand soin. En tant qu'outil d'apprentissage, il peut tout nous enseigner de la vie - qu'elle soit personnelle ou universelle.

Le corps n'existe jamais en isolation. Physiquement, il résulte du jeu d'un nombre d'atomes presque infini dont le sort momentané est d'être partie intégrante des trillions de cellules qui font notre densité avant que de «passer au service» d'autres formes de substance, ailleurs dans l'univers. Cela fait de notre corps un carrefour universel, le lieu où se rencontrent tous les types de matière, d'énergie ou d'information appelés à constamment construire et maintenir le monde. Rien de ce qui se trouve hors de nous ne se trouve aussi en nous.

Notre corps physique s'est développé jusqu'à un niveau de conscience permettant de donner un sens à la compréhension que nous en avons. Nous commençons en outre à mieux réaliser aujourd'hui les influences diverses qu'ont sur le corps des forces extérieures - tels le climat, les constellations, les rythmes circadiens ou les activités du soleil. De même, pour notre survie et bien-être corporel, la qualité des aliments, de l'air, de l'eau se révèle toujours plus cruciale.

Souvent nous affirmons que telle chose nous agrée et que telle autre nous indispose. Il est maintenant temps de saisir que, dans les deux cas, ces expériences sont des occasions de développement spirituel. Notre conscience corporelle ne se manifeste pas seulement par un sentiment de bien-être. Il s'agit plutôt pour elle d'enregistrer les signaux que lancent nos cellules: elles demandent à être traitées avec autant de considération que nous en aimerions recevoir nous-mêmes - en tant que personne.

Quand on se met à aimer et apprécier son corps, on en vient ainsi à certaines conclusions sur le pourquoi de notre existence terrestre.

La conscience corporelle est maintenant en croissance rapide chez grand nombre de gens car le corps est destiné à accueillir un soi aux dimensions multiples dont le potentiel est infiniment plus important que ce que nous savons en tirer aujourd'hui. Or l'immense félicité qui nous est promise ne peut trouver place et élan dans un corps encore pollué, déprimé dans ses vibrations et émotions. Par contre, dans un corps libre de toxines et sans congestions, dans un corps nourri de pensées et d'aliments à haute fréquence vibratoire, les signaux d'«amour» lancés par nos cellules vont induire un ensemble d'énergies magnétiques nouvelles permettant de révéler et soutenir un Soi à dimensions multiples.

C'est pourquoi la conscience corporelle est un principe clé de l'ancrage du ciel en cette terre. La félicité, qualité dominante de la perception divine, sous-tend l'amour, la fréquence la plus haute de ce que peut connaître l'être humain. Cet amour, on en peut faire la pleine expérience dans notre corps et dans ce qui l'entoure, cela aux niveaux les plus élevés de la création comme aux plus infimes. Cependant cette forme suprême de l'amour ne se développe pas en fonction d'un extérieur qui nous rendrait vulnérables et dépendants des jugements et comportements que d'autres façonnent à notre encontre. Au contraire, à partir de nos profondeurs intimes, cet amour rayonne hors de nous pour susciter en vagues de plus en plus fortes l'estime de soi et la félicité qui permettent notre mise en accord avec l'unité et l'harmonie de la création tout entière.

En prenant toujours mieux conscience des divers signaux envoyés par le corps et en y répondant avec soin, on saura affiner sa perception des plus fines structures de la création - qui sont de nature divine. L'image évoquée d'une fleur ou d'un arbre en trois dimension reviendra mais prise sous l'angle d'une dimension supérieure. La splendeur des coloris et des formes comme la réalité des vibrations de la fleur vont alors évoquer en l'observateur des vagues de bonheur telles que le savoir né de cette expérience va lui révéler d'inimaginables beautés et flux d'inspiration. Il verra ainsi le monde entier sous une lumière fondamentalement autre, si bien que la misère et les conflits s'évanouiront sous l'effet de l'expérience irrésistible de l'amour total. La conscience du corps est la clé du Royaume des Cieux accueilli en nous.

Tout ce que l'on peut faire pour améliorer la conscience corporelle est donc chose utile et précieuse. Le seul nettoyage des calculs biliaires dans le foie peut déjà aider à évacuer rapidement la plupart des toxines encombrant le corps. Un travail sur le corps - Chi Lel Chi Kong, yoga, exercice régulier, respiration consciente - allié à une alimentation naturelle correspondant à son type corporel propre comme aux rythmes de la nature[14], tout cela - ainsi que d'autres pratiques assurant à notre corps pureté et santé - tend à une meilleure conscience corporelle. De l'eau fraîche bue en quantité peut aussi favoriser la communication entre cellules et élever la fréquence de la conscience du corps. Des douches froides aident à nettoyer l'aura des dépôts d'énergie qui y stagnent, réduisent l'influence des formes-pensées négatives et de tout autre blocage imposé de l'extérieur. Donner à son corps les soins et l'amour qu'il mérite, c'est en faire le *temple de Dieu* - c'est-à-dire le champ de tous les possibles pour le flux de la vie qui nous anime.

Ouvrir la neuvième porte

«J'ouvre la Porte de la conscience corporelle *en me mettant à apprécier mon corps pour ce qu'il est - un véhicule pouvant me mener aux sommets de l'existence spirituelle et de la perception divine. Quand je comprends que mon corps fait sens, je ne peux qu'en vouloir toujours prendre soin comme s'il s'agissait de mon ami le plus proche. Je lui offre le meilleur de ce qui existe pour sa nourriture, son environnement, ses expériences sensuelles et ses besoins d'amour. La conscience de mon corps devenant toujours plus aiguë, je donne meilleure attention qu'auparavant aux leçons que la vie me donne. Or le corps joue pour l'esprit le rôle d'un support d'apprentissage; c'est même là son véritable dessein. En entrant en «contact» avec les cellules de mon corps, j'en tire les vagues d'un heureux bien-être qui m'assure d'être aimé, sain et entier. Si mes cellules me signalent un «mal-aise» ou un inconfort - causé par les émotions négatives qui me sont propres ou par le non alignement de mes objectifs avec moi-même - je m'arme de patience pour passer des temps difficiles car ils sont gros pour mon âme de leçons de guérison. Quand je souffre de maladie, je consulte d'abord mon corps pour savoir où j'ai déraillé dans mes pratiques. Je peux abandonner mes pensées de peur, de peine et de détraquement une fois que j'ai compris comment mon corps fonctionne. Je suis alors prêt à lui faire confiance pour savoir toujours ce qui, au bon moment, est le plus juste à entreprendre. Tant que la peur ne me terrasse, je sais qu'il me portera plus avant sur le chemin de la spiritualité assumée. Pour cela, je n'ai*

---

[14] Cf. Moritz Andreas, *Timeless Secrets of Health and Rejuvenation*

qu'une chose à faire: garder ma conscience corporelle. Puisque le souffle conscient, mes pratiques de nettoyage, une alimentation consciente et une vie régulière sont les instruments aidant à créer et maintenir cette attention au corps, je mets de côté suffisamment de temps pour lui donner l'énergie et les soins assurant son meilleur fonctionnement».

10. La porte du guide intérieur

Il faut faire confiance au guide intérieur, l'une des voies les plus importantes pour la découverte de soi. Il ne se présente que rarement sous forme verbale, plutôt comme un sentiment intime. Ce sens de profonde intimité - une forme de la connaissance - soutient chaque pensée et chaque action. Certains l'appellent la «conscience» même s'il n'est parfois associé qu'à un vécu négatif. La conscience est le langage de l'âme de même que la pensée est celui de l'esprit ou l'émotion celui du corps.

Le guide intérieur est toujours là mais on remarque mieux sa présence en concentrant son attention sur la région du coeur. Le corps sait toujours si l'influence que peut exercer une expérience sensorielle ou mentale sera bénéfique à son développement ou non. Le cerveau traduit alors la force vibratoire des pensées, des actions et des perceptions en substances chimiques qui induisent des modifications physiologiques. Le corps en reconnaît instantanément les effets, tant les bons que les mauvais, pour les signaler au coeur qui va les traduire en émotions et en sensations physiques précises. Par là, ces messages se diffusent dans tout le corps.

A cette porte, il s'agit d'entendre les informations venant du coeur. Il faut simplement se mettre en mode «écoute» pour tirer profit de son guide intérieur. Et l'écoute, je l'ai dit, est plus facile lorsque l'attention se porte sur le coeur. La seule exigence qu'appelle le désir d'être juste au juste moment est de faire confiance à son guide intérieur. Cette voix intérieure sait dire quand il faut manger, boire ou dormir, quand ne pas mettre ses mains sur le feu même si elles sont glacées, quand prendre une douche froide si l'on a chaud. Etirons-nous en cas de raideur; conduisons lentement en approchant d'un carrefour; nettoyons nos jardins quand la mauvaise herbe les envahit; méditons ou écoutons de la musique pour nous détendre; vidons nos poubelles lorsqu'elles sont pleines; ou demandons pardon à l'ami proche que nous avons peut-être blessé. Tant que battront nos coeurs, le guide intérieur sera toujours de bon conseil.

Des idées de peur risquent cependant d'interférer avec lui quand la crainte et nos soucis s'enracinent dans un passé dont les mémoires sont devenues nos convictions du moment. Or les systèmes de croyance, les règles et les conventions savent nous empêcher d'écouter et suivre notre voix intérieure même si c'est le seul guide auquel on peut faire toute confiance. Agir en fonction de ces croyances - les «fais!» et «ne fais pas!» du comportement en société - suscite une peur renforcée qui, à son tour, va jeter le doute sur le pouvoir de nos savoirs intimes. Or nous n'avons pas besoin de béquilles pour traverser la vie. Il n'existe *aucune* limite autre que celle que nos croyances ont forcée sur nous.

Plutôt donc que de suivre les signaux de peur nés du passé et projetés sur l'avenir, écoutons notre coeur qui seul, dans le moment présent, peut s'adresser à nous et être entendu. Il nous dira que nous sommes des esprit libres non plus limités par les hommes et les choses - même si nous avons été déçus par nombre de nos expériences écoulées. Lorsqu'on se met vraiment à l'écoute de son guide intérieur et qu'on se montre prêt à agir en conséquence, nos besoins sont tous pris en compte avant même de pouvoir les formuler. Tout le nécessaire devient disponible pour aller de l'avant sur le chemin de la réalisation de soi. Le guide intérieur ne saurait jamais nous faire faux bond car il procède du Soi Supérieur, une part intégrante de l'intelligence cosmique. C'est la vie que l'on libère de ses complications et conflits quand, en tout temps, on garde ouvert le canal du dialogue intérieur.

Le guide intérieur ne relève pas de l'expérience mystique et il s'exprime de manière fort prosaïque. Ainsi, on peut soudain souhaiter appeler son meilleur ami. En donnant immédiatement suite, vous et votre ami tirerez certes grand avantage de la conversation. Si l'on ignore ce désir, l'énergie qui le sous-tend va se disperser. Si l'on remet l'appel à plus tard - à quelques heures ou au lendemain - l'esprit va devoir garder en tête cette volonté de communiquer, au risque de l'affaiblir considérablement. Cela pousse aussi l'esprit hors du moment présent pour l'emprisonner dans un avenir dont la réalisation n'est même pas assurée.

De même, si vous êtes en colère parce quelqu'un a laissé traîner ses déchets dans votre lieu de piquenique préféré, suivez votre impulsion et ramassez les saletés pour les mettre dans la première corbeille disponible. Cela réduira le sentiment de frustration au point même d'augmenter l'estime que vous portez à vous-même ! Si, dans un bureau de l'Etat, vous pensez avoir été mal traité par un fonctionnaire, avant que de ruminer la vexation sur plusieurs jours, au risque de vous contrarier, exprimez lui votre déplaisir et dites-lui ce que *vous* éprouvez là, dans l'instant, sans vous soucier des conséquences. En suivant toujours mieux et davantage son guide intérieur, on peut éviter d'accumuler inutilement stress, tension et ressentiment.

Le guide intérieur se manifeste de multiples façons que l'on peut cependant classer en deux catégories, le «confort» et l'«inconfort». Ces deux sortes de signaux rendent attentifs à la qualité de la vie que nous menons. Quand on viole les lois de la nature (dans son style de vie, son régime ou ses comportements), l'inconfort prévaudra alors que le bien-être dominera en y obéissant. L'ensemble de ces expériences définit le niveau de conscience atteint. Plus on est attentif à la vie de chaque instant, plus claire devient la conscience et plus dégagé se révèle le guide intérieur. On apprend à vivre de façon plus consciente en *concentrant son attention sur tout ce que l'on fait*. En utilisant cette simple technique, on développe l'intégrité, l'ouverture et la pureté du coeur. Il ne peut y avoir plus haute valeur dans l'existence que de posséder une conscience pure, soit un guide intérieur infaillible. Bref, cette porte est essentielle pour que le Ciel trouve le chemin de la Terre.

Ouvrir la dixième porte

«En réalisant que mes convictions m'ont empêché de vivre librement et dans la spontanéité, je suis maintenant d'accord pour confier l'organisation de mon existence à mon propre potentiel - qui est sans borne. L'infini pouvoir organisateur de l'univers contrôle aussi ma vie. Je n'ai donc pas besoin des normes décrétées par les hommes, de leurs règlements ou de leurs systèmes de croyance pour savoir ce qui me convient. En particulier, je ne me sens pas tenu par les croyances qui génèrent crainte et négativité. Ce dont j'ai besoin pour me sentir au diapason de la nature et de ses principes est l'écoute que je porte à mon guide intérieur - à une conscience que je ressens sous la forme d'impulsions et de sentiments subtils dans la région du coeur. C'est de la sagesse infinie de mon Soi Supérieur que procède ce guide intérieur qui sait à tout moment ce qui est vraiment bon pour moi. Seuls deux types d'expériences existent dans la vie: celles qui me rendent heureux et celles qui me font misérable. Je vais désormais tenter de prendre les décisions allant dans le sens de mon bien et m'éloigner de celles qui me portent peine. C'est là une technique simple pour me conduire dans l'existence car je sais que cette pratique ouvre en moi un potentiel infini

et m'assure le concours des lois naturelles dans toutes mes décisions, pensées et actions. Je fais confiance à mon guide intérieur car il est seul à connaître mes souhaits et mes besoins personnels.»

11. La porte de la sagesse spirituelle

La vie sur terre est largement sous le contrôle de la loi du *Karma* - dite des causes et des effets. Pour développer la sagesse de l'esprit et remplir les objectifs de notre époque dans les temps d'ici-bas, il nous faut tenir compte, suivre et accomplir cette loi du *Karma*.

La loi de cause à effet nous enseigne que tout dans l'univers trouve son origine en autre chose. Ainsi chaque cause produit un effet et chaque effet devient cause de quelque chose d'autre. Le corps, l'esprit sont des effets: toutes nos pensées, sentiments, émotions, désirs, goûts et dégoûts ont leurs causes sous-jacentes. Même la Terre où nous vivons, le soleil qui la nourrit et la galaxie qui porte notre astre résultent de processus les dépassant: ils ont été créés par autre chose et ils sont contrôlés par des forces qui leur sont extérieures. Chaque situation de notre existence a été générée par d'autres qui l'ont précédée. Chaque moment du temps a eu un avant qui, lui-même, s'inscrit dans une infinité de moments antérieurs.

Pour vraiment connaître un phénomène - notre vie ou celle d'un autre, le développement d'une société ou d'une nation -, il nous faudrait être pleinement conscient du nombre quasi infini de facteurs qui ont contribué, directement ou indirectement, à façonner la personne que nous sommes aujourd'hui ou à construire le peuple de tel pays, cela pour en faire des objets uniques, tout autres que leurs pareils ailleurs dans le monde. A vrai dire, toute personne prétendant maîtriser un thème n'en sait pas grand chose car tout ce que son intellect peut en saisir n'est qu'un mince fil de l'immense écheveau des connaissances définissant l'objet ou son champ d'étude. Quand nous prenons la photo de quelqu'un, nous ne saisissons qu'un moment des trillions de trillions d'instants qui ont fait sa vie: autant dire que nous que nous ne savons rien de lui ! Et il en va de même pour tout ce que nous apprenons. Plus nous pensons connaître une chose, moins nous avons accès à la vraie source du savoir la concernant. On peut aussi être tellement fasciné par un aspect du sujet qu'on en perd la vue d'ensemble, c'est-à-dire cette combinaison de tous les moments antérieurs qui ont fait sa présence actuelle - sans compter la déclinaison de son potentiel à venir. On peut même tomber dans l'illusion de se croire les véritables experts du sujet étudié !

Pour avoir cependant accès à la sagesse de l'esprit - qui est un savoir complet venu de l'intérieur -, il n'est pas besoin de maîtriser toutes les causes et tous les effets. La sagesse spirituelle consiste à connaître qui ou quoi se trouve à l'origine comme au terme de chaque cause et de chaque effet. Or le lien invisible qui connecte un effet à sa cause est la conscience intemporelle - le Soi ultime. Sans cette connaissance et expérience du Soi, le monde des causes et des effets peut s'avérer totalement déconcertant et confus.

Ainsi, dans tel accident de circulation impliquant deux personnes, leur «malheureuse» rencontre peut remonter à des causes induites au cours d'existences passées vécues il y a plusieurs milliers d'années. L'intellect «sans discernement» ne cherchant lui à comprendre que les causes et effets immédiats de la collision - ivresse, fatigue, brouillard, verglas, par exemple -, il ne sait pas envisager les raisons profondes de l'accident. Par contre, l'intellect «capable de discernement» n'ignore pas la différence entre le Soi, sans bornes et hors du temps, et le monde du *Karma*, celui de l'action et de ses conséquences. En sondant cette distinction, il accède à la connaissance des causes et des effets - par delà les limitations que nous impose l'expérience de l'espace-temps. On devient alors l'observateur détaché et le témoin d'événements qui ont pu se dérouler hier comme il y a des milliers de vies en arrière.

Tous les vécus anciens sont à jamais enregistrés dans ce qu'on appelle les «rapports akashiques», soit la mémoire éternelle de nos âmes. La personne qui se connaît elle-même saisit le lien de cause à effet; elle peut donc rester maîtresse de ses pensées et de ses actions. Elle se pliera sans effort aux lois de la nature car, pour elle, il n'y a plus intérêt à générer encore du *Karma*. Consciente aussi d'être elle-même la source ultime du *Karma*, elle ne peut en subir l'engrenage. En cela, elle a atteint la *sagesse spirituelle*.

Passer la porte de cette sagesse aide à accroître les vibration du corps et de l'esprit en situant au coeur de l'intellect même le principe de cause à effet. Là, il est parfait et ne manque jamais son but. Ce savoir aide à accepter qu'il n'y a jamais d'injustice d'aucune sorte même si tout semble prouver le contraire. On commencera aussi à réaliser que la maladie n'est jamais causée par des facteurs extérieurs autres que ceux que l'on a soi-même créés; ou que les accidents n'arrivent jamais par hasard. Faire l'expérience consciente d'un effet implique qu'on en suit le déroulement du début à la fin - prenant par là le contrôle effectif de sa cause - ce qui met aussi en contact avec le Soi Supérieur. En apprenant à gérer ainsi et avec patience tous les effets, y compris les plus déplaisants (en tout cas tels que vécus dans l'instant), une réalité existentielle émergera soudain, différente et nouvelle.

Plus on se familiarise avec son vrai Soi, mieux l'on comprend que la plupart des situations sont là pour nous aider à évoluer et pour nous présenter d'importantes leçons de vie. Ainsi, le voleur qui nous a pris de l'argent peut se révéler être un ami sans le savoir en nous donnant l'occasion de régler une dette restée impayée dans une vie précédente. Il n'a fait que dérober son dû ! En se défendant ou en le menaçant, on risque de simplement presser la cause conduisant à la tenue d'un événement semblable dans un temps à venir - cela jusqu'à ce que l'on agrée de lui donner ce qu'il demande. Il en va de même pour les groupes sociaux, mouvements séparatistes et nations tout entières qui réclament des compensations, la liberté politique ou l'indépendance économique.

A ce point de l'argumentation, on pourrait dire: non, il est injuste d'être cambriolé et un tel crime doit être puni ! Cela n'est pertinent que si, soi-même, l'on n'est pas impliqué dans l'affaire, fût-ce de simple façon émotionnelle. Dès que l'on se sent blessé par quelqu'un, il faut se rappeler que ce que qui fait vraiment mal, c'est l'incapacité que l'on a de se pardonner d'avoir blessé l'autre - que ce soit dans cette vie ou une autre, antérieure. Cela explique la colère ou les frustrations que l'on peut éprouver. C'est donc en pardonnant à autrui le mal qu'on nous a infligé que nous réglons de vieilles dettes. C'est la raison pour laquelle Jésus Christ demande à ses disciples d'aimer leurs ennemis. Les gens qui nous entourent et nous causent le plus de difficultés sont aussi ceux qui nous offrent les meilleures occasions de défaire les noeuds les plus serrés de notre *Karma*. En déposant sa fierté pour pardonner à ceux qui nous ont malmené dans l'existence, on augmente son niveau vibratoire et libère son ressenti tant envers l'autre qu'envers nous-même.

Si l'on trouve pénible de ne pas réagir de façon négative aux critiques de quelqu'un, il faut le fixer entre les deux yeux (l'emplacement du 'troisième oeil') plutôt que chercher directement son regard. Cela permet de lui envoyer de la lumière, de l'amour et des pensées de pardon car, de cette manière, on dépasse le caractère duel de son moi superficiel. On percevra alors non seulement la colère qui cause ses critiques mais aussi la tristesse ou la peur dont sa colère est l'effet. Regarder le troisième oeil conduit à transcender les causes et les effets superficiels pour entrer en contact direct avec cette partie de l'âme de l'autre où se réfléchissent la lumière et l'amour. On résistera alors à la tentation du talion pour chercher à se défendre et protéger. En fait, quand on donne toute place à la compassion et au pardon, la défense devient inutile car le cercle vicieux des causes et des effets s'est rompu. La sagesse spirituelle résulte spontanément d'une vie vécue d'un moment à l'autre car ce que quiconque nous a infligé dans le passé perd alors toute pertinence et ainsi la nécessité de pardonner disparaît.

Ouvrir la onzième porte

«J'ouvre la Porte de la sagesse spirituelle *car elle m'offre la libération des liens du Karma. Je deviens conscient de toutes les choses, personnes ou situations qui me vexent. Je sais que tout ce qui me contrarie me touche à travers la loi de cause à effet; j'y trouve l'occasion unique de défaire le mal que j'ai infligé à d'autres - où et quand que ce soit. J'en éprouve de la gratitude car je suis responsable de tout ce qui m'arrive dans l'existence et me sens motivé à régler les dettes que je n'ai pas encore liquidées. J'accueille mes ennemis et mes adversaires comme des amis venus à moi pour m'aider à mieux me comprendre. En leur pardonnant, je me pardonne les actes passés qui ont pu les blesser dans une rencontre précédente. J'en retire une force accrue, jusqu'ici piégée en moi, qui va effacer les causes de maladie, de malheur et de conflit en mon existence. Je suis prêt à reconnaître, confronter et dépasser mes résistances face aux autres, à des contrariétés ou des problèmes car c'est là seulement que j'apprends les leçons de l'amour et que j'élève mon niveau de conscience afin que la sagesse de l'esprit devienne mon expérience et ma réalité au quotidien.»*

12. La porte des désirs accomplis

La porte ouvrant sur la réalisation de tous les désirs est le plus puissant des outils pour lancer dans nos vies les changements les plus importants - elle exige un art du désir. Les désirs sont des pensées auxquelles nous avons donné sens et élan suite à des pulsions internes incitant à un bonheur accru et à de plus grandes satisfactions dans l'existence.

Tout ce que nous sommes et représentons aujourd'hui résulte des réflexions que nous avons véhiculées jusqu'ici. A moins d'avoir libéré notre système conceptuel (notre corps mental) des formes-pensées négatives, nos idées, sentiments et émotions n'entrent pas en harmonie avec leur source - et risquent d'entraîner des malheurs dans nos existences. Or l'esprit et l'intellect humains sont sujets à des lois ou mécanismes dont la compréhension peut aider à gérer notre compétence à réaliser nos désirs.

Toute pensée est une force subtile d'énergie créatrice qui, quoique invisible à nos yeux, a des effets importants sur nos corps et notre environnement. Toute pensée attire ses semblables pour se combiner avec elles, un peu comme la boule de neige en roulant se gonfle de flocons pour devenir avalanche dévalant la montagne. Chacune de nos pensées se transforme instantanément en une image mentale dotée d'une forme, d'une couleur et d'une vie spécifiques. Cette couleur et cette forme dépendent du contenu de la pensée et de sa motivation alors que la durée de vie de l'image est fonction de la force (ou de la faiblesse) de l'esprit du penseur.

L'élan mental - qui prend la forme d'entités mentales ou de formes-pensées - joue un rôle extraordinaire dans la définition de la trajectoire humaine. Certaines formes-pensées peuvent même dominer des populations entières durant des milliers d'années, d'autant plus qu'elles se rechargent de l'énergie des gens qui croient en elles pour se transformer en idéologies, doctrines, philosophies ou systèmes de croyances. A moins qu'elle n'ait été écartée ou transmutée, chaque forme-pensée poursuit sa vie dans les royaumes subconscients du corps mental de celui qui la pense. Or, même repoussée, une pensée supprimée ne l'est souvent que pour un temps; si bien qu'elle réapparaît quand c'est le moment de s'en occuper.

C'est dire que nos sentiments et idées constituent la base même de notre subconscient et qu'ils façonnent le destin que nous nous sommes proposés. Chaque fois que l'on dirige vers quelqu'un d'autre une pensée de colère ou de joie, tôt ou tard l'individu concerné, le groupe ou la situation vont nous l'adresser en retour sous une forme ou une autre. En vérité, elle n'aura jamais quitté notre corps mental (à moins que l'on ait su comment la neutraliser). Ces mécanismes relèvent ainsi de la loi de cause à effet.

Chacune de nos réflexions, qu'elle soit nocive ou négative, constructive ou stimulante, génère dans le penseur des pulsions à basses ou hautes vibrations - ce qui se passe, que l'on en soit conscient ou non. De même manière, nos pensées touchent et influencent les personnes vibrant à notre fréquence, selon la loi qui veut que *les semblables s'attirent*. Cela implique une énorme responsabilité pour nous tous car les effets de nos idées ne se restreignent pas à nos seules existences mais touchent aussi d'autres êtres, humains ou non. Des idées de peur, même faibles, peuvent déclencher ainsi une avalanche d'angoisse et engendrer le chaos et la confusion dans tout ce qui nous entoure. Par contre, la soudaine et claire compréhension par quelqu'un d'un phénomène particulier peut provoquer instantanément une montée de sagesse chez des millions de personnes.

Il ne faut jamais sous-estimer le pouvoir des pensées. Si l'on croit faibles ses pensées, on crée dans le corps mental de solides formes-pensées qui feront tout pour nous maintenir en état de faiblesse. Quand on dit: «Je n'ai pas la volonté de cesser de fumer - ou de me nourrir sainement», on donne de l'énergie à la forme-pensée qui, précisément, va entreprendre le nécessaire dans notre corps mental afin d'affaiblir notre volonté quant à développer suffisamment de force et de d'efficacité pour changer de comportement. C'est dire l'énorme pouvoir que nous avons tous sur les situations les plus diverses; nous sommes même assez puissants pour opposer de la résistance aux lois de la nature, un temps du moins. Un bien plus grand «exploit» est même de résister à la vie pour se complaire dans la faiblesse et l'impuissance au lieu de se laisser porter par elle en utilisant son énergie créatrice pour accomplir ses désirs. Comme il n'y a personne d'autre que nous pour traduire *nos* idées en une réalité qui soit *nôtre* et comme aucune réflexion ne se perd jamais, nous sommes tous, avec nos côtés bons ou médiocres, le produit de nos propres usines à penser.

Les formes-pensées se manifestent par quantité d'effets physiques car les neuro-transmetteurs du cerveau qui en dépendent ne sont que la contrepartie physique d'impulsions non-physiques. Ils peuvent susciter ou tuer une tumeur, un fait bien connu aujourd'hui. En fait, il sont responsables de toutes les fonctions du corps. Ils ne peuvent cependant jouer de rôle dans notre existence que si notre âme et notre esprit habitent notre corps, ce qui leur assure l'élan mental approprié par le biais de pensées, d'images, de sentiments ou d'émotions. Bon nombre de ces impulsions se retrouvent «refoulées» dans le subconscient du corps mental - sans pourtant se perdre ou disparaître. Elles se transforment en causes inconscientes de problèmes, de conflits ou de maux aussi bien qu'en raisons de joie et de réussite dans la vie.

Un mariage malheureux, une entreprise prospère, un comportement criminel ou des accidents ne sont que le produit de nos propres formes-pensées et de leur influence sur l'esprit de gens autres mais portés par des vibrations semblables. La «faute» de celui qui nous a blessé ou accidenté n'est suscitée que par nos propres formes-pensées. Si cette personne est en souffrance, elle aussi, ses formes-pensées à elle portent encore une part de responsabilité du problème. Tout ce qui se passe alors combine non seulement toutes les formes-pensées que l'un et l'autre nous avons maintenant mais aussi celles vécues en d'autres existences, même si nous ne nous en rendons pas compte.

A noter qu'en lisant ce livre, nous créons aussi en notre corps mental des formes-pensées qui, selon notre interprétation des paragraphes ci-dessus, vont permettre de corriger les déséquilibres et malentendus que nous avons élaborés pour gérer les questions importantes de notre existence. En entrant en résonance avec ces formes-pensées, on peut profondément s'enrichir à leur contact - puisqu'elles deviennent partie intégrante de notre univers mental.

Pour donner pleine force au potentiel de réalisation de nos désirs, donc pour faire la différence en ce monde, il nous faut accroître nos propres vibrations de conscience avant d'exprimer nos intentions quant à ce que nous cherchons à modifier ou améliorer dans notre existence. En tirant parti des conseils offerts dans cet ouvrage - ou de toute autre méthode utile de développement et de soins personnels aujourd'hui accessible aux êtres humains -, on peut sérieusement ajouter à la fréquence de ses vibrations mentales. Et le simple nettoyage du foie des calculs biliaires pouvant l'encombrer est déjà un moyen efficace d'assurer une clarté d'esprit jusqu'ici sans précédent; cela peut aussi nous débarrasser de formes-pensées de colère ou de dépression et déclencher des réactions de guérison qui vont travailler en continu dans tout le corps.

Chaque fois que l'on fixe son attention sur soi - par exemple en s'offrant un massage à l'huile, en mangeant en conscience une nourriture saine, en allant se coucher à la bonne heure, en méditant et en faisant de l'exercice ou en pratiquant tant le Chi Lel, le yoga que le souffle conscient -, on induit de nouvelles formes-pensées d'amour, de compassion et d'appréciation. Elles représentent les graines semées dans le corps mental qui, en se développant, vont favoriser notre épanouissement et l'élévation de la fréquence vibratoire de nos corps physique et spirituel autant que du mental. Les idées nouvelles que nous concevons alors s'ancrent davantage en nous-mêmes que dans les pensées, opinions ou croyances d'autrui. Cela ne peut que renforcer notre puissance à penser - jusqu'à savoir engager vraiment le Ciel en cette Terre, aussi bien en notre faveur qu'à celle d'autrui. Il suffit de le demander.

Vérifions aussi nos espoirs, attentes et préoccupations. Si l'on s'attend à quelque désagrément non désiré, on peut être certain que cette infortune va éclater, sous une forme ou une autre. C'est que *nous* sommes puissants: si nous nous répétons ainsi «Je me sens mal» ou «Je déprime», il y a de fortes chances pour que notre réalité en pâtisse puisque nous donnons le pouvoir à la présence négative de ce type de forme-pensée. Si, par peur, on se persuade de devoir économiser pour les mauvaises années - de maladie ou de vieillesse, par exemple -, ces formes-pensées risquent de se concrétiser pour amener dans l'existence les problèmes réels qu'induisent la maladie et la vieillesse.

Les pensées tendent à s'avérer dangereuses et négatives, tant pour soi que pour son entourage, lorsqu'on les utilise surtout pour valoriser son expérience du plaisir des sens et de la richesse matérielle. Il n'y a certes rien de mauvais dans cette forme de richesse; au contraire, elle peut se révéler l'outil d'un bonheur accru et d'un véritable mieux-être - à condition qu'on ne l'acquière pas pour simplement la posséder, ce qui ne peut que réduire la joie de vivre.

Notre bonheur commence à vite se renforcer quand on se met à privilégier les désirs qui soutiennent et renforcent notre Soi élargi - l'espèce humaine, les animaux et la nature; la Terre, le soleil ou l'univers tout entier. En s'attachant à ces aspects du Soi élargi, on doit aussi se fixer sur tout ce que l'on peut faire pour se mettre à leur service, dans les petites comme dans les grandes choses. Cela générera des formes-pensées qui, autour de nous - et par le biais de l'attraction des semblables -, vont magnétiser tout le soutien possible que notre environnement peut offrir. Finalement, il ne restera aucun espace dans notre corps mental pour accueillir des formes-pensées négatives. Le bénéfice que l'on peut tirer en cette existence de la formation de pensées d'amour s'exprime sous forme d'un nombre d'occasions jusqu'ici inconnu de trouver à grandir, réussir et vivre heureux. Et l'aisance matérielle s'ensuivra, automatiquement, sans effort de notre part.

En semant les graines de l'amour dans l'esprit d'autrui, c'est son environnement que l'on peut améliorer. Même si l'on n'a rien de matériel à donner, on peut toujours partager avec les autres des pensées d'amour et de guérison. Elles sont gratuites. Offrons les généreusement mais sans esprit de retour car, quand on attend quelque chose en récompense de ses dons, la motivation du partage devient essentiellement égoïste: on va alors attirer par cette générosité restrictive des formes-pensées égoïstes elles aussi. Pour cultiver des comportements ignorant l'affirmation d'un moi égoïste, on peut, comme l'on offre une prière, donner une pensée d'amour, un geste amical ou un mot d'encouragement à quelqu'un dans le besoin comme à quelqu'un incapable d'offrir la réciproque d'un mouvement d'amour et de reconnaissance. A nous d'agir pour la simple joie de faire ce qui est juste et pertinent, ce qui représente assurément une récompense bien supérieure à celle d'un don en retour. Il en résulte d'ailleurs une élévation rapide de la fréquence vibratoire et un accroissement de son potentiel de mérite. En conséquence, on attirera dans son existence des gens nouveaux tout en suscitant des situations inattendues - reflétant les formes-pensées d'amour et de joie récemment créées. Ainsi on vivra spontanément dans une plus grande harmonie avec les lois de la nature qui nous assurent d'un soutien constant. La réalisation de nos désirs pourra alors se faire facilement et sans efforts.

Quand on fixe un objectif spirituel à son existence, tout ce que l'on entreprend devient un simple moyen d'élever sa fréquence vibratoire pour atteindre la félicité dans l'existence. Si le corps souffre de maladie, inutile de chercher à le réparer; cherchons plutôt quelles formes-pensées nous habitant - telles que la peur la colère ou la jalousie - ont conduit à cette situation. On risque de découvrir qu'un rhume, une grippe ou *tout autre désordre exigeant purification,* bref que toute maladie est une occasion de se débarrasser rapidement d'un *Karma* obsolète qui ne pourrait s'effacer aussi vite autrement. En bloquant les efforts d'auto-guérison du corps par l'usage de médicaments ou d'autres modalités artificielles de soin, on alourdit son *Karma* et le rend potentiellement plus pénible. Si l'on cherche guérison, il vaut mieux nourrir son désir d'aider les autres. Si l'on cherche le pardon de ses erreurs, il faut commencer par pardonner les leurs aux autres. Si l'on désire vivre un plus grand bonheur, il faut se demander comment apporter de la joie à son prochain. Tout ce que nous espérons de la vie, offrons-le d'abord aux autres. Cela libérera le flux de l'existence et nous permettra un accès sans limite à tout ce dont nous avons besoin et à tout ce que l'on peut vouloir désirer.

Ouvrir la douzième porte

«J'ouvre la Porte des désirs accomplis *en souhaitant non seulement un monde meilleur, une meilleure compréhension entre les peuples ou la disparition du crime, du terrorisme et des malaises sociaux mais aussi l'émergence de l'amour, de l'harmonie et de la communion entre tous les êtres humains. Je cherche les occasions d'aide ou de service pour le simple bonheur de pouvoir les offrir. Sans attendre de retour pour mes actions et contributions, je jouis avant tout d'un amour élargi et d'une meilleure appréciation de moi-même. Chaque fois que j'adresse à quelqu'un une bonne pensée, je me sens moi-même valorisé. Sans souci*

de récompense, je suis prêt à donner chaque jour quelque chose à quelqu'un, fût-ce un simple geste amical ou une pensée accueillante. Cela m'aide à prendre contact avec les aspects les plus intimes de moi-même - qui tous sont parties intégrantes de l'Un. Je réalise que tout ce que j'entreprends en faveur d'autrui c'est vraiment pour moi que je le fais.

Je reconnais qu'afin d'accomplir mes désirs et bénéficier d'une plus grande prospérité dans l'existence, je dois multiplier les formes-pensées de don, de partage, d'amour et de pardon. En offrant aux autres ce que je désire pour moi-même, je ne me restreins plus à mon seul ego et ma motivation vient alors de mon Soi Supérieur. Lui me donne le pouvoir de réaliser tous mes désirs.

La Terre est mon habitat ici-bas. Je souhaite y créer un foyer pour tous; ainsi, je contribue à terminer les conflits de territoire ou les luttes pour des ressources, de l'argent ou des biens. Je suis certes aussi responsable des tensions que je vois ou connais car j'ai le pouvoir de les rendre pires ou meilleures en fonction des formes-pensées que je peux susciter. Je ne suis pas impuissant - un état qui ne relève que de mon ego. Mon pouvoir est en fait sans borne car je suis Un avec toute chose. Je ne veux plus voir se disperser ma puissance en abandonnant à d'autres la capacité de me conduire au gré de leurs croyances et opinions. Dorénavant, je fais confiance à mes propres connaissances et conceptions car je m'ouvre aux leçons à tirer de mes rencontres avec diverses gens et situations.

Pour accomplir mes désirs aisément et sans efforts, je n'ai qu'à créer des formes-pensées de ce que je souhaite. Une simple intention me suffit pour que roule la balle de mes attentes. Ainsi, c'est par intention que je me lève au matin, que je donne mouvement à mon corps, que je prends mes repas, que je joue d'un instrument de musique, que je prends ma voiture pour aller de A en B, que, peut-être, je conçois un enfant, ou que simplement je décide d'aller me coucher. Ce pouvoir de l'intention m'est disponible pour donner forme à tous mes désirs - du moins tant qu'ils se conforment aux lois de la nature.

Pour réaliser touts mes souhaits, je n'ai qu'à désirer, laisser faire puis donner confiance à mon Soi élargi - la Force de l'Univers - qui se préoccupera de tous les détails. *Si un souhait ne se concrétise pas, je prends conscience d'avoir projeté un doute sur sa réalisation, doute qui n'est qu'une forme-pensée aussi puissante que celle du désir; je peux aussi me rendre compte que mon souhait n'est pas en syntonie avec le dessein plus général de la vie ou celui de mon environnement. Alors je* *sais ne pas avoir à blâmer les autres de mes échecs ou de mes malheurs mais comprends que c'est bien le doute qui met en péril l'accomplissement de mes désirs. En effet, la «chance» est automatique pour qui ne doute point du pouvoir qu'il a d'obtenir ce qu'il veut et ce dont il a besoin. Mes désirs non comblés m'indiquent que ma motivation reste encore égoïste - ce qui peut avoir aussi des conséquences malheureuses pour le bonheur et le bien-être des autres. J'en conclus que seuls les souhaits ancrés en mon coeur sont dignes de réalisation parce qu'ils peuvent accroître ma capacité à aimer, tant le monde que moi-même. Pour l'univers spirituel, il n'y a aucun motif à soutenir des désirs qui ne répondent pas au service du monde dans son ensemble. Donner une forme verbale à mes intentions, m'entendre les énoncer, s'avère une bonne façon de chasser les doutes et de renforcer la puissance de mes désirs*

Conclusion

Je désire conclure ce chapitre avec «une simple prière», celle de Saint François d'Assise. Elle permet de réaligner le soi de l'ego sur le Soi Supérieur et d'établir les formes-pensées qui génèrent l'amour et le bonheur plutôt que le danger. Cette prière représente l'une des formes-pensées les plus puissantes de celles que nous pouvons créer car elle résume en quelques brèves requêtes tout ce que proposent les *Douze portes du paradis sur terre*. Quand le corps mental l'a intégrée, cette prière peut servir de guide personnel pour notre vie au quotidien.

Une simple prière
   de *Saint François d'Assise*

Seigneur, fais de moi
un instrument de paix.

Là où est la haine, que je mette l'amour,
Là où est l'offense, que je mette le pardon,
Là où est la division, que je mette l'union,
Là où est l'erreur, que je mette la vérité,
Là où le doute, que je mette la foi,
Là où est le désespoir, que je mette l'espérance,
Là où et la tristesse, que je mette la joie,
Là où sont les ténèbres, que je mette la lumière.

Fais, Seigneur, que je ne cherche pas tant
D'être consolé que de consoler,
D'être compris que de comprendre,
D'être aimé que d'aimer,
Parce que c'est
En donnant que l'on reçoit,
En pardonnant que l'on obtient le pardon,
En mourant que l'on ressuscite à la vie éternelle.

NOTES SUR L'AUTEUR

Andreas Moritz est un «intuitif de la guérison»: formé à la médecine Ayurveda, à l'iridologie, au shiatsu et à la médecine vibratoire, il est aussi peintre et écrivain. Né dans le sud-ouest de l'Allemagne en 1954, il a été confronté à de lourdes maladies dès son jeune âge - ce qui l'a amené à s'intéresser à la diététique et la nutrition comme à d'autres modes de soins naturels quand il était encore un enfant.

A vingt ans, il avait achevé sa formation en iridologie (le diagnostic par interprétation de l'oeil) et en diététique. En 1981, il commença aux Indes des études en médecine Ayurveda et reçut l'autorisation de l'exercer en 1991, cela en Nouvelle Zélande. Plutôt que de ne vouloir s'intéresser qu'aux symptômes des maladies, il a dédié son travail quotidien à en saisir et traiter les causes profondes. Cette approche holistique lui a permis de traiter avec succès des malades considérés en phase terminale, là où les méthodes traditionnelles s'avéraient futiles.

A partir de 1988, il a complété ses approches de la santé par l'usage du shiatsu, art traditionnel japonais, ce qui l'a conduit à mieux comprendre le système énergétique du corps. En outre, il a consacré quelque huit années à explorer la conscience et à cerner le rôle important qu'elle joue dans la relation thérapeutique entre corps et esprit.

Andreas Moritz est aussi l'auteur de *Timeless Secrets of Health and Rejuvenation*, *The Amazing Liver and Gallbladder Flush* (paru en français sous le titre, *L'étonnant nettoyage du foie et de la vésicule biliaire*), *Cancer is not a Disease - it is a Survival Mechanism*, *Lifting the Veil of Duality*, *Heart Disease No More!*, *Simple Steps to Total Health*, *Diabetes - No More!*, *Ending the AIDS Myth*, *Heal Yourself with Sunlight*, *Lose Weight: feel Great* et *Hear the Whispers: live your Dream*.

Au cours de ses nombreux voyages à travers le monde entier, Andreas Moritz a été consulté par plusieurs chefs d'Etat et membres de gouvernement tant en Europe, en Asie qu'en Afrique et il a donné de nombreuses conférences aussi bien sur les thèmes de la santé, des liens thérapeutiques entre le corps et l'esprit que sur des sujets de spiritualité. Il a aussi animé un forum libre - *Ask Andreas Moritz* - sur un site web important: curezone.com (qui a une audience de cinq millions d'internautes, un chiffre en constante expansion).

Depuis qu'en 1998 il a pris la décision de s'installer aux Etats-Unis, il a participé à la mise en place d'un système novateur et inédit de soins - intitulé Ener-Chi Art - qui cherche à s'attaquer à la racine des causes de nombreuses maladies chroniques. Cet art consiste en une série de peintures à l'huile - codées en fonction de la lumière: elles restaurent instantanément le flux de l'énergie vitale (le Chi) dans les organes et les systèmes fonctionnels du corps de celui qui les regarde. Andreas Moritz a aussi mis en place ce qu'il nomme la *Santémonie sacrée* - une forme de psalmodie du divin pour toutes les occasions. Ce système puissant de sons chantés peut neutraliser des peurs profondément enfouies, des allergies ou des traumatismes et transformer des blocages mentaux et affectifs en occasions de développement et d'inspiration, cela en quelques instants seulement.

Autres ouvrages de l'auteur

L'étonnant nettoyage du foie et de la vésicule biliaire
Optimiser sa santé et son bien-être
par ses propres moyens

Dans cette version revue et corrigée d'un ouvrage à succès, *The Amazing Liver Cleanse*, Andreas Moritz traite d'une des causes de maladie les plus répandues quoique moins reconnues, les calculs biliaires qui congestionnent le foie. Même si les gens qui souffrent d'attaques douloureuses de la vésicule biliaire sont parfaitement conscients de l'existence des calculs gênant cet organe, peu de personnes savent que des centaines si ce ne sont des milliers de calculs biliaires (essentiellement des billes de bile durcie) peuvent s'accumuler dans le foie sans causer ni douleurs ni symptômes - souvent sur plusieurs décennies.

La plupart des adultes vivant dans le monde développé - et plus particulièrement ceux souffrant de maladies chroniques telles que le diabète, l'arthrite, les maux cardiovasculaires, la sclérose en plaques ou le cancer - ont des calculs qui bloquent les canaux biliaires de leur foie. Près de vingt millions d'Américains souffrent ainsi chaque année de crises de la vésicule biliaire: le traitement proposé en bien des cas est l'ablation de cet organe - ce qui coûte quelque cinq milliards de dollars par an. Cette approche purement symptomatique du problème n'élimine cependant pas la cause de la maladie; au contraire, elle en prépare des phases de crise plus sérieuses encore.

Cet ouvrage (disponible en français) propose une ample explication de ce qui cause la formation de calculs biliaires dans le foie et la vésicule et montre pourquoi ces calculs peuvent être tenus responsables de bien des maux parmi les plus communs dans le monde actuel. Il indique au lecteur comment reconnaître ces calculs et donne la recette pour soi-même provoquer leur disparition, cela sans peine et à la maison. L'ouvrage offre aussi des indications pour prévenir la formation de nouveaux calculs. Son ample succès montre bien la force et l'efficacité du nettoyage qu'il préconise: ce dernier a permis d'extraordinaires améliorations de santé et de bien-être chez les milliers de personnes qui se sont offertes le précieux cadeau d'un foie fort, propre et revitalisé.

Timeless Secrets of Health and Rejuvenation
(Secrets intemporels de jouvence et de santé)
Une percée médicale pour le 21e siècle
(550 pages, 20x27,5 cm)

Cet ouvrage répond à la demande croissante d'un guide clair, accessible et complet permettant à un large public de prendre soi-même soin de sa santé et de son bien-être. Il cherche à répondre aux questions les plus pressantes de notre époque: d'où vient la maladie? Qui soigne et qui ne guérit pas? La maladie est-elle le destin de l'homme? Pourquoi le vieillissement? Est-il réversible? Quelles sont les causes premières des maladies et comment les éliminer? Quelles pratiques simples et efficaces peut-on intégrer aux routines du quotidien pour considérablement améliorer sa santé?

Parmi les thèmes traités: l'effet placebo et le mystère des liens entre le corps et l'esprit; les lois de la santé et de la maladie; les quatre facteurs de risque déclenchant le plus communément la maladie; les prodiges liés à nos rythmes biologiques et comment les rétablir s'ils sont en déséquilibre; pourquoi choisir un régime végétarien; nettoyer foie, vésicule, reins et côlon; se débarrasser de ses allergies; cesser naturellement de fumer; des rayons du soleil comme médicament; les causes «nouvelles» d'affections cardiovasculaires, de diabète, de cancer et de SIDA; un regard critique sur les antibiotiques, les transfusions sanguines, les ultrasons et les programmes de vaccination.

Timeless Secrets of Health and Rejuvenation (qui n'existe pas en français) éclaire d'un jour original les grandes questions de santé et montre comment la plupart des traitements médicaux - y compris la chirurgie, les transfusions sanguines et les médications pharmaceutiques - peuvent être évités lorsque certaines des fonctions essentielles du corps sont rétablies par le biais des méthodes naturelles telles que décrites en cet ouvrage. Le lecteur apprend aussi les dangers potentiels des diagnostics et traitements médicaux et découvre pourquoi les compléments de vitamines, les «aliments de santé», les produits «allégés», les déjeuners de céréales «complètes» et autres programmes diététiques peuvent avoir davantage contribué à la crise sanitaire actuelle qu'à la réduire. L'ouvrage propose un programme de santé complet essentiellement basé sur le très ancien système médical de l'Ayurveda et sur les expériences faites par l'auteur durant plus de trente années consacrées à la restauration de la santé.

Cancer is Not a Disease !
It's a Survival Mechanism
(Le cancer n'est pas une maladie mais bien un mécanisme de survie)
**A la recherche des objectifs cachés du cancer, de la guérison de ses causes profondes
et des moyens de se retrouver en meilleure santé que jamais !**

Dans *Cancer is Not a Disease* (qui n'existe pas en français), Andreas Moritz montre que le cancer n'est qu'un symptôme physique trahissant le dernier effort entrepris par le corps pour résoudre le problème d'une congestion par diverses cellules et toxines qui le menacent de mort. Il prétend qu'en neutralisant les conditions sous-jacentes à une production par le corps de cellules cancéreuses, on peut enclencher un processus de complète guérison du corps, de l'esprit et des émotions.

Cet ouvrage propose une vision radicalement autre du cancer et en bouleverse le modèle de compréhension. En général, les traitements conventionnels consistant à tuer, couper ou brûler les cellules cancéreuses assurent un taux de rémission de quelque 7% seulement; et la majorité des survivants ne sont «guéris» que pour cinq ans sinon moins. Le célèbre oncologue et professeur de l'Université de Californie à Berkeley, le Dr Hardin Jones, affirme même que «pour le confort des patients il vaut mieux ne pas leur faire subir de traitement du tout»: en effet, par comparaison, le taux de rémission des personnes non traitées est souvent égal ou meilleur à celui des malades pris en charge par la médecine conventionnelle. En d'autres termes, plus de gens sont tués que sauvés par un traitement anticancéreux !

Cancer is Not a Disease explique pourquoi le traitement traditionnel du cancer est souvent fatal; l'ouvrage montre les causes du mal ainsi que les moyens disponibles pour libérer le corps des obstacles qui l'empêchent de guérir. Le cancer ne cherche pas à tuer; on contraire, cette «maladie terrifiante» représente un effort désespéré du corps pour préserver son existence. Sans changer la perception que l'on a de ce qu'est vraiment le cancer, ce dernier continuera à mettre en péril la vie d'environ une personne sur deux. Cet ouvrage ouvre une voie pour transformer le sentiment de victimisation en un ressenti de pouvoir sur soi et pour faire évoluer cette maladie vers la santé.

Les thèmes traités dans cet ouvrage couvrent en particulier:

- les raisons pour lesquelles le corps se voit forcé de produire des cellules cancéreuses
- la manière d'identifier et de faire disparaître les causes du cancer
- les raisons expliquant qu'un cancer peut disparaître de lui-même, sans intervention médicale
- les raisons pour lesquelles les rayons, la chimiothérapie et la chirurgie ne guérissent jamais du cancer
- les raisons expliquant que certaines personnes survivent au cancer même après avoir su bides traitements terriblement dangereux
- les rôles que jouent la peur, la frustration, la dévalorisation de soi et les colères réprimées dans le déclenchement d'un cancer
- la manière de transformer des émotions destructrices de soi en énergies suscitant un processus de santé et de vitalité
- les leçons d'ordre spirituel que l'on peut tirer d'un cancer.

Lifting the Veil of Duality
(Retirer le voile de la dualité)
Le guide d'un vie sans jugement

«Sait-on qu'il y a en nous un endroit bien caché sous l'apparence des pensées, des sentiments et des émotions où l'on ne fait plus la distinction entre le bien et le mal, le vrai et le faux, la lumière et l'obscurité ? De ce point-là, on embrasse naturellement comme *Une* ces valeurs de vie opposées. En ce lieu sacré, on est en paix avec soi-même et en paix avec le monde» - *Andreas Moritz*

Dans *Lifting the Veil of Duality* (ouvrage non disponible en français), l'auteur expose de façon percutante les illusions de la dualité. Il balise un chemin simple pour se débarrasser des limites que nous nous sommes imposés pour vivre la dualité. L'ouvrage nous indique comment percevoir le monde et nous-même sous un angle neuf - en développant notre sens de la clarté, du discernement et du non-jugement. On découvrira alors que les erreurs, les accidents, les coïncidences, la négativité, les fraudes, l'injustice, la guerre, le crime ou le terrorisme relèvent tous d'un dessein caché dont le sens n'apparaît qu'en prenant une vision très large des choses. Bonne part de ce texte peut alors sembler contredire ce que maintenant nous tenons pour vrai. Cet ouvrage ne nous demande cependant pas de changer d'opinion. Il nous prie plutôt de garder l'*esprit ouvert* car seul un esprit ouvert peut se sentir libre de ses jugements.

Notre vision personnelle des choses ainsi que nos perpectives sur le monde sont aujourd'hui mises au défi d'une crise d'identité. Certaines de nos idées se brisent et l'effondrement de l'ordre mondial actuel nous force à retravailler les concepts fondamentaux de l'existence. Nous ne pouvons plus nous défiler et éviter la responsabilité de ce qui nous arrive. Et en acceptant cette responsabilité nous prenons le pouvoir sur nous afin de permettre un processus de guérison.

Lifting the Veil of Duality indique comment générer une capacité à accomplir ses désirs. En outre, l'ouvrage propose de fascinantes explications sur le mystère du temps, sur la vérité ou l'illusion de la réincarnation, sur la valeur mal comprise de la prière ou sur tout ce qui facilite les liens sociaux mais aussi sur tout ce qui leur nuit. On y trouve aussi une présentation de l'injustice en tant qu'illusion ayant réussi à hanter nos vies à travers les âges. On y discute aussi notre coupure originelle de la Source de vie, coupure dont les conséquences se font toujours sentir aujourd'hui en termes d'instabilité et de craintes, sentiments dont la plupart d'entre nous font encore l'expérience.

Simple Steps to Total Health !
(De quelques mesures simples pour une pleine santé)
par Andreas Moritz en collaboration avec John Hornecker

Par nature, notre corps physique est conçu pour rester sain et vigoureux tout au long de la vie. Pourtant, des routines alimentaires malsaines et un style de vie débilitant peuvent conduire à toutes sortes de maux qui empêchent de jouir au mieux de la vie. Dans *Simple Steps to Total Health* (non disponible en français), les auteurs montrent que la cause la plus courante de maladie est l'accumulation de toxines et de résidus venant de nourritures mal digérées: ces dépôts restreignent le fonctionnement normal des divers organes et systèmes du corps. Ce guide pour une pleine santé propose des modalités simples et efficaces pour nettoyer, hydrater et nourrir le corps, bref pour développer un style de vie approprié.

Les trois parties de l'ouvrage couvrent les points essentiels à retenir pour une pleine santé: une hygiène interne de qualité, une alimentation saine et un mode de vie équilibré. L'ouvrage détaille les aliments les plus souvent porteurs de difficultés de santé, les habitudes alimentaires et leur influence sur les maladies chroniques - y compris celles affectant la circulation sanguine, le coeur, le foie, les intestins, les poumons, les reins, les articulations, les os, le système nerveux et les organes de la perception.

Pour vivre une vie saine, il faut aligner ses rythmes biologiques internes aux rythmes plus amples de la nature. Tout cela est traité - avec bien d'autres thèmes importants - dans *Simple Steps to Total Health*. Cet ouvrage est indispensable pour quiconque cherche à user de moyens naturels - hors médication - pour atteindre un état de pleine santé.

Heart Disease No More!
(Fini les maladies de coeur)
Signer la paix avec son coeur et guérir
(Tiré à part d'une section de Timeless Secrets of Health and Rejuvenation)

Il y a moins d'un siècle, les maladies de coeur étaient chose encore extrêmement rare. Aujourd'hui, dans le monde développé, elles tuent davantage de gens que toutes les autres causes de mortalité réunies. Malgré les sommes considérables investies dans la recherche de cures efficaces pour les maladies de coeur, les approches médicales actuelles restent orientées sur leurs symptômes et ne traitent pas leurs causes sous-jacentes.

Pire encore, une abondante évidence montre que le traitement des problèmes cardiovasculaires - ou des signes censés les annoncer, tels qu'une tension élevée, des artères aux parois durcies, un haut taux de cholestérol - non seulement empêche une véritable cure mais débouche en fait sur une aggravation chronique de la condition cardiaque. Le coeur du malade peut encore battre mais pas assez vigoureusement pour que le patient se sente vivant et présent.

Si l'on n'évacue pas les causes sous-tendant une mauvaise condition cardiaque ou les signes pouvant l'annoncer, une personne normale n'a que peu de chances de se protéger du mal. Les attaques peuvent frapper - que l'individu ait subi un pontage coronarien ou que les parois de ses artères aient été renforcées. La recherche montre que ces procédures ne préviennent en rien l'infarctus ni ne réduisent le taux de mortalité.

Heart Disease No More! (non disponible en français) est une section du bestseller de son auteur *Timeless Secrets of Health and Rejuvenation* qui remet à sa place la responsabilité de la guérison, soit sur le coeur, l'esprit et le corps de chaque individu. L'ouvrage offre au lecteur des aperçus pratiques quant au développement et aux causes des maladies de coeur. Mieux encore, il propose des mesures simples à prendre pour prévenir ou renverser la tendance aux maladies cardiaques, cela de manière sûre et même sans avoir à tenir compte des prédispositions génétiques de la personne.

Diabetes - No More!
(Fini le diabète!)
Découvrons-en les causes pour les mieux soigner
(Tiré à part d'une section de Timeless Secrets of Health and Rejuvenation)

Pour l'auteur, le diabète n'est pas une maladie; dans la grande majorité des cas, il s'agit d'un mécanisme complexe de protection et de survie que le corps choisit d'enclencher pour éviter les conséquences fatales d'un régime alimentaire malsain et d'un style de vie inapproprié.

Bien que le corps fasse sans cesse des efforts pour préserver son intégrité (habituellement sous la forme de ce qu'on nomme des «maladies»), des millions de personnes souffrent ou meurent inutilement de leurs conséquences. Le déséquilibre du taux de sucre dans le sang n'est que le symptôme d'un problème et non la maladie elle-même. En développant une condition diabétique, le corps ne fait rien de faux ni n'essaie de se suicider. L'épidémie actuelle de diabète est due aux hommes - ou plutôt à leurs usines. Elle peut être arrêtée ou diminuée par un simple mais efficace changement de régime alimentaire - soit une modification du style du vie du malade. *Diabetes - No More!* (qui n'existe pas en français) offre une information de base sur les diverses causes du diabète et les moyens de les contrôler.

Pour stopper l'épidémie de diabète, il faut créer les conditions adéquates permettant au corps de se guérir. S'il existe un mécanisme conduisant au diabète, il y en a aussi un pour en sortir. Cet ouvrage chercher à le démontrer. *Diabetes No More!* est une section du bestseller intitulé *Timeless Secrets of Health and Rejuvenation*.

Ending the AIDS Myth
(Casser le mythe du SIDA)
Il est temps d'en guérir les vraies causes
(Tiré à part d'une section de Timeless Secrets of Health and Rejuvenation)

Contrairement à ce que l'on croit, aucune évidence scientifique n'existe aujourd'hui encore pour prouver que le SIDA est une maladie contagieuse. La théorie actuelle ne sait prédire quel type de SIDA une personne infectée va manifester et il n'y a aucun système en place pour préciser combien de temps la maladie va prendre pour se développer. De plus, les concepts du moment ne savent prédire ni identifier qui risque de tomber malade suite à une infection par le SIDA.

Par contre, les recherches publiées montrent que le VIH ne se répand que rarement de manière hétérosexuelle, pas suffisamment pour être tenu responsable d'une épidémie impliquant des millions de sidéens à travers le monde. En outre, c'est un fait reconnu que le rétrovirus VIH, composé de fragments génétiques humains, ne peut détruire des cellules humaines. Or cette destruction est bien la caractéristique essentielle du SIDA en tant que maladie.

Même Luc Montagnier, le chercheur qui a découvert le VIH, ne le croit plus seul responsable du SIDA. En fait, il l'a démontré. Il semble de plus en plus que le SIDA est un syndrome de toxicité, soit un trouble du métabolisme lié à des facteurs de risque immunitaire tels que l'héroïne, les médications encourageant la sexualité, les rapports sexuels anaux, les médicaments généralement prescrits contre le SIDA ou les antibiotiques, la malnutrition et la déshydratation.

Des scientifiques par douzaines, reconnus pour leurs travaux de pointe sur le SIDA, mettent aujourd'hui en doute l'hypothèse de l'origine virale de la maladie. *Ending The AIDS Myth* aide à en savoir davantage sur le sujet, montre pourquoi le système immunitaire se bloque et indique aussi comment éviter de tels développements.

Heal yourself with Sunlight
(Se guérir grâce au soleil)
De l'usage de la lumière solaire pour aider à soigner le cancer, les maladies de coeur, l'hypertension, le diabète, l'arthrite, les maladies infectieuses et bien d'autres

Cet ouvrage (non disponible en français), apporte les preuves scientifiques qui montrent que la lumière du soleil est essentielle à une bonne santé et que son manque explique bien des maladies contemporaines.

En fait, nombre de gens croient aujourd'hui que le soleil est le principal responsable des cancers de la peau, du vieillissement ou de certains types de cataractes menant à la cécité. Seuls ceux qui ne craignent pas de s'exposer au soleil savent que le soleil les aide à se sentir mieux - à condition de ne pas utiliser de crème solaire ni de prendre des coups de soleil ! Les rayons ultraviolets de la lumière solaire stimulent en fait la glande thyroïde, ce qui augmente la sécrétion d'hormones qui, à leur tour, favorisent le métabolisme fondamental du corps. Cela permet de mieux contrôler son poids et d'améliorer sa forme musculaire.

On sait, depuis des décennies, que les gens vivant surtout en plein air, à une altitude élevée ou proches de l'équateur, ont le plus faible taux de cancer de la peau. En outre, des études ont montré qu'en exposant des malades à des quantités modérées de lumière solaire, on fait baisser de façon spectaculaire une pression sanguine trop élevée (jusqu'à une chute de 40 mm de la colonne mercure). Cela contribue aussi à réduire le taux de sucre dans le sang des diabétiques ou à augmenter le nombre de globules blancs dont on a besoin pour résister aux maladies. Des malades souffrant de goutte, d'arthrite rhumatoïde, de colites, d'artériosclérose, d'anémie, de cystite, d'eczéma, d'acné, de psoriasis, d'herpès, du loup, de sciatique, de problèmes de reins, d'asthme ou de brûlures ont tous montré pouvoir tirer profit de la puissance de guérison du soleil.

Hear the Whispers, Live Your Dream
(Des chuchotements de la vie pour vivre ses rêves)
De l'inspiration en fanfare
(N'existe pas en français)

C'est en se mettant à l'écoute des murmures de son coeur que l'on se libère. La beauté et la félicité de notre centre d'amour et sagesse nous assurent une présence de l'instant dans laquelle plonger et se laisser porter. On est alors comme le dauphin évoluant dans un océan de bonheur. Il suffit de s'ouvrir à la plénitude prodigieuse du Soi, sans réserve ni jugement.

Le jugement bloque la voie, un peu comme le caillou nous fait trébucher sur le chemin menant aux plus hauts domaines de notre destinée. Repoussons ces pierres pour permettre à la joie de jaillir de nos profondeurs les plus intimes. Inutile de laisser les pensées et les conseils venant des autres l'emporter sur le sens du savoir intérieur qui révèle en nous l'étoile rayonnante et forte que nous sommes déjà.

C'est le coeur ouvert, l'esprit réceptif et en visant l'étoile de sagesse qui niche en nous que l'on peut moissonner la bonté sans fin de la Terre mère comme celle du *Je Suis* universel car nous sommes tous des êtres fondamentalement bienveillants et lumineux et rien ne peut empêcher notre développement sinon l'obstacle de nos pensées ou des croyances d'autrui quand elles se mettent au travers de nos chemins.

Que ces aphorismes d'amour, de joie et de sagesse nous inspire de devenir les êtres merveilleux que nous sommes nés pour incarner !

Feel Great, Lose Weight
(Sois heureux pour perdre du poids)
Faire sa vie plutôt qu'un régime
(N'existe pas en français)

Pas d'exercices contraignants, ni de régime ennuyeux, ni de chirurgie ! Cet ouvrage suggère plutôt une manière douce de perdre du poids de façon permanente. Ce texte novateur montre qu'au lieu de blâmer ses gènes, il faut prendre le contrôle de son existence pour qu'alors une perte de poids s'ensuive de façon naturelle.

«C'est d'une conversion mentale dont vous avez besoin. Il vous faut accepter de lâcher vos bagages physiques et émotionnels non pas en comptabilisant les calories mais bien en intégrant la présence de votre corps, de votre intelligence et de votre esprit. Dès que vous vous verrez différent, 80% du travail sera accompli.»

Feel Great, Lose Weight montre pourquoi les programmes usuels de contrôle du poids ne fonctionnent pas et comment les experts en ce domaine font le nécessaire pour s'assurer une clientèle à long terme. Cet ouvrage signale aussi pourquoi les industriels, les compagnies pharmaceutiques et les autorités de la santé conspirent pour maintenir une Amérique du sur-poids.

Mais il est aussi possible de ne pas tomber dans le 'Mensonge Obèse'. En faisant confiance aux approches liant les besoins du corps à l'influence de l'esprit, on déclenche des changements biochimiques profonds qui vont mettre sur la voie d'une perte de poids sûre et irréversible sans faire appel à des régimes miracles, à des entraînements de sportif de haut niveau ou à la chirurgie esthétique.

**Tous ces ouvrages sont disponibles en version brochée ou sous forme électronique
auprès du *Ener-Chi Wellness Center***

Site web: http://www.ener-chi.com
Courriel: support@ener.chi.com

Téléphone aux Etats-Unis +1(866) 258-4006
Local pour le Canada: +1(709) 570-7401